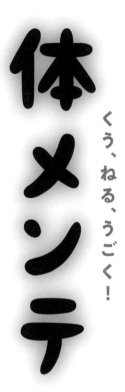

体メンテ

くう、ねる、うごく！

崎田ミナ

Kuu Neru Ugoku!

KARADA MENTE

Mina Sakita

「ずぼらでも健康になりたい！」

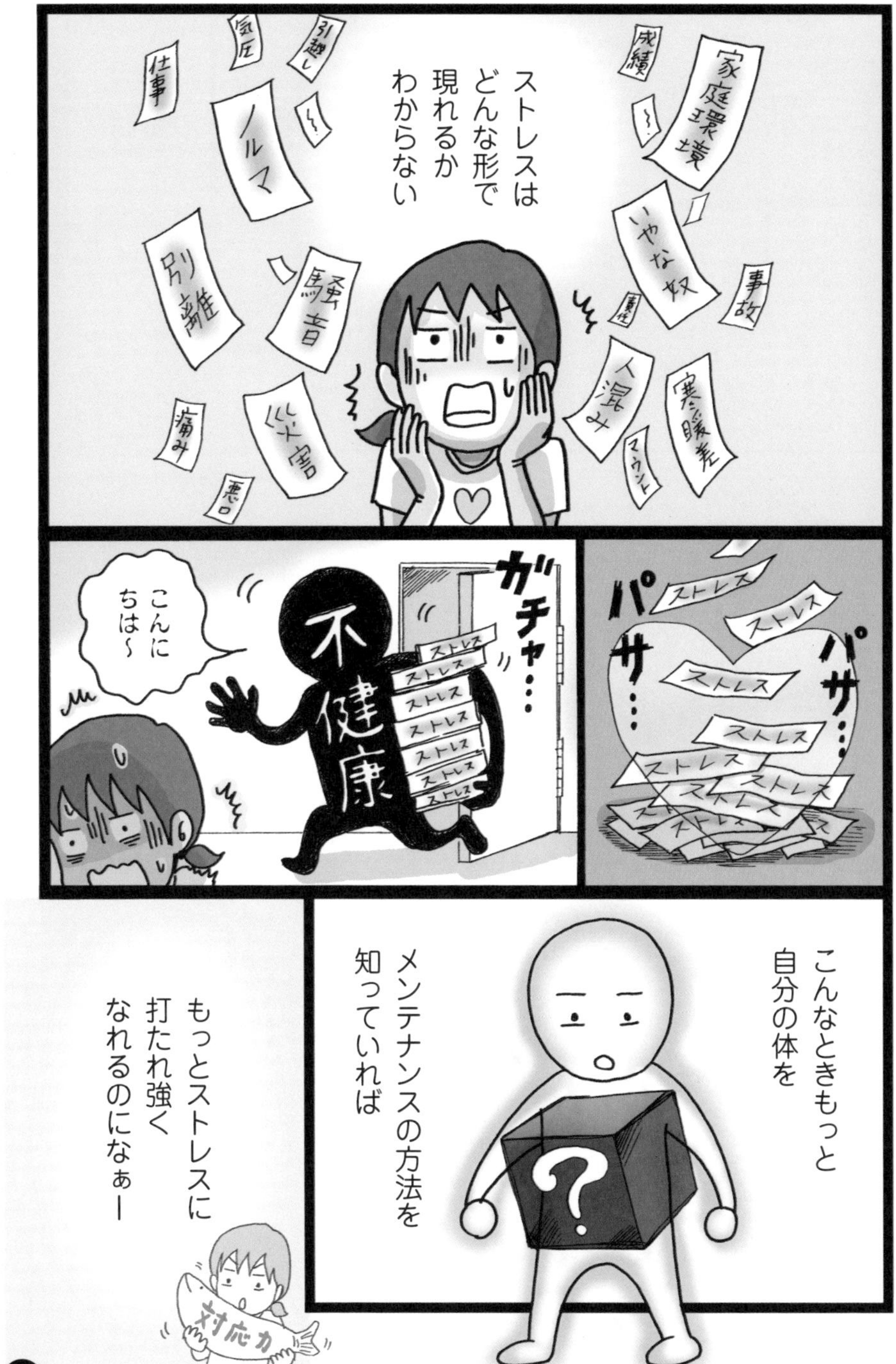

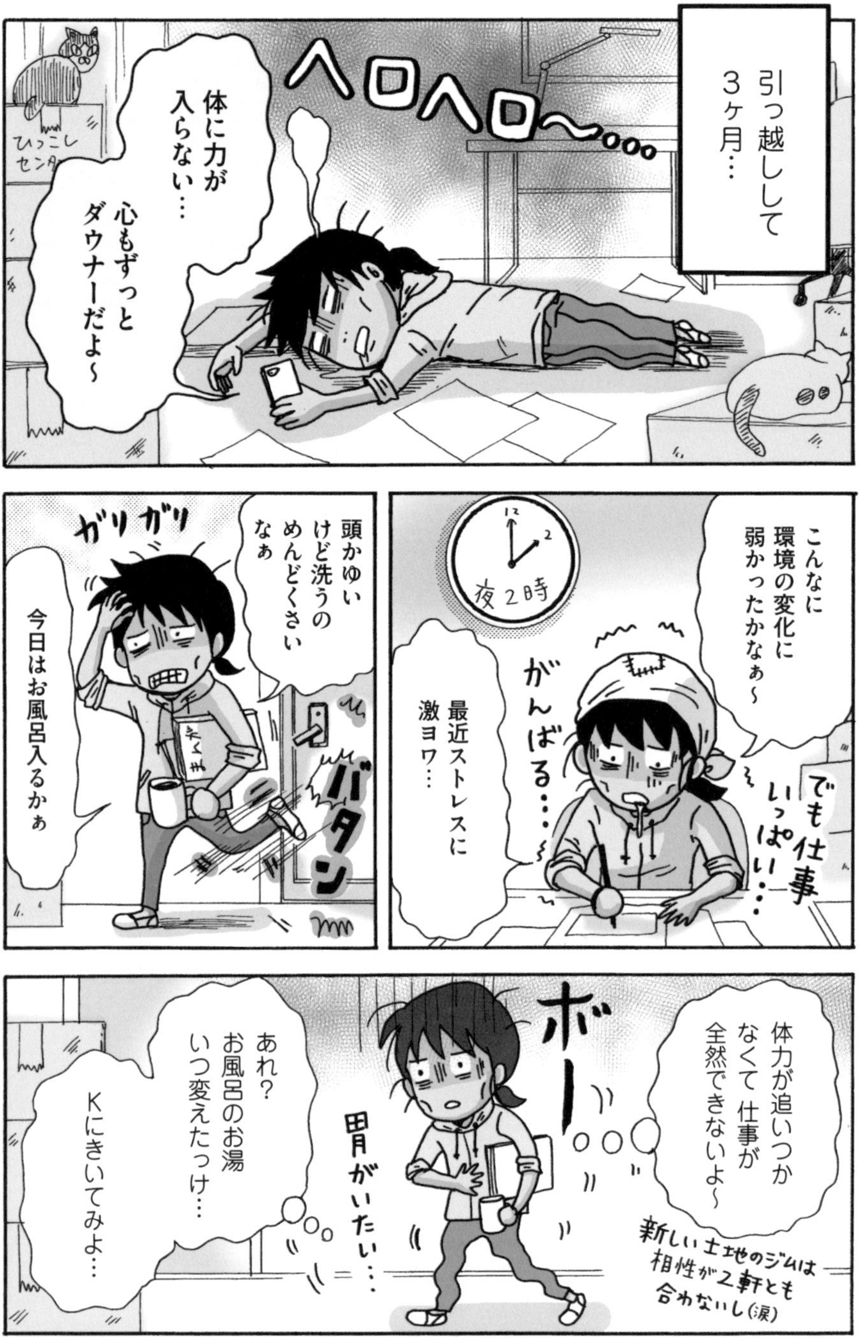
引っ越しして
3ヶ月…
ヘロヘロ〜…
体に力が入らない…
心もずっとダウナーだよ〜
ひっこしセンタ
こんなに環境の変化に弱かったかなぁ〜
夜2時
がんばる…
でも仕事いっぱい…
最近ストレスに激ヨワ…
頭かゆいけど洗うのめんどくさいなぁ
ガリガリ
バタン
今日はお風呂入るかぁ
体力が追いつかなくて 仕事が全然できないよ〜
ボー
新しい土地のジムは相性が2軒とも合わないし(涙)
胃がいたい…
あれ?お風呂のお湯いつ変えたっけ…
Kにきいてみよ…

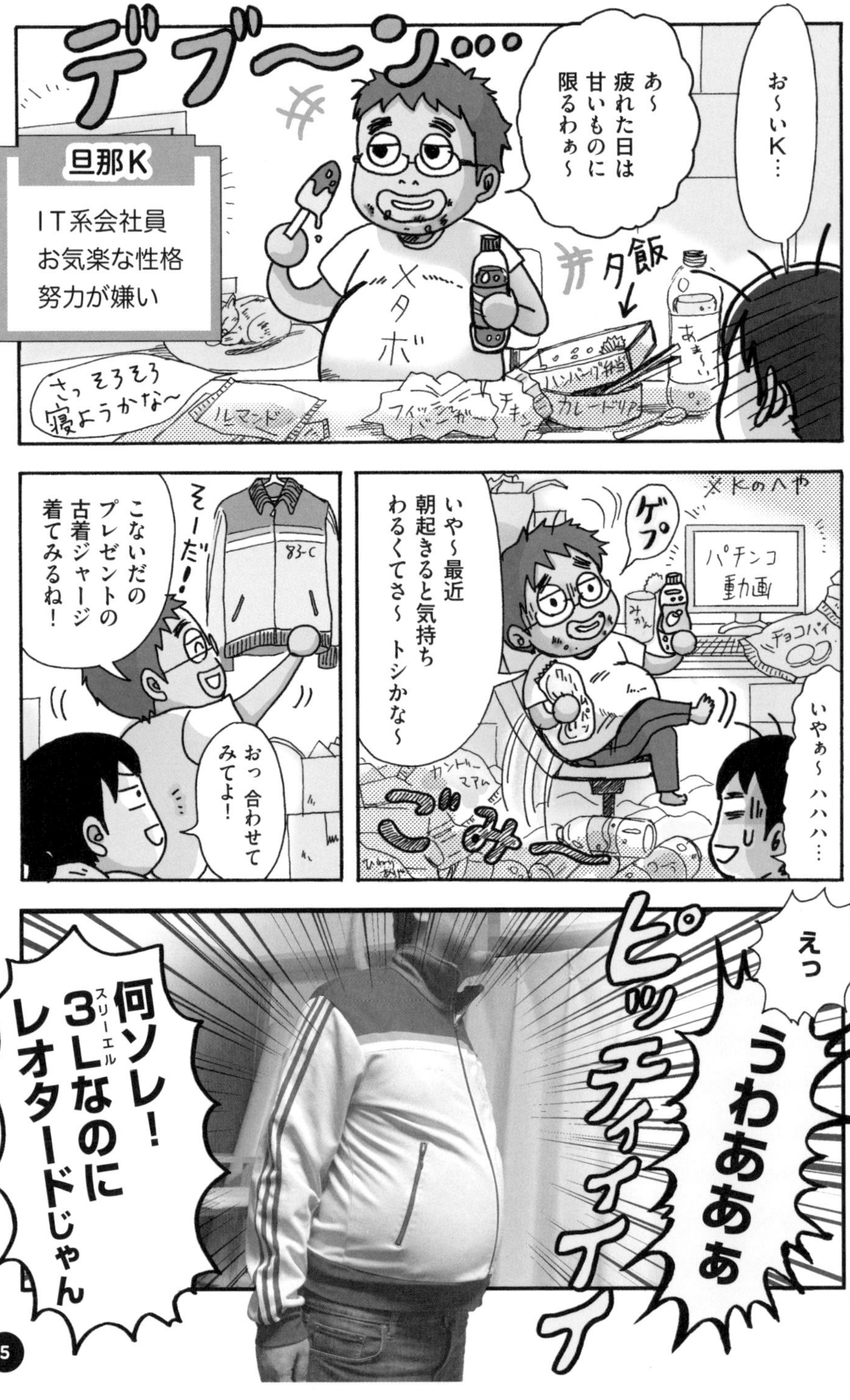

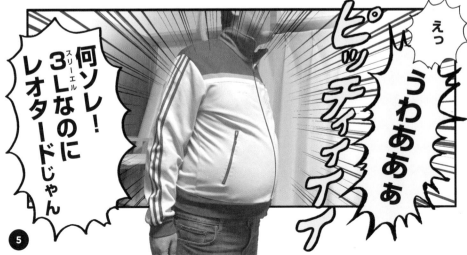

お～いK…
あ～ 疲れた日は甘いものに限るわぁ～
デブ～ン…
旦那K
IT系会社員
お気楽な性格
努力が嫌い
メタボ
夕飯
あま～い
ハンバーグ弁当
カレードリア
チキン
フィッシュバーガー
ルマンド
さっそろそろ寝ようかな～
×Kのへや
ゲプ
いや～最近朝起きると気持ちわるくてさ～ トシかな～
パチンコ動画
チョコパイ
カントリーマアム
ごみ～
いやぁ～ ハハハ…
そーだ！
こないだのプレゼントの古着ジャージ着てみるね！
おっ 合わせてみてよ！
えっ
うわあぁぁ
ピッチィィィ
何ソレ！
3L《スリーエル》なのにレオタードじゃん

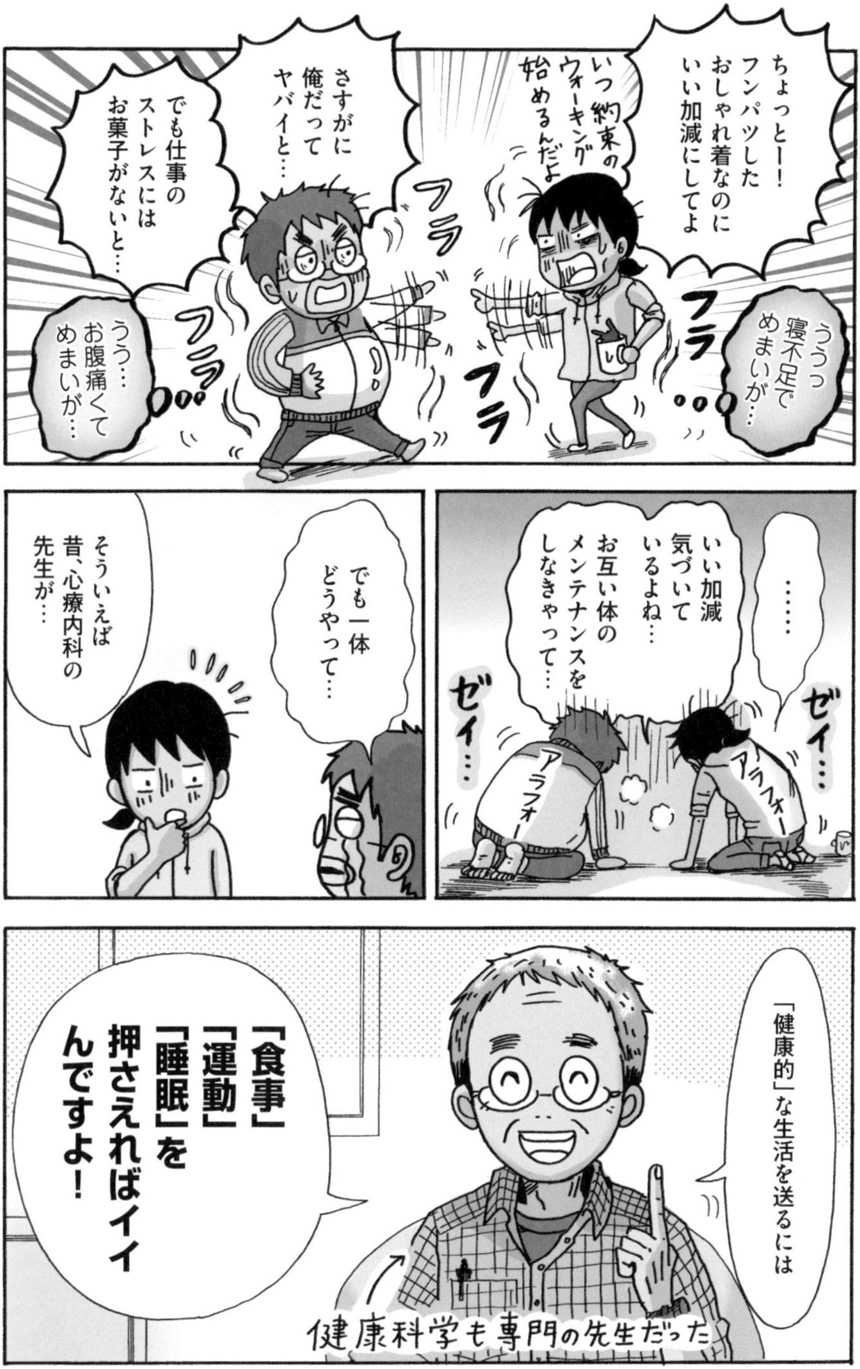

ちょっとー！フンパツしたおしゃれ着なのにいい加減にしてよ
いつ約束のウォーキング始めるんだよ
さすがに俺だってヤバイと…
でも仕事のストレスにはお菓子がないと…
フラ
フラ
フラ
フラ
フラ
フラ
うぅっ寝不足でめまいが…
うう…お腹痛くてめまいが…
……
いい加減気づいているよね…お互い体のメンテナンスをしなきゃって…
ゼイ…
ゼイ…
アラフォー
アラフォー
でも一体どうやって…
そういえば昔、心療内科の先生が…
「健康的」な生活を送るには
「食事」「運動」「睡眠」を押さえればイイんですよ！
健康科学も専門の先生だった

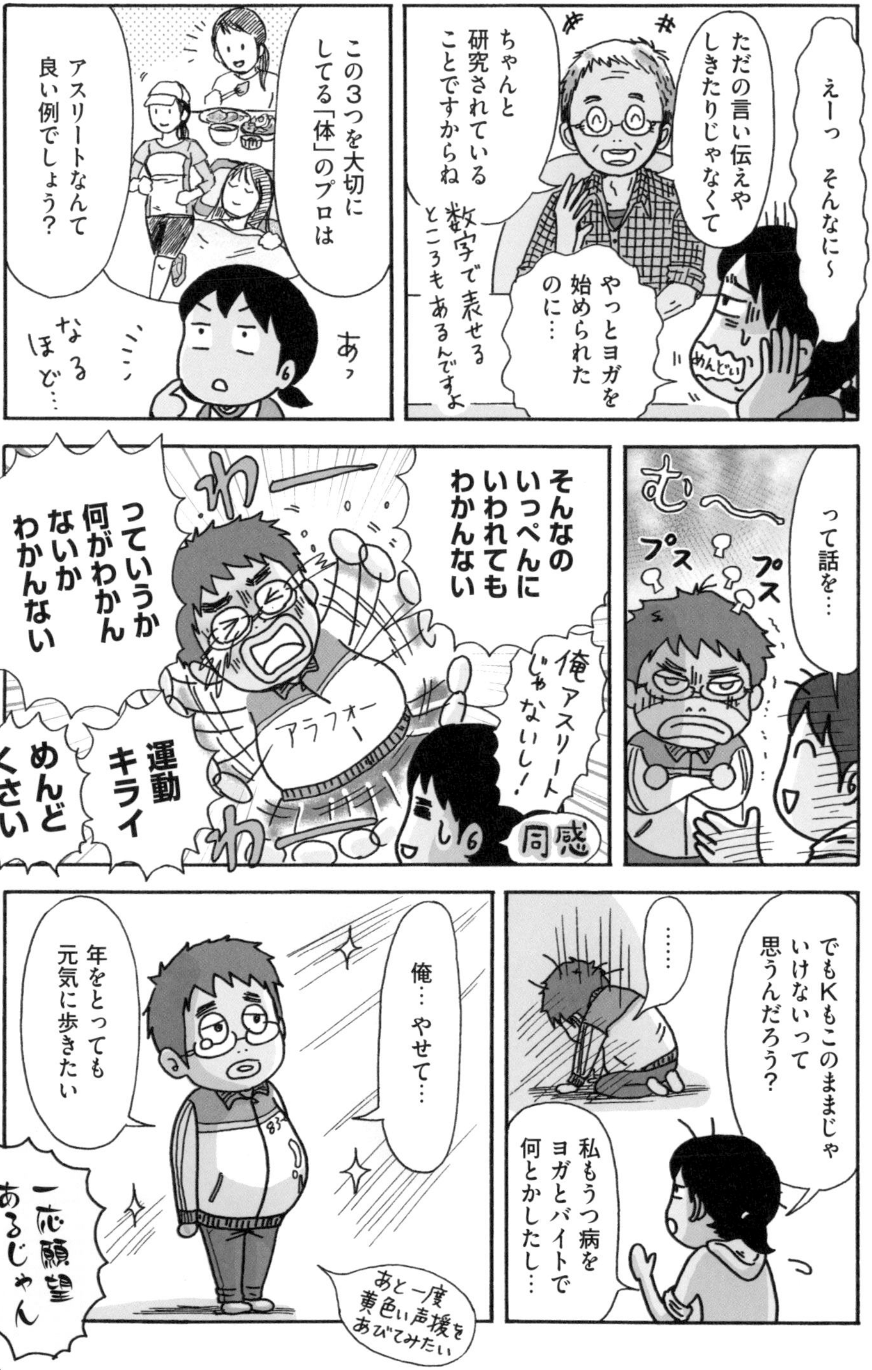
えーっ　そんなに～
ただの言い伝えやしきたりじゃなくて
めんどい
やっとヨガを始められたのに…
ちゃんと研究されていることですからね
数字で表せるところもあるんですよ
この3つを大切にしてる「体」のプロは
アスリートなんて良い例でしょう？
あっ
なるほど…
って話を…
む～
プス
プス
そんなのいっぺんにいわれてもわかんない
わー
わ
ていうか何がわかんないかわかんない
俺アスリートじゃないし！
アラフォー
運動キライめんどくさい
同感
でもKもこのままじゃいけないって思うんだろう？
私もうつ病をヨガとバイトで何とかしたし…
……
俺…やせて…
年をとっても元気に歩きたい
あと一度黄色い声援をあびてみたい
一応願望あるじゃん

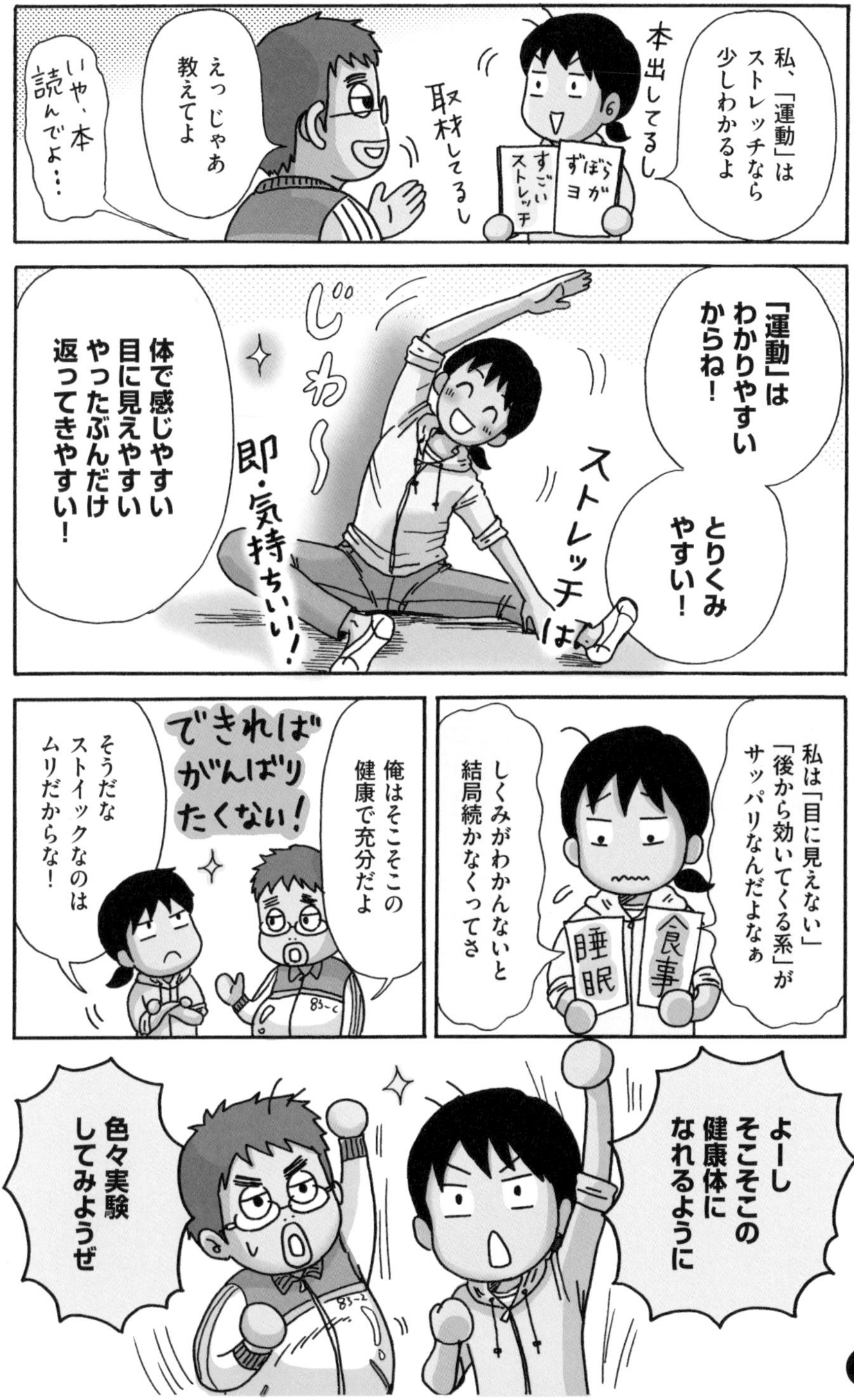
私、「運動」はストレッチなら少しわかるよ
本出してるし
ずぼらヨガ
すごいストレッチ
取材してるし
えっじゃぁ教えてよ
いや、本読んでよ…
「運動」はわかりやすいからね!
ストレッチは
とりくみやすい!
じわ〜
即・気持ちいい!
体で感じやすい目に見えやすいやったぶんだけ返ってきやすい!
私は「目に見えない」「後から効いてくる系」がサッパリなんだよなぁ
しくみがわかんないと結局続かなくってさ
食事
睡眠
俺はそこそこの健康で充分だよ
できればがんばりたくない!
そうだなストイックなのはムリだからな!
よーしそこそこの健康体になれるように
色々実験してみようぜ

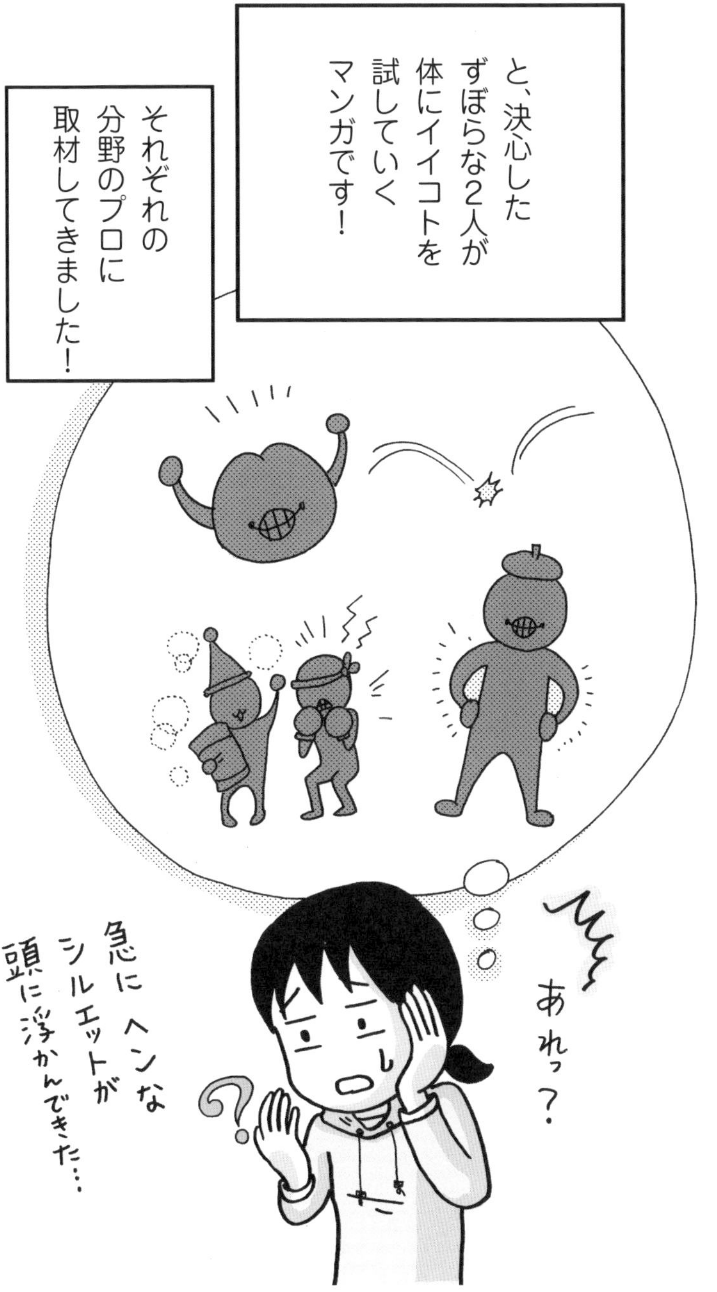
と、決心した
ずぼらな2人が
体にイイコトを
試していく
マンガです！
それぞれの
分野のプロに
取材してきました！
あれっ？
急にヘンな
シルエットが
頭に浮かんできた…

目次

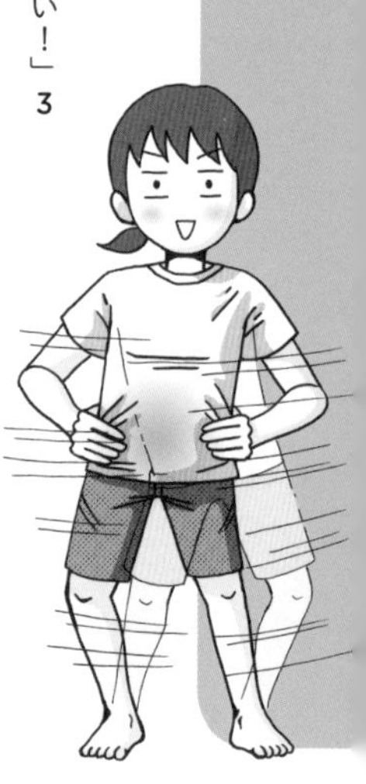

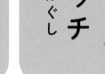

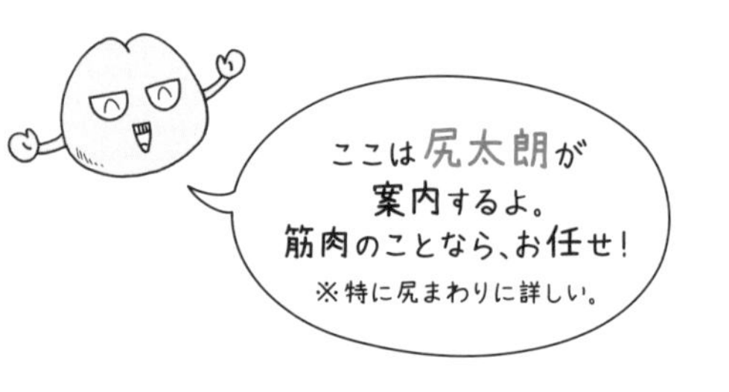
ここは尻太朗が案内するよ。
筋肉のことなら、お任せ！
※特に尻まわりに詳しい。

はじめての下半身筋トレライフ

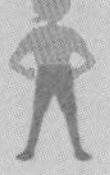

じわじわ体力がつく歩き方

目次

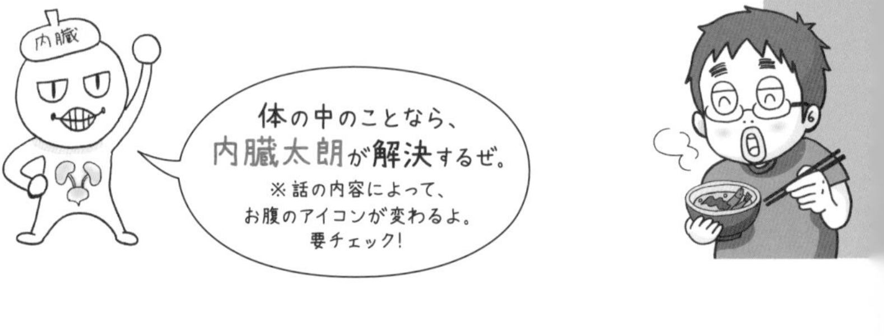

内臓
体の中のことなら、内臓太朗が解決するぜ。
※話の内容によって、お腹のアイコンが変わるよ。要チェック！

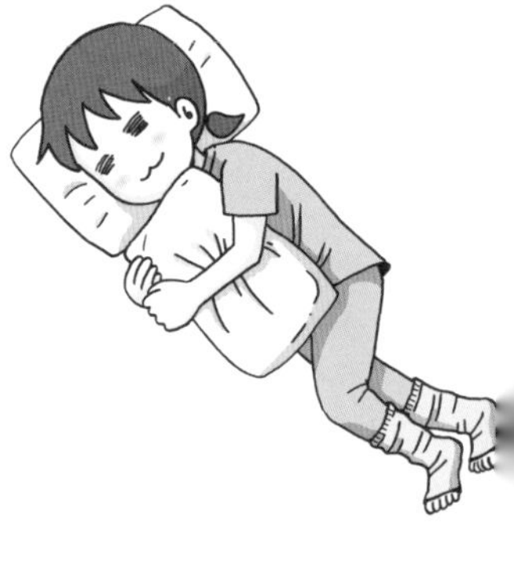

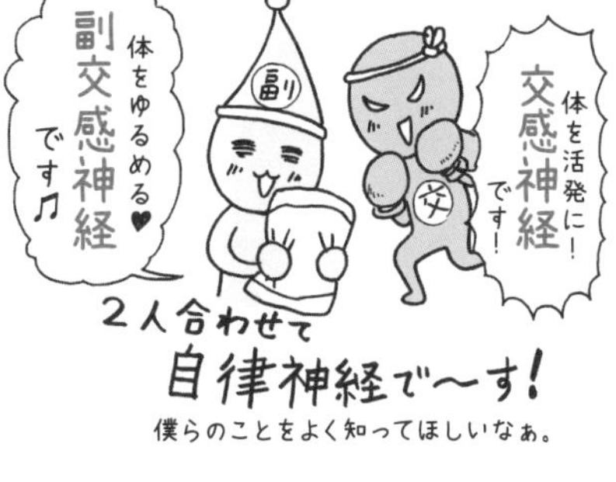

体をゆるめる♥ 副交感神経です♪
体を活発に！ 交感神経です！
2人合わせて自律神経で〜す！
僕らのことをよく知ってほしいなぁ。

1章 運動編
ストレッチ
筋トレ
歩き方
2章 食事編
おやつ
ゆる朝食
5大栄養素
お酒
3章 睡眠編
寝つき①
寝つき②

体メンテ

くう、ねる、うごく！

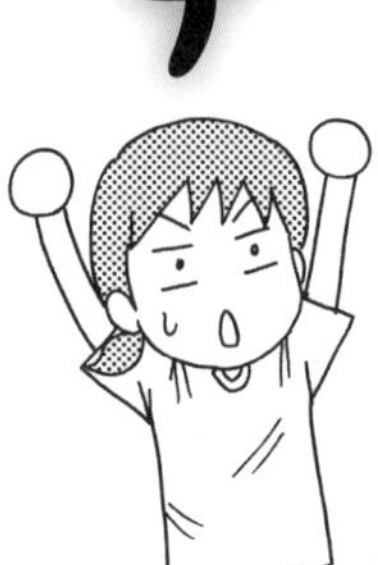

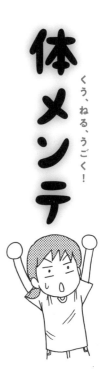

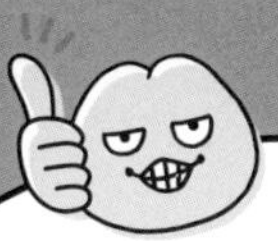

ほどよく動かして
体すっきり！

1章
運動編

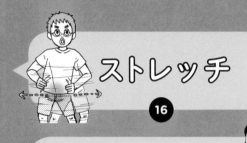

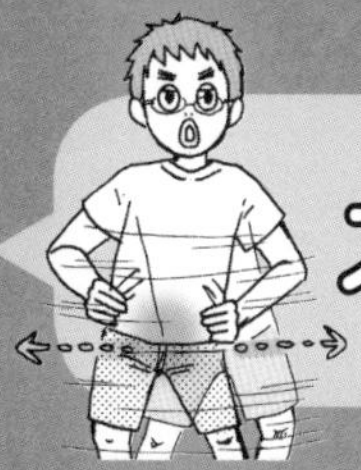

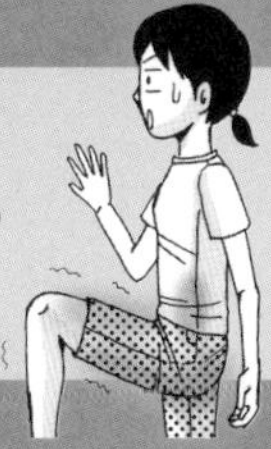

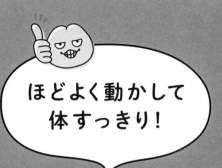

1章
運動編

ストレッチ

下半身ストレッチ
尻×股関節ほぐし 18

解説まんが「尻と股関節の関係」
解説まんが「尻のがんばり物語」
● 尻×股関節スッキリフロー
解説まんが「尻からほぐすといいことって?」
● 骨盤 尻ムーヴ

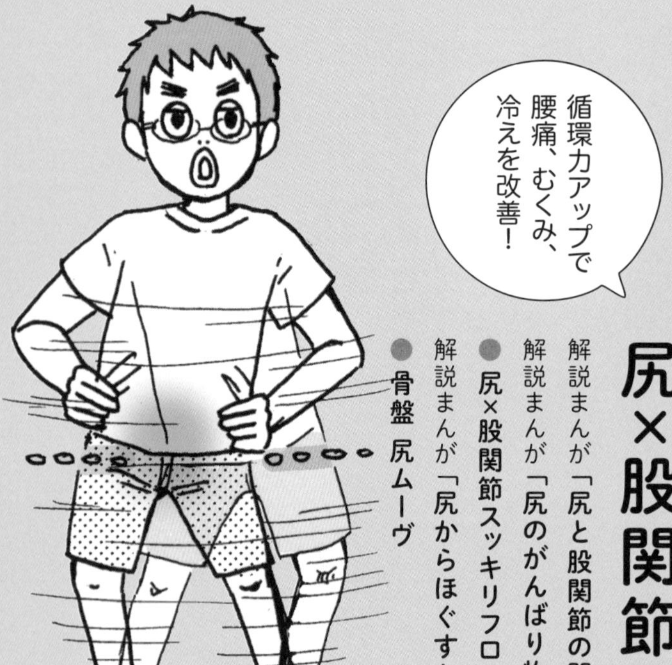

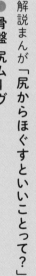

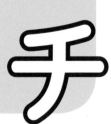

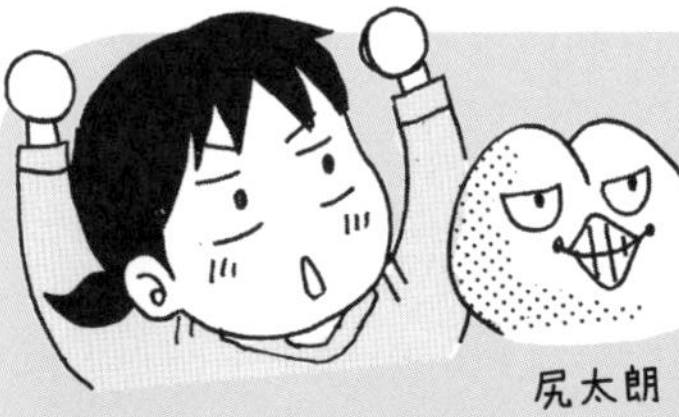

尻太朗

まずはここから！
コリや疲れに効果抜群の
ほぐし技をセレクト!!

すべてのめんどくさがり屋に捧げたい！

上半身ストレッチ

ついでにできる！ほぐし技33

- 肩関節ストレッチ
- 猫背・首ストレッチ
- 目と背骨ツイストストレッチ
- ずぼら枕ストレッチ

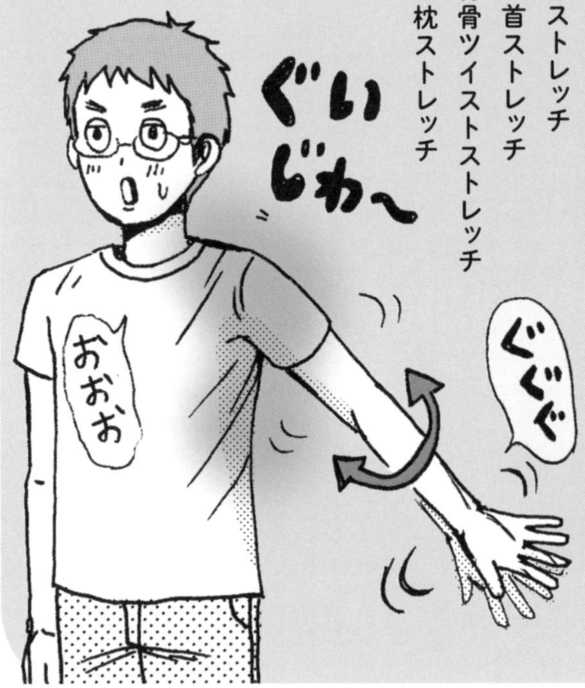

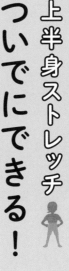

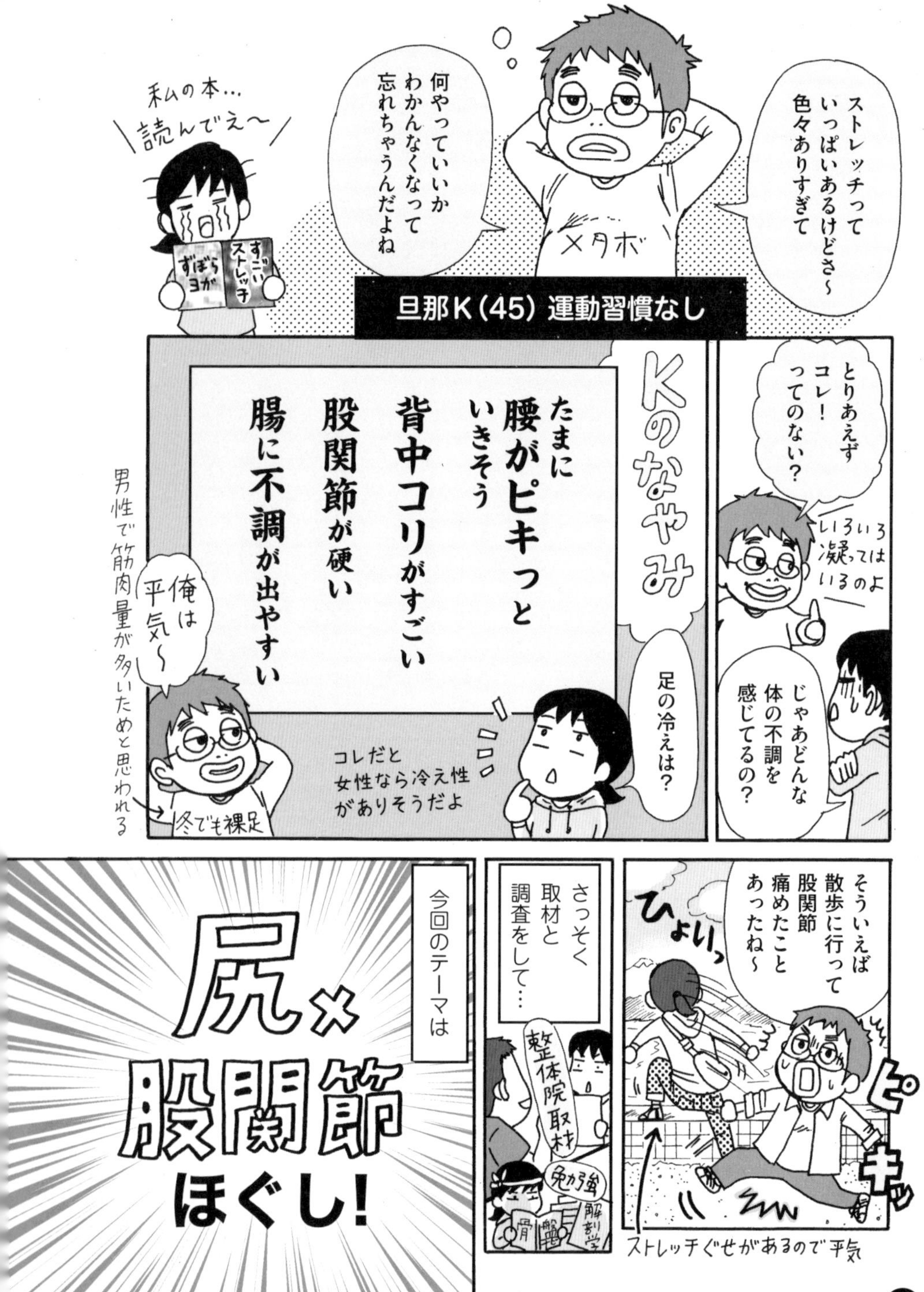
ストレッチって
いっぱいあるけどさ〜
色々ありすぎて
何やっていいか
わかんなくなって
忘れちゃうんだよね
メタボ
私の本…
読んでぇ〜
すごいストレッチ
ずぼらヨガ
旦那K（45）運動習慣なし
とりあえず
コレ！
ってのない？
いろいろ凝ってはいるのよ
じゃあどんな
体の不調を
感じてるの？
Kのなやみ
たまに腰がピキッと
いきそう
背中コリがすごい
股関節が硬い
腸に不調が出やすい
足の冷えは？
コレだと
女性なら冷え性
がありそうだよ
俺は平気〜
冬でも裸足
男性で筋肉量が多いためと思われる
そういえば
散歩に行って
股関節
痛めたこと
あったね〜
ひょいっ
ピキッ
ストレッチぐせがあるので平気
さっそく
取材と
調査をして…
整体院取材
勉強
骨盤
解剖学
今回のテーマは
尻×股関節ほぐし！

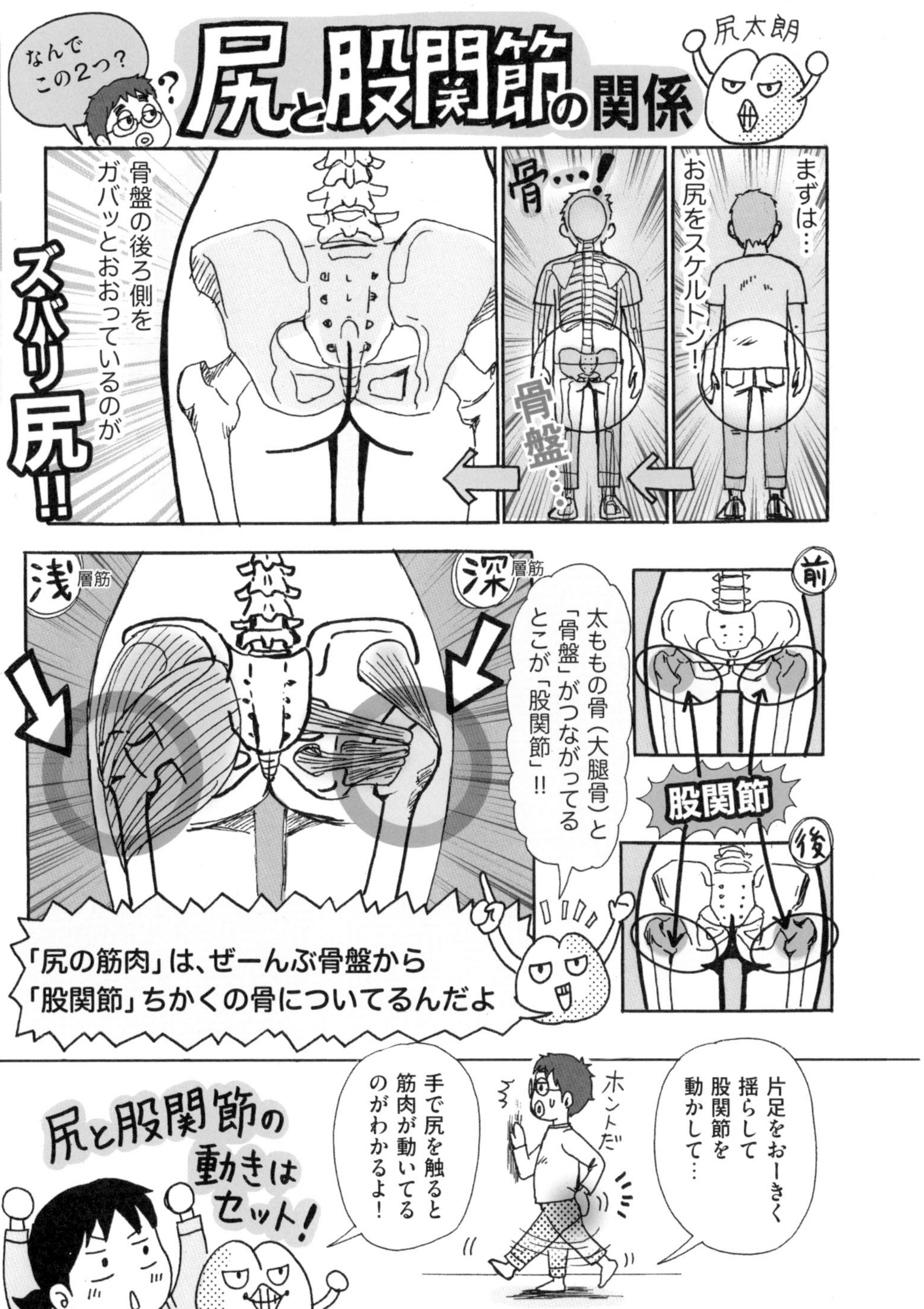
なんでこの2つ?
尻と股関節の関係
尻太朗
まずは…
お尻をスケルトン!
骨…!
骨盤…
骨盤の後ろ側をガバッとおおっているのが
ズバリ尻!!
前
股関節
後
太もも骨(大腿骨)と「骨盤」がつながってるとこが「股関節」!!
深層筋
浅層筋
「尻の筋肉」は、ぜーんぶ骨盤から
「股関節」ちかくの骨についてるんだよ
片足をおーきく揺らして股関節を動かして…
ホントだ
手で尻を触ると筋肉が動いてるのがわかるよ!
尻と股関節の動きはセット!

尻のがんばり物語

けなげ組

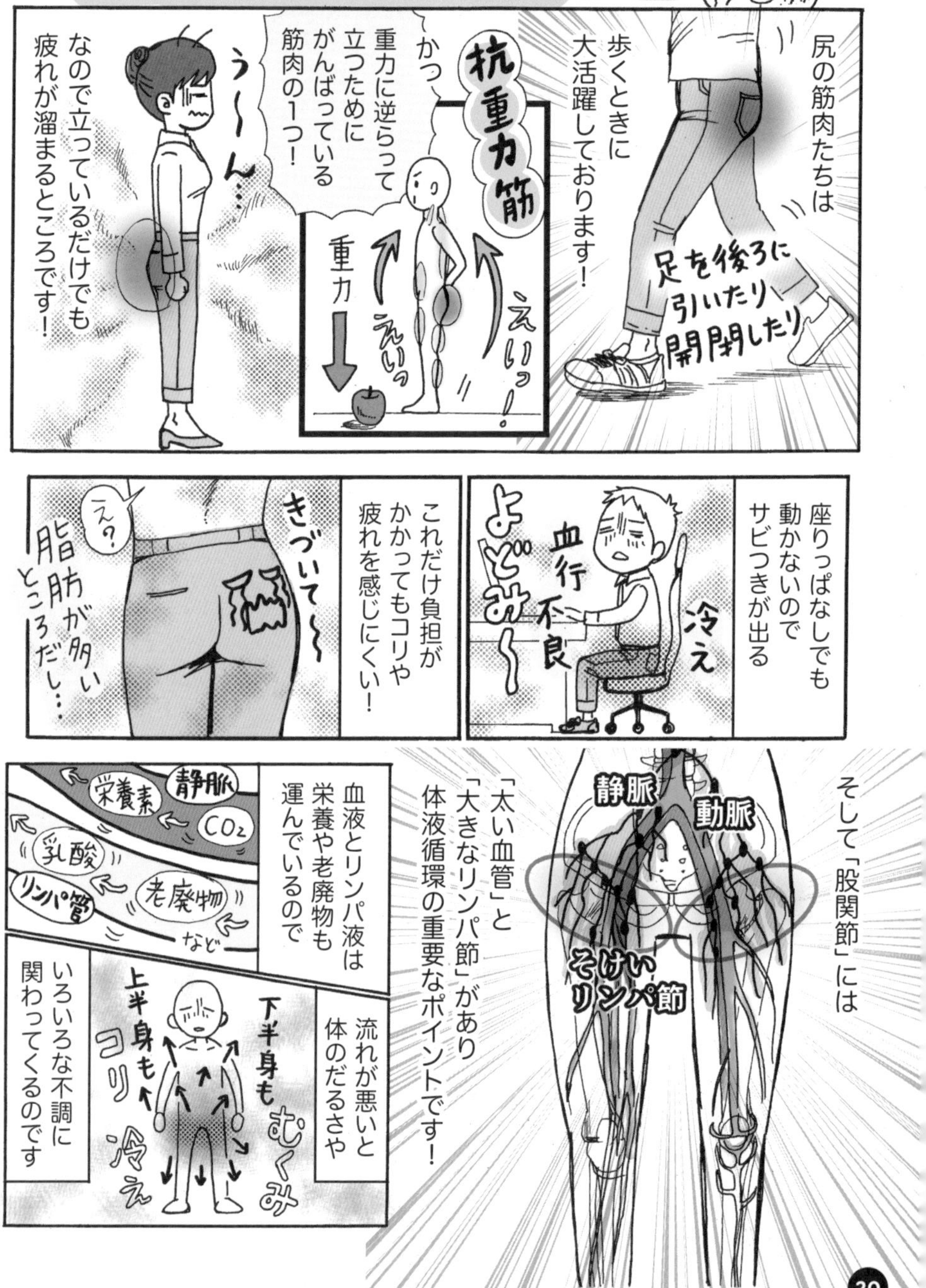

尻の筋肉たちは
歩くときに大活躍しております!
足を後ろに引いたり開閉したり
抗重力筋
かっ
重力に逆らって立つためにがんばっている筋肉の1つ!
重力
えいっ
えいっ!
なので立っているだけでも疲れが溜まるところです!
う〜ん…
座りっぱなしでも動かないのでサビつきが出る
冷え
血行不良
よどみ〜
これだけ負担がかかってもコリや疲れを感じにくい!
きづいて〜
えっ?
脂肪が厚いところだし…
そして「股関節」には
「太い血管」と「大きなリンパ節」があり体液循環の重要なポイントです!
静脈
動脈
そけいリンパ節
血液とリンパ液は栄養や老廃物も運んでいるので
静脈
栄養素
CO2
乳酸
リンパ管
老廃物
など
流れが悪いと体のだるさや
いろいろな不調に関わってくるのです
下半身もむくみ
上半身もコリ
冷え

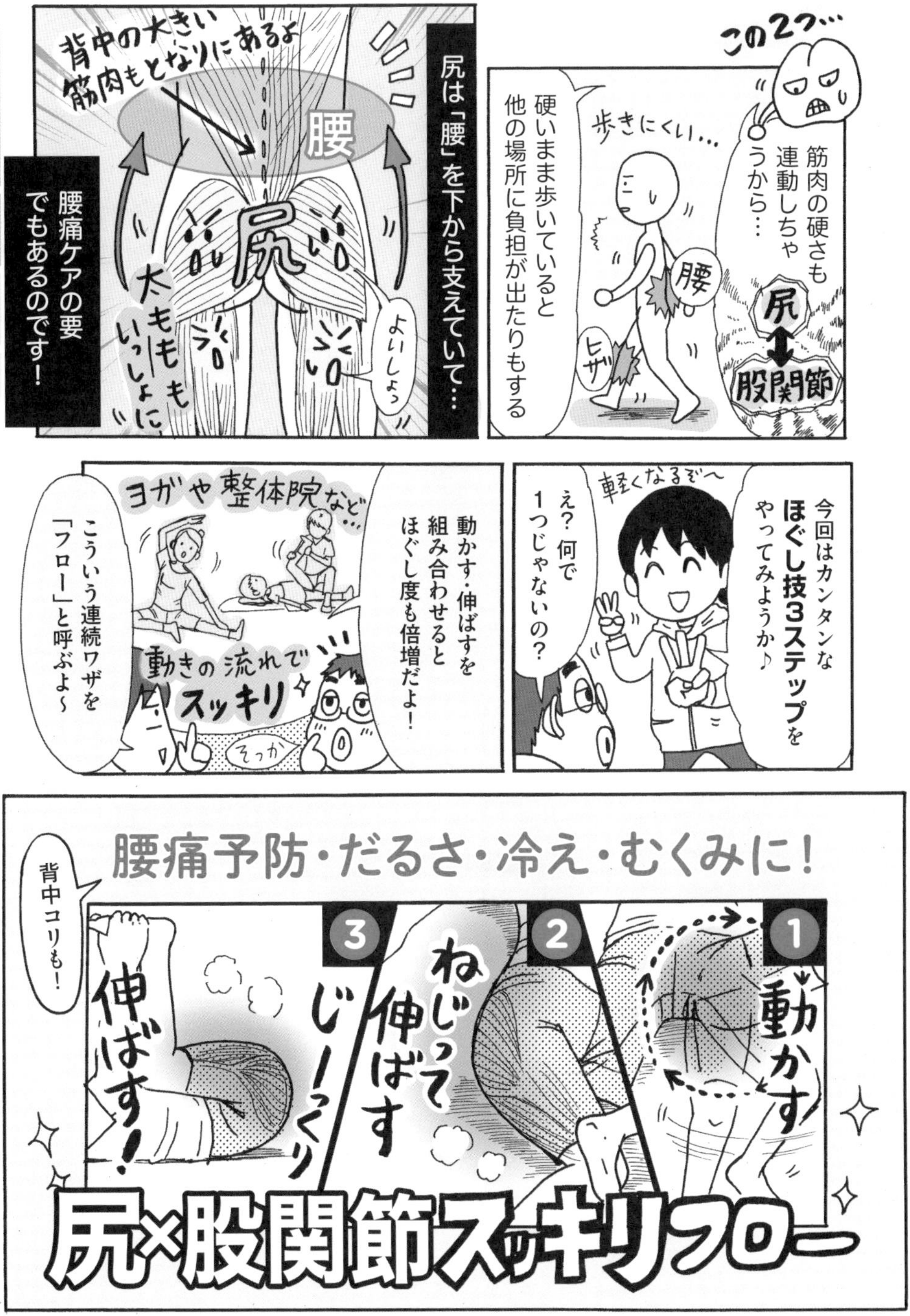
この2つ…
筋肉の硬さも連動しちゃうから…
尻
股関節
歩きにくい…
腰
ヒザ
硬いまま歩いていると他の場所に負担が出たりもする
尻は「腰」を下から支えていて…
背中の大きい筋肉もとなりにあるよ
腰
尻
太ももいっしょに
よいしょっ
腰痛ケアの要でもあるのです！
今回はカンタンなほぐし技3ステップをやってみようか♪
軽くなるぞ〜
え？何で1つじゃないの？
動かす・伸ばすを組み合わせるとほぐし度も倍増だよ！
ヨガや整体院など…
動きの流れでスッキリ
そっか
こういう連続ワザを「フロー」と呼ぶよ〜
腰痛予防・だるさ・冷え・むくみに！
1 動かす
2 ねじって伸ばす
3 伸ばす！
じーっくり
背中コリも！
尻×股関節スッキリフロー

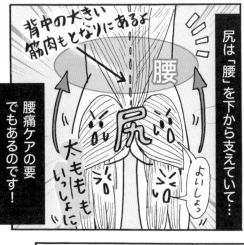

寝ながら♪

尻×股関節 ●スッキリフロー

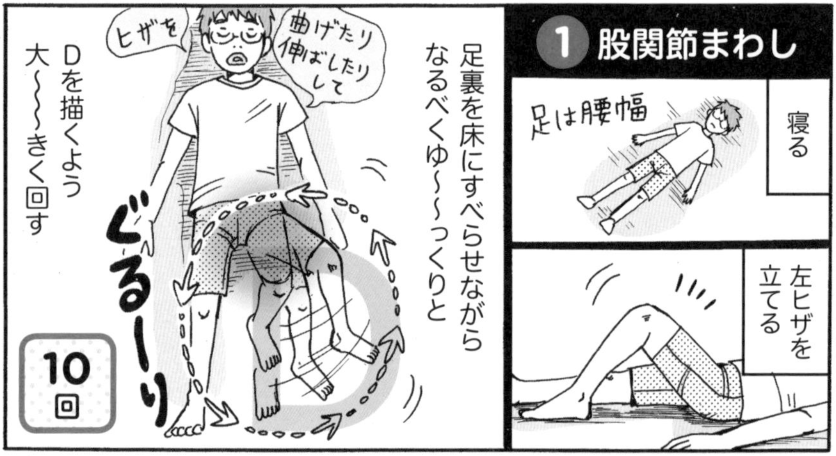

1 股関節まわし
寝る
足は腰幅
左ヒザを立てる
足裏を床にすべらせながらなるべくゆ〜〜っくりと
ヒザを曲げたり伸ばしたりして
Dを描くよう大〜〜〜きく回す
ぐる〜り
10回

逆回しも10回。右足も同じくやろう。

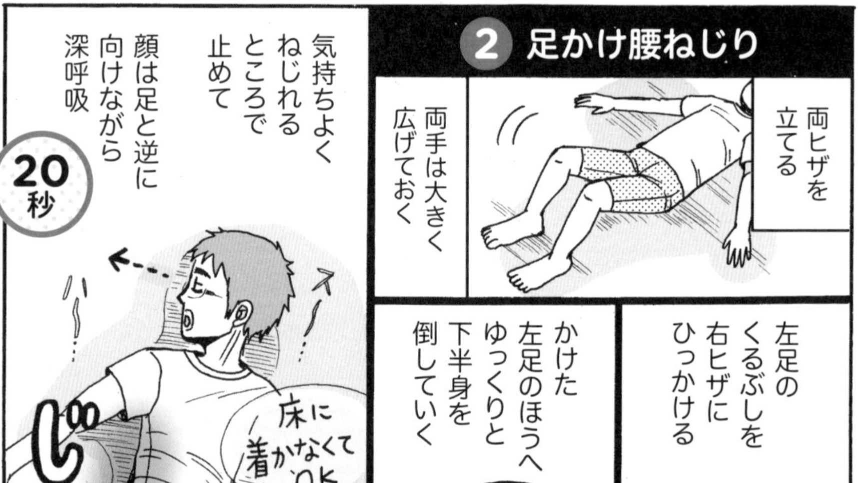

2 足かけ腰ねじり
両ヒザを立てる
両手は大きく広げておく
左足のくるぶしを右ヒザにひっかける
ひょい
かけた左足のほうへゆっくりと下半身を倒していく
気持ちよくねじれるところで止めて
顔は足と逆に向けながら深呼吸
20秒
床に着かなくてOK
じわ〜

逆側も同じくやろう。

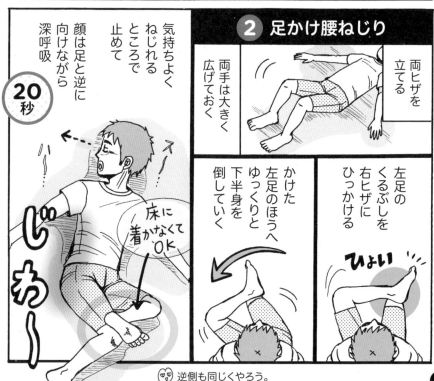

3 逆さのテーブルストレッチ

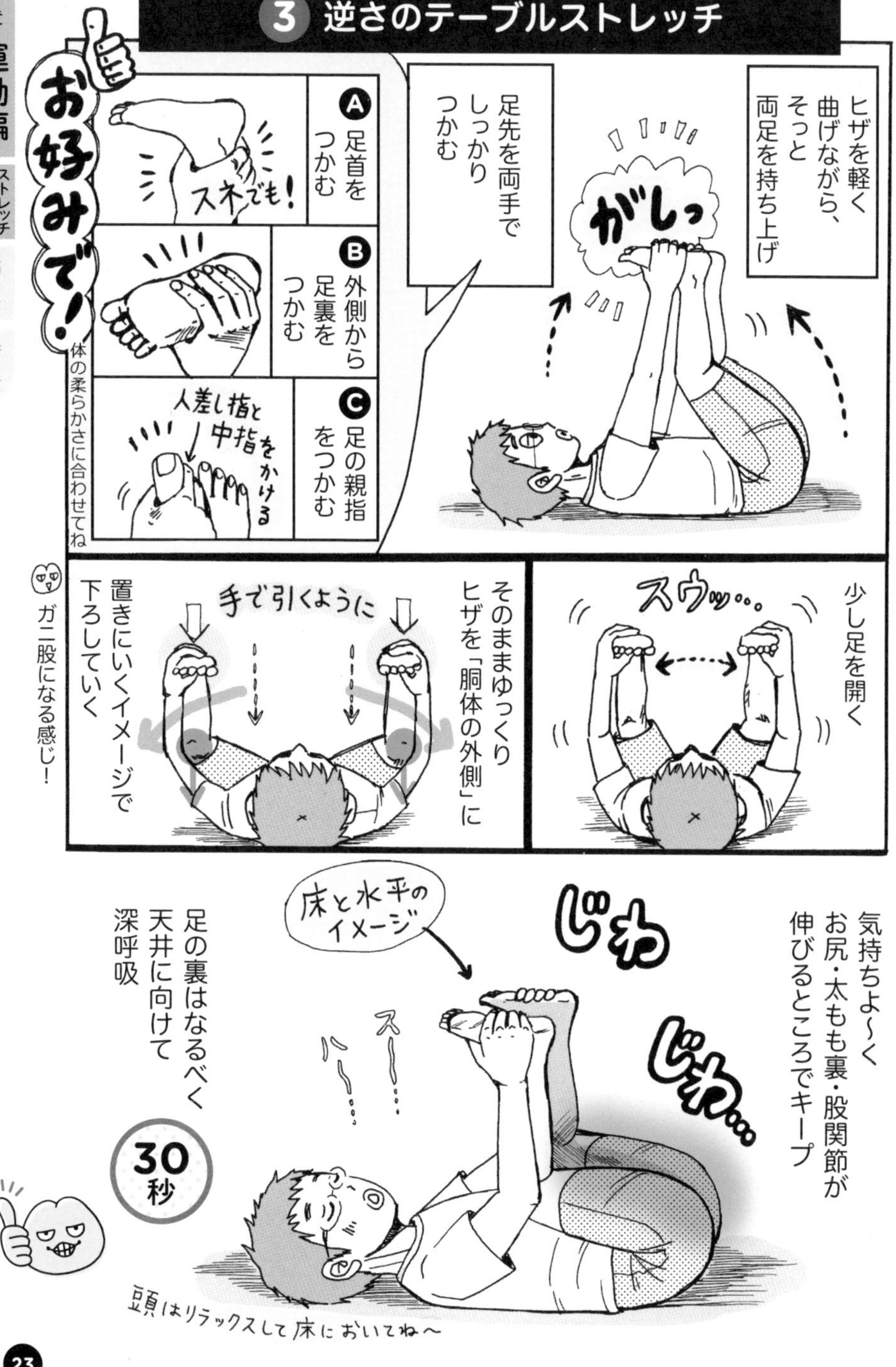
ヒザを軽く曲げながら、そっと両足を持ち上げ
がしっ
足先を両手でしっかりつかむ
お好みで!
体の柔らかさに合わせてね
A 足首をつかむ
スネでも!
B 外側から足裏をつかむ
C 足の親指をつかむ
人差し指と中指をかける
少し足を開く
スウッ…。
そのままゆっくりヒザを「胴体の外側」に置きにいくイメージで下ろしていく
手で引くように
ガニ股になる感じ!
気持ちよ〜くお尻・太もも裏・股関節が伸びるところでキープ
じわ
じわ…
床と水平のイメージ
スー…
ハ〜…
足の裏はなるべく天井に向けて深呼吸
30秒
頭はリラックスして床においてね〜

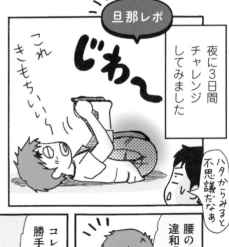

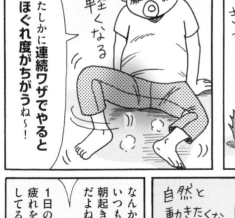

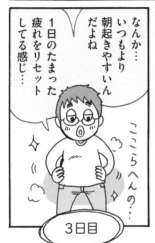

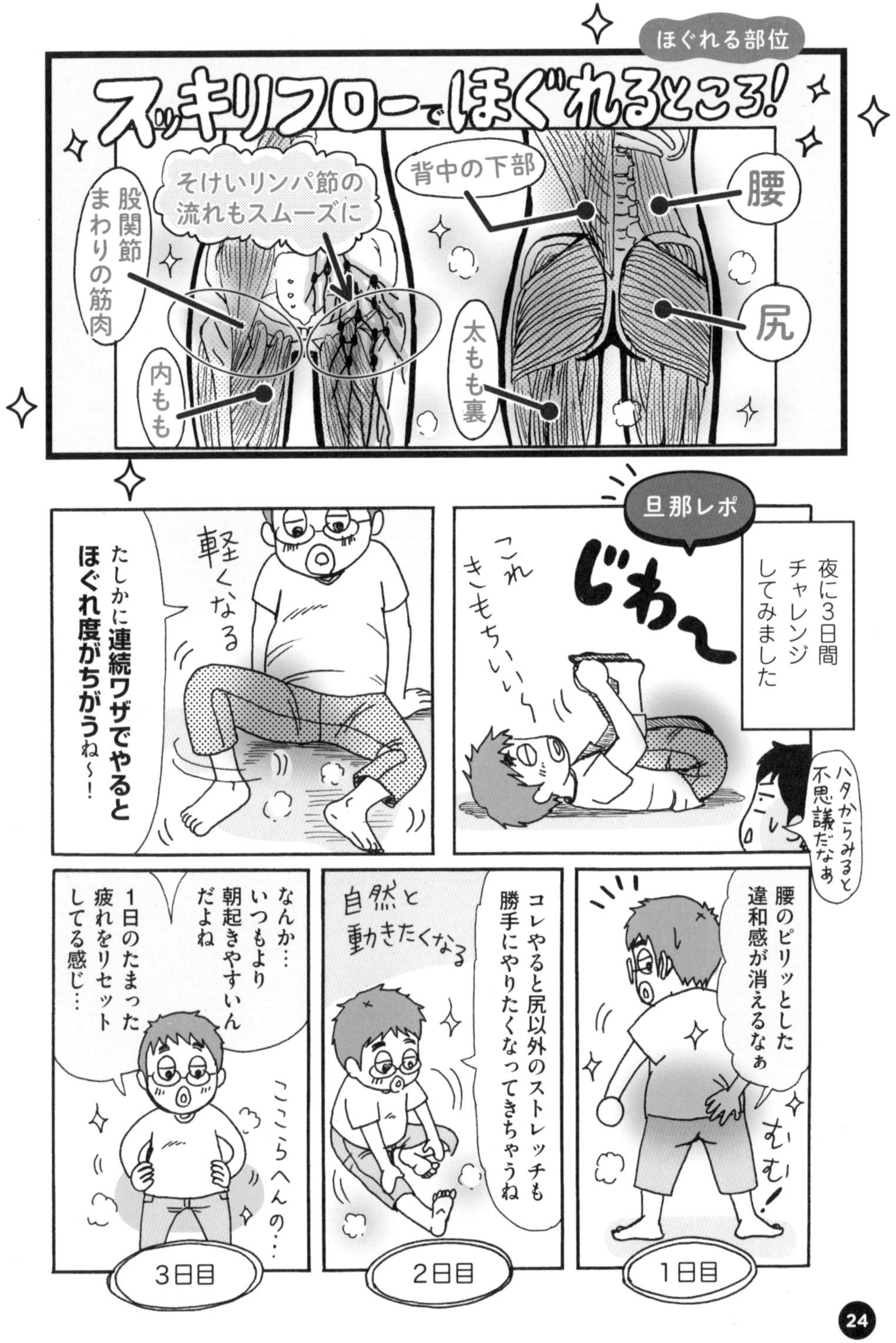
ほぐれる部位
スッキリフローでほぐれるところ!
腰
背中の下部
尻
太もも裏
そけいリンパ節の流れもスムーズに
股関節まわりの筋肉
内もも
旦那レポ
夜に3日間チャレンジしてみました
じわ〜
これきもちいい〜
ハタからみると不思議だなぁ
軽くなる
たしかに連続ワザでやるとほぐれ度がちがうね〜!
1日目
腰のピリッとした違和感が消えるなぁ
むむ!
2日目
コレやると尻以外のストレッチも勝手にやりたくなってきちゃうね
自然と動きたくなる
3日目
なんか…いつもより朝起きやすいんだよね
1日のたまった疲れをリセットしてる感じ…
ここらへんの…

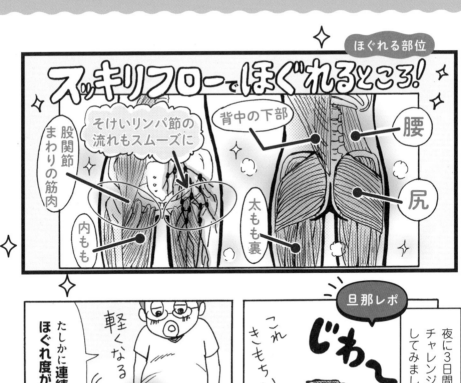

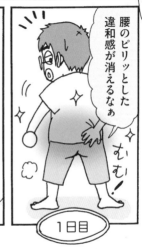

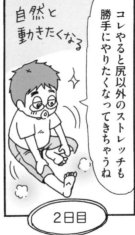

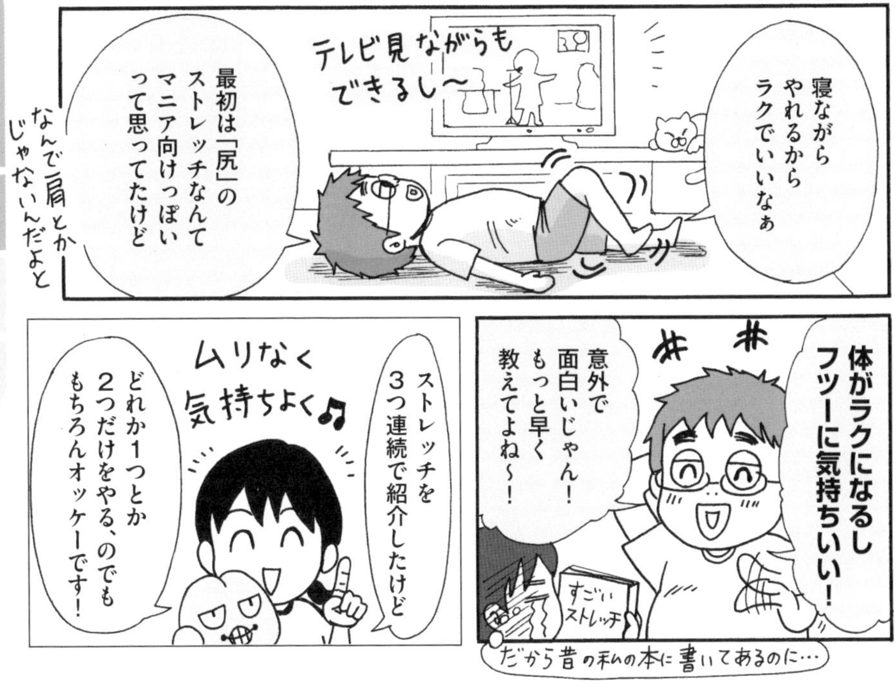
寝ながらやれるからラクでいいなぁ
テレビ見ながらもできるし〜
最初は「尻」のストレッチなんてマニア向けっぽいって思ってたけど
なんで肩とかじゃないんだよと
体がラクになるしフツーに気持ちいい！
意外で面白いじゃん！もっと早く教えてよね〜！
すごいストレッチ
だから昔の私の本に書いてあるのに…
ストレッチを3つ連続で紹介したけど
ムリなく気持ちよく♫
どれか1つとか2つだけをやる、のでももちろんオッケーです！

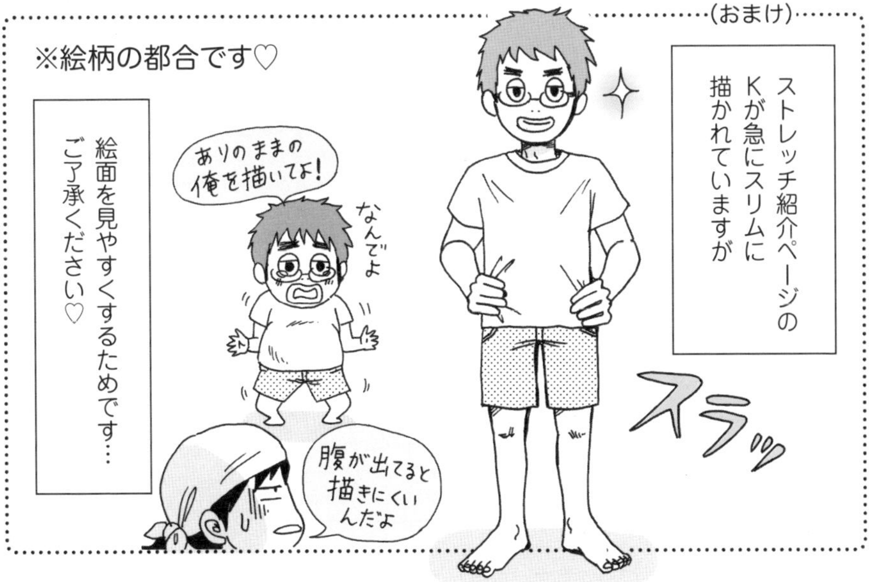
（おまけ）
ストレッチ紹介ページのKが急にスリムに描かれていますが
スラッ
ありのままの俺を描いてよ！
なんでよ
腹が出てると描きにくいんだよ
※絵柄の都合です♡
絵面を見やすくするためです…ご了承ください♡

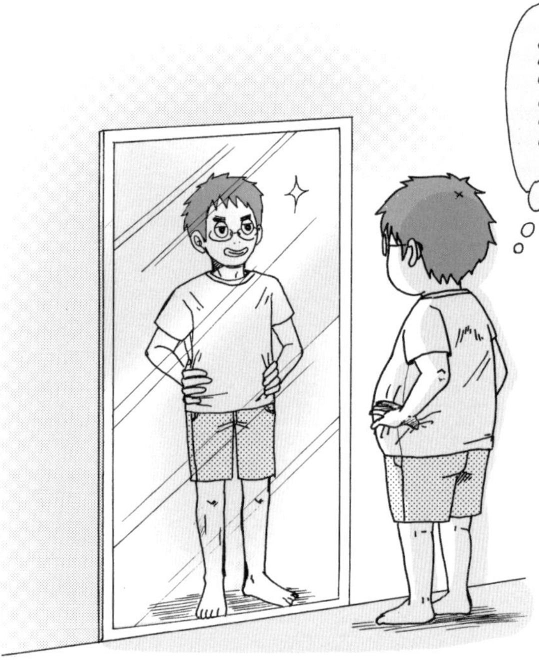

「尻からほぐすといいことって？」

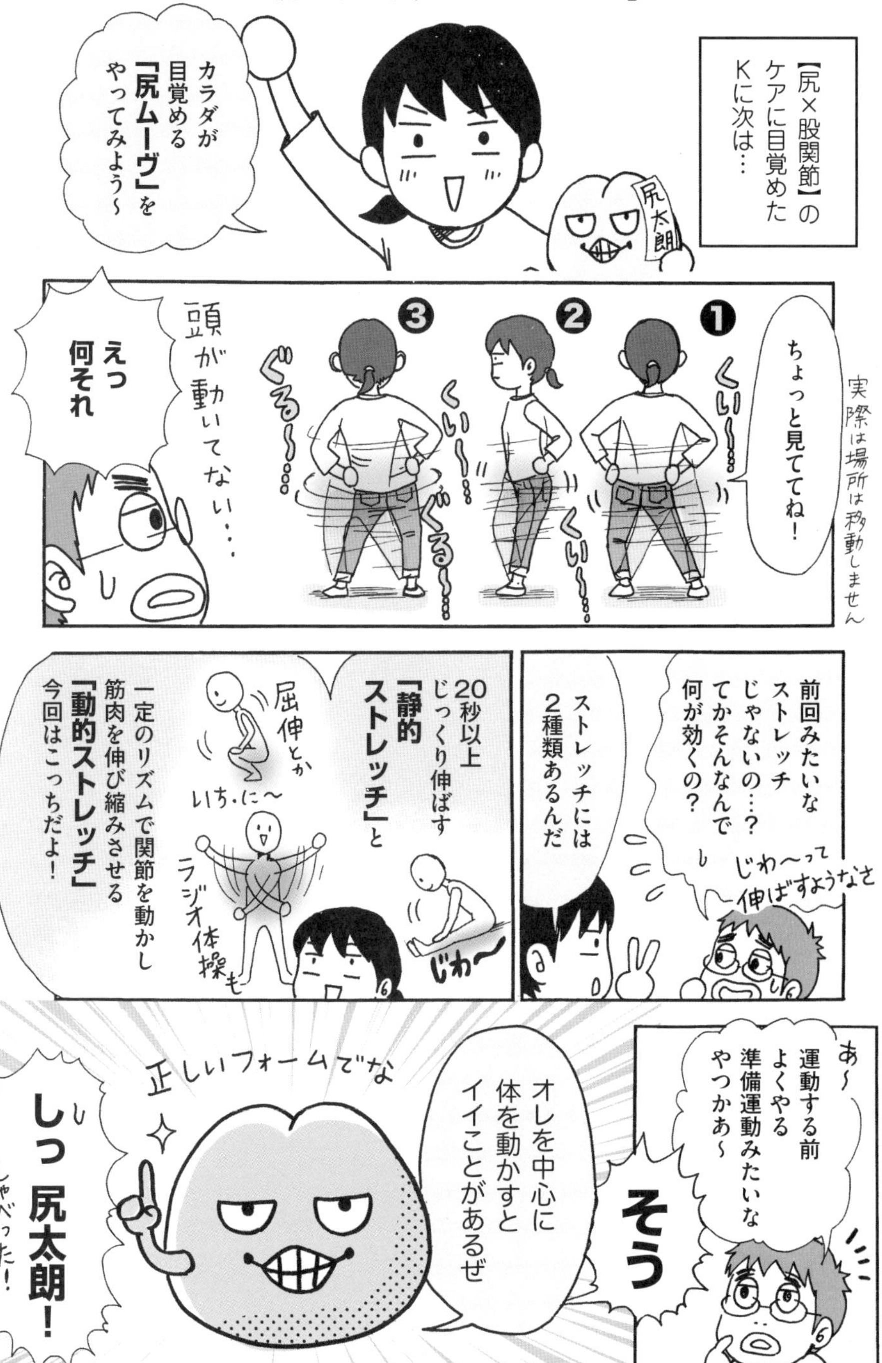
【尻×股関節】のケアに目覚めたKに次は…
カラダが目覚める「尻ムーヴ」をやってみよう～
尻太朗
実際は場所は移動しません
ちょっと見ててね！
❶
くい～…
❷
くい～…
くい～…
❸
ぐる～…
ぐる～…
頭が動いてない…
えっ何それ
前回みたいなストレッチじゃないの…？てかそんなんで何が効くの？
じわ～って伸ばすようなさ
ストレッチには2種類あるんだ
20秒以上じっくり伸ばす「静的ストレッチ」と
屈伸とか
じわ～
いち・に～
ラジオ体操も
一定のリズムで関節を動かし筋肉を伸び縮みさせる「動的ストレッチ」今回はこっちだよ！
あ～運動する前よくやる準備運動みたいなやつかぁ～
そう
オレを中心に体を動かすとイイことがあるぜ
正しいフォームでな
しっ尻太朗！
しゃべった！

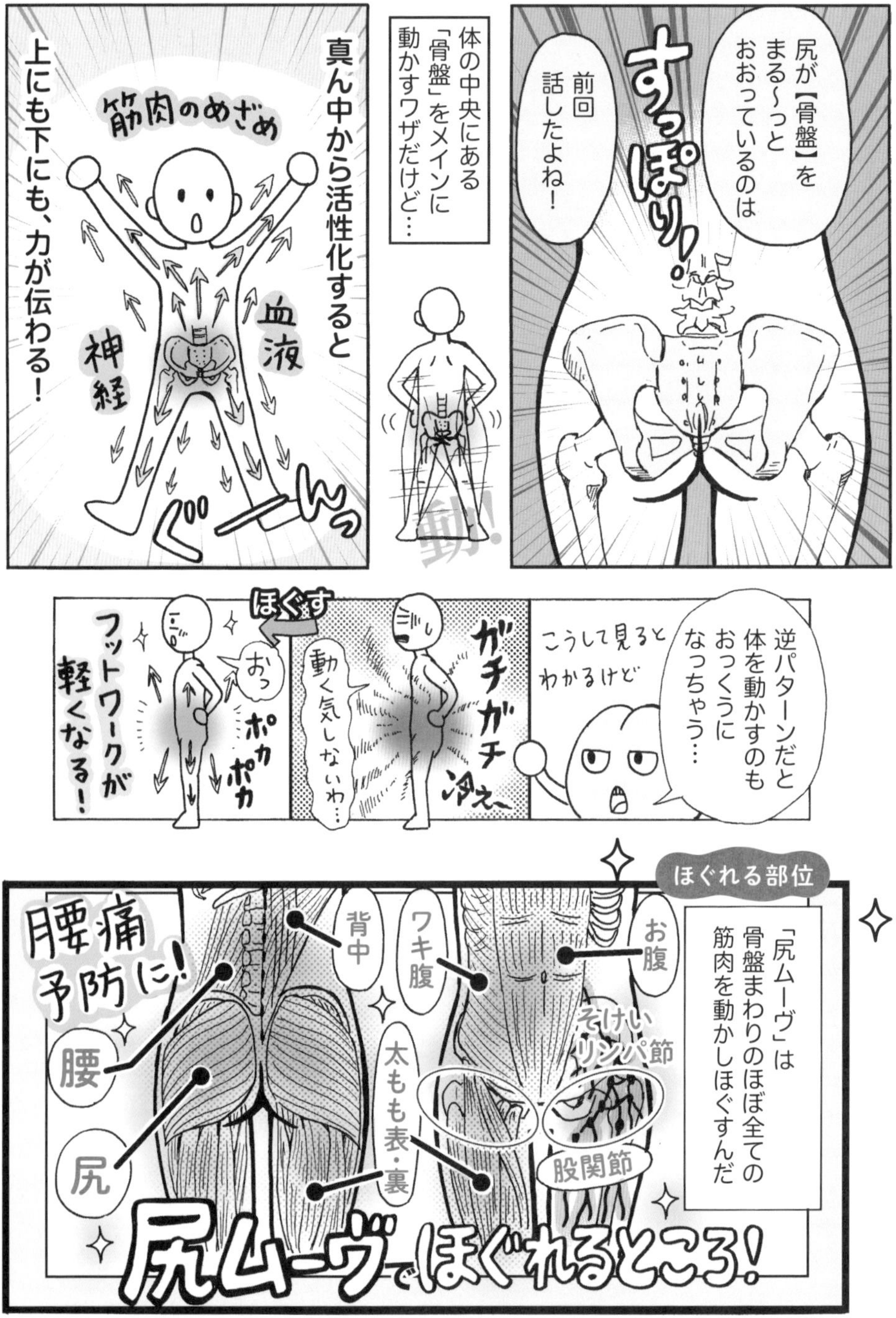
尻が【骨盤】を まる～っと おおっているのは
すっぽり!
前回 話したよね!
体の中央にある「骨盤」をメインに動かすワザだけど…
動!
真ん中から活性化すると
筋肉のめざめ
血液
神経
ぐーんっ
上にも下にも、力が伝わる!
逆パターンだと 体を動かすのも おっくうに なっちゃう…
こうして見ると わかるけど
ガチガチ
冷え〜
動く気しないわ…
ほぐす
おっ
ポカポカ
フットワークが軽くなる!
ほぐれる部位
「尻ムーヴ」は 骨盤まわりのほぼ全ての 筋肉を動かしほぐすんだ
お腹
ワキ腹
背中
そけいリンパ節
股関節
太もも表・裏
腰痛予防に!
腰
尻
尻ムーヴでほぐれるところ!

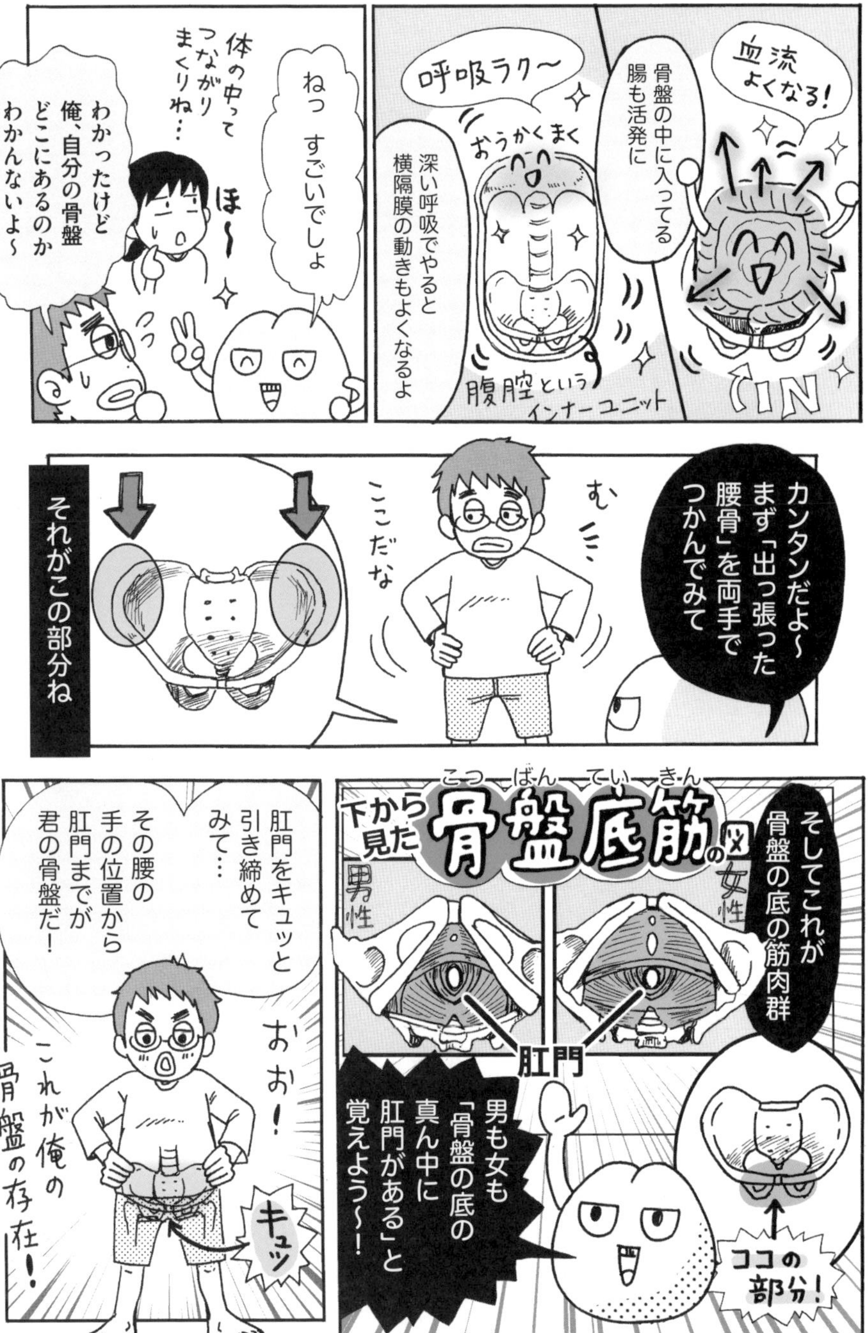
血流よくなる!
骨盤の中に入ってる腸も活発に
IN
呼吸ラク～
おうかくまく
深い呼吸でやると横隔膜の動きもよくなるよ
腹腔というインナーユニット
ねっ すごいでしょ
体の中ってつながりまくりね…
ほ～
わかったけど俺、自分の骨盤どこにあるのかわかんないよ～
カンタンだよ～まず「出っ張った腰骨」を両手でつかんでみて
む
ここだな
それがこの部分ね
そしてこれが骨盤の底の筋肉群
下から見た骨《こつ》盤《ばん》底《てい》筋《きん》の図
男性
女性
肛門
男も女も「骨盤の底の真ん中に肛門がある」と覚えよう～!
ココの部分!
肛門をキュッと引き締めてみて…
その腰の手の位置から肛門までが君の骨盤だ!
おお!
キュッ
これが俺の骨盤の存在!

体シャッキリ・腰痛予防・冷え・便秘に

骨盤 尻ムーヴ

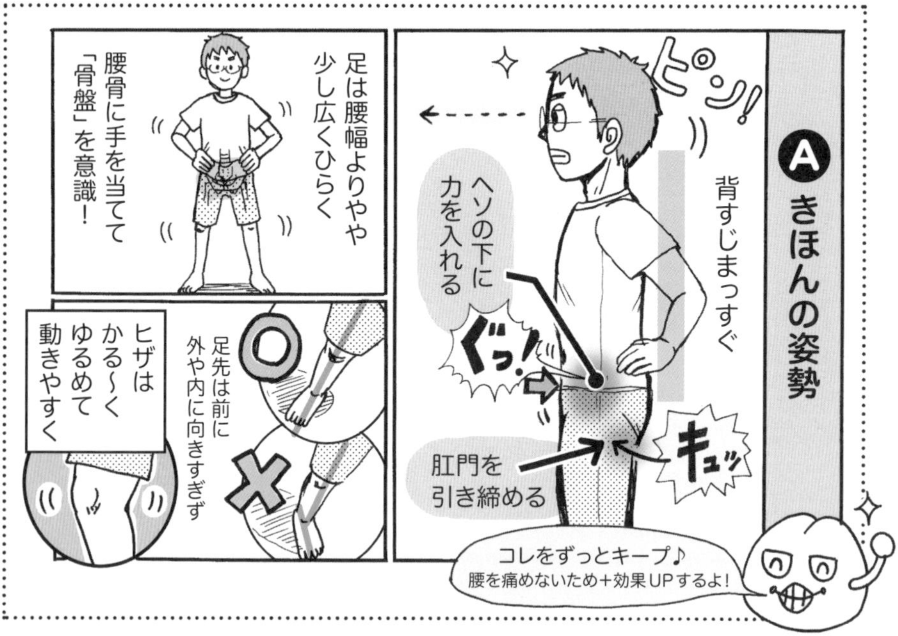

A きほんの姿勢
背すじまっすぐ
ピン!
ヘソの下に力を入れる
ぐっ!
肛門を引き締める
キュッ
足は腰幅よりやや少し広くひらく
腰骨に手を当てて「骨盤」を意識!
足先は前に外や内に向きすぎず
ヒザはかる〜くゆるめて動きやすく
コレをずっとキープ♪
腰を痛めないため+効果UPするよ!

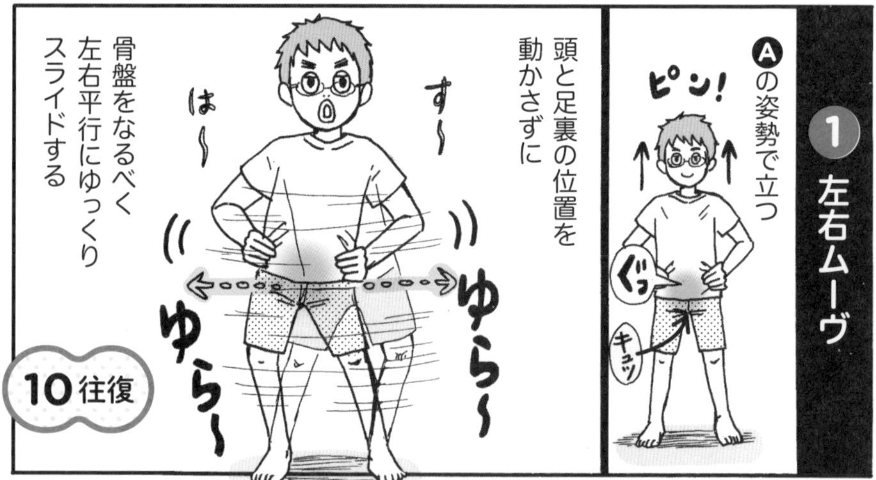

1 左右ムーヴ
Aの姿勢で立つ
ピン!
ぐっ
キュッ
頭と足裏の位置を動かさずに
す〜
は〜
骨盤をなるべく左右平行にゆっくりスライドする
ゆら〜
ゆら〜
10往復

体幹は揺れてOK!
息が止まらないようにしよう!

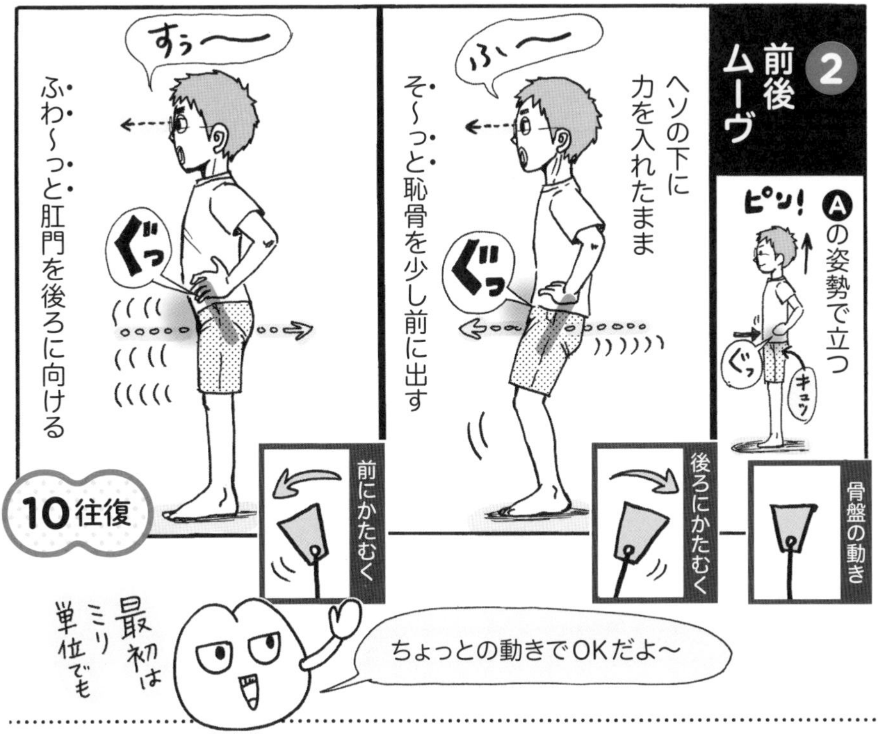
2 前後ムーヴ
Ⓐの姿勢で立つ
ピン!
ぐっ
キュッ
骨盤の動き
ヘソの下に力を入れたまま
ふ〜〜
そ〜っと恥骨を少し前に出す
ぐっ
後ろにかたむく
すぅ〜〜
ふわ〜っと肛門を後ろに向ける
ぐっ
前にかたむく
10往復
ちょっとの動きでOKだよ〜
最初はミリ単位でも

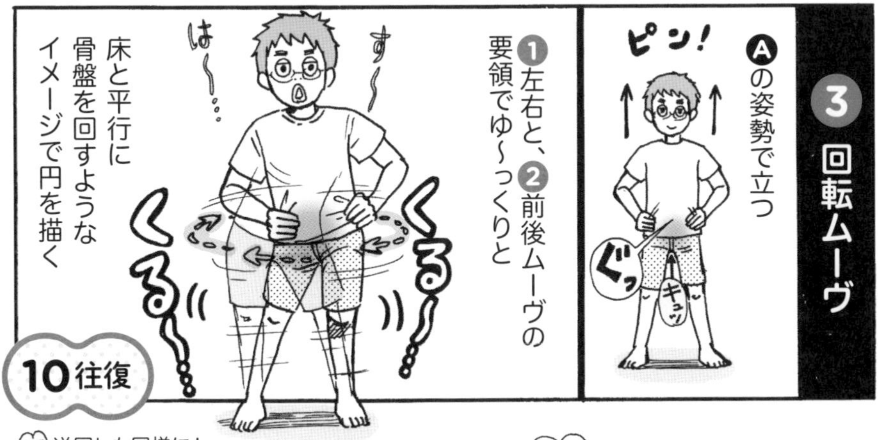
3 回転ムーヴ
Ⓐの姿勢で立つ
ピン!
ぐっ
キュッ
1左右と、2前後ムーヴの要領でゆ〜っくりと
床と平行に骨盤を回すようなイメージで円を描く
す〜
は〜。。
くる〜
くる〜
10往復

逆回しも同様に!

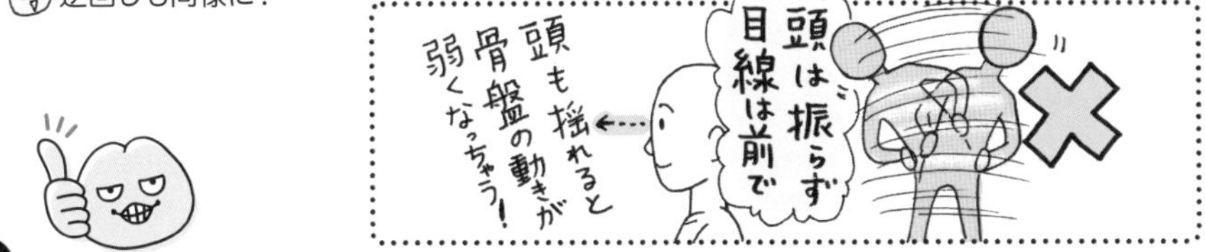
頭は振らず目線は前で
頭も揺れると骨盤の動きが弱くなっちゃう!

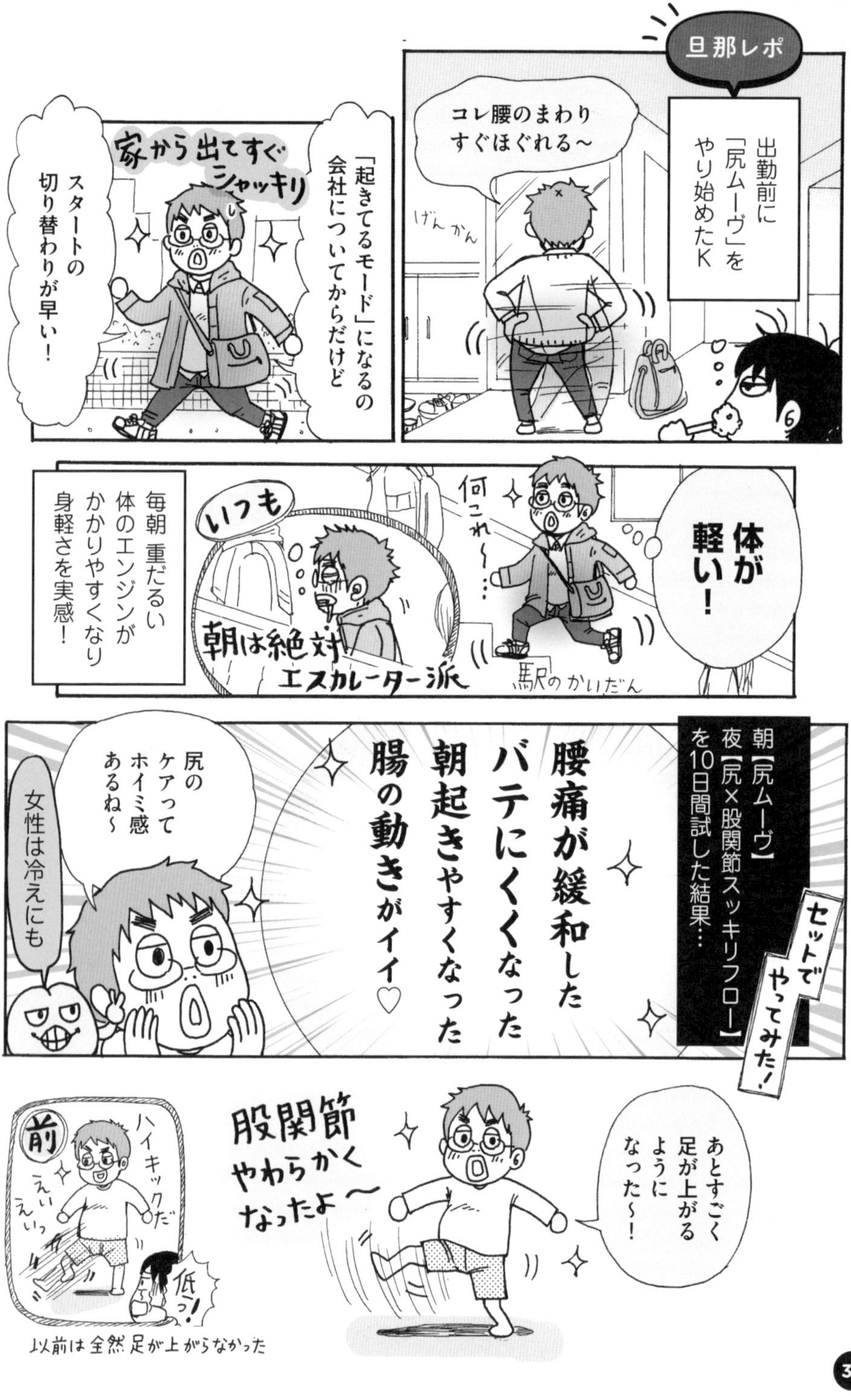
旦那レポ
出勤前に「尻ムーヴ」をやり始めたK
コレ腰のまわりすぐほぐれる～
げんかん
「起きてるモード」になるの会社についてからだけど
家から出てすぐシャッキリ
スタートの切り替わりが早い！
体が軽い！
何これ～…
駅のかいだん
毎朝 重だるい体のエンジンがかかりやすくなり身軽さを実感！
いつも
朝は絶対エスカレーター派
朝【尻ムーヴ】夜【尻×股関節スッキリフロー】を10日間試した結果…
腰痛が緩和した
バテにくくなった
朝起きやすくなった
腸の動きがイイ♡
尻のケアってホイミ感あるね～
女性は冷えにも
セットでやってみた！
あとすごく足が上がるようになった～！
股関節やわらかくなったよ～
前
ハイキックだ
えいえいっ
低っ！
以前は全然足が上がらなかった

※「ホイミ」…復活の呪文

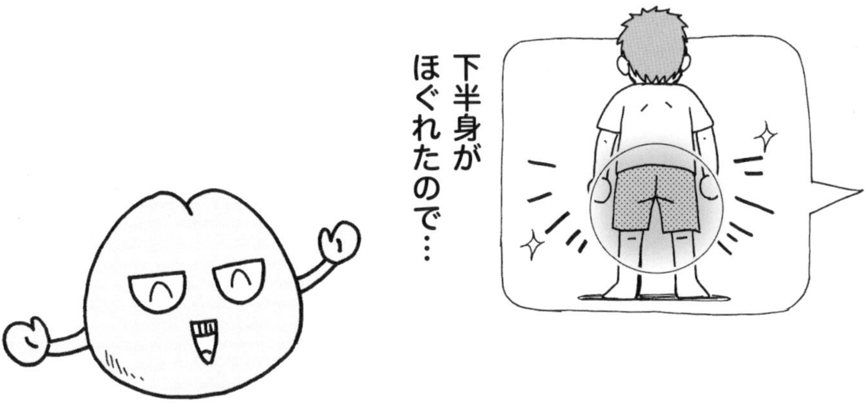
下半身がほぐれたので…

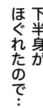

次は上半身のカンタンなほぐし技をご紹介！

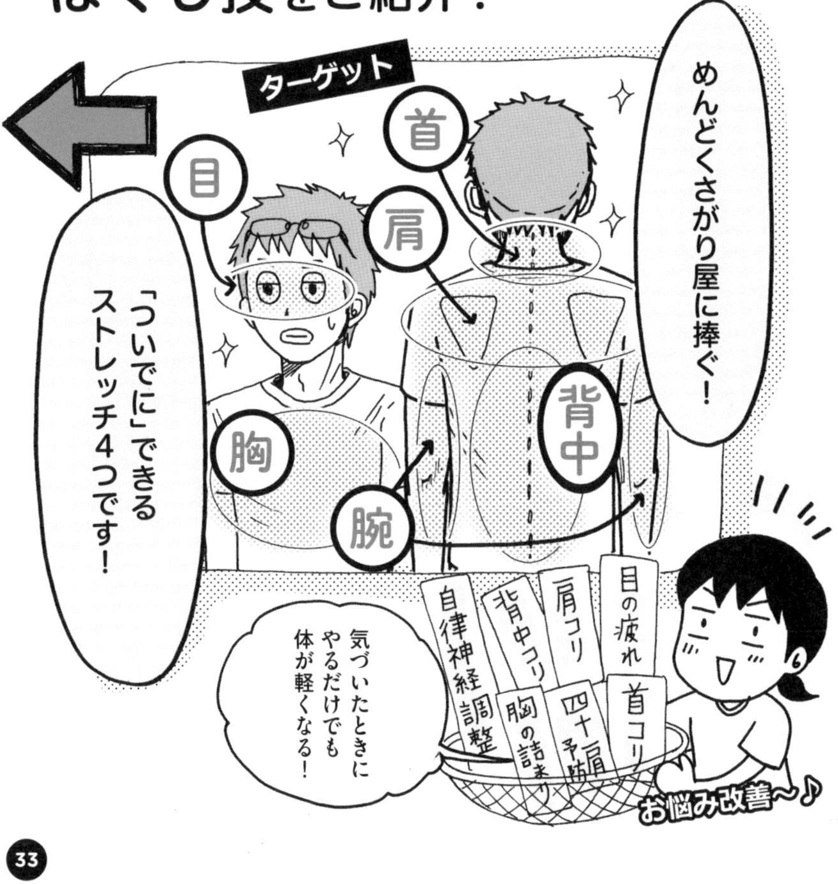
めんどくさがり屋に捧ぐ！
「ついでに」できるストレッチ4つです！
ターゲット
首
目
肩
背中
胸
腕
目の疲れ
肩コリ
背中コリ
自律神経調整
首コリ
四十肩予防
胸の詰まり
気づいたときにやるだけでも体が軽くなる！
お悩み改善～♪

肩コリ解消に 四十肩予防に これ2つ!

カンタン いつでも!

肩関節ストレッチ

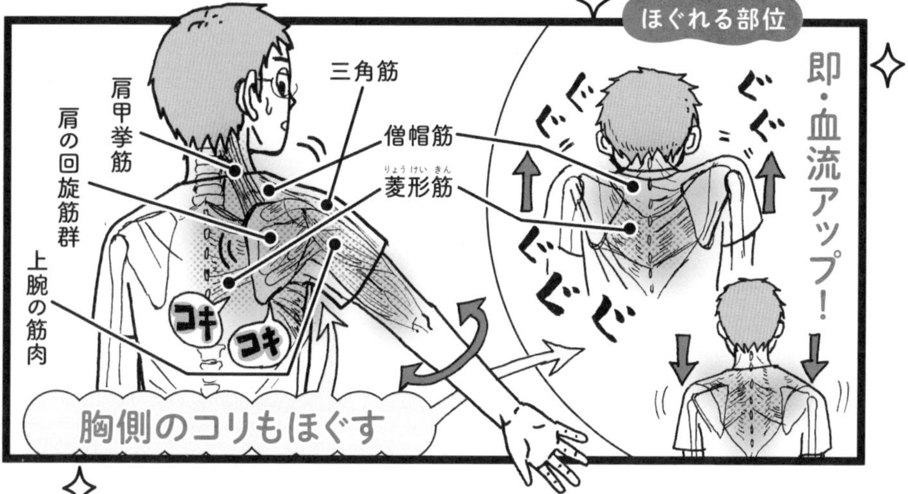

ほぐれる部位
三角筋
肩甲挙筋
僧帽筋
肩の回旋筋群
菱《りょう》形《けい》筋《きん》
上腕の筋肉
コキ
コキ
胸側のコリもほぐす
ぐぐ
ぐぐ
ぐぐ
ぐぐ
即・血流アップ!

肩すくめストレッチ

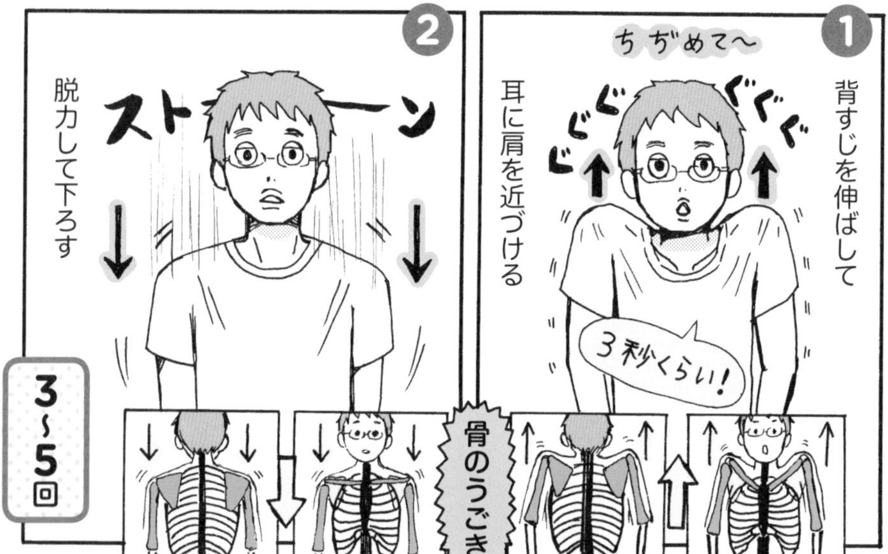

1
背すじを伸ばして
耳に肩を近づける
ちぢめて〜
ぐぐぐ
ぐぐぐ
3秒くらい!
2
脱力して下ろす
ストーーン
3〜5回
骨のうごき
後ろ
前
後ろ
前

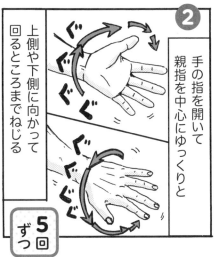

腕ひねりストレッチ

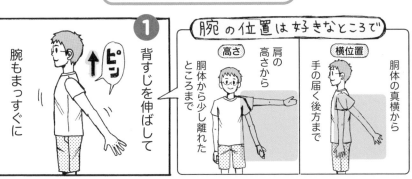

1 背すじを伸ばして 腕もまっすぐに

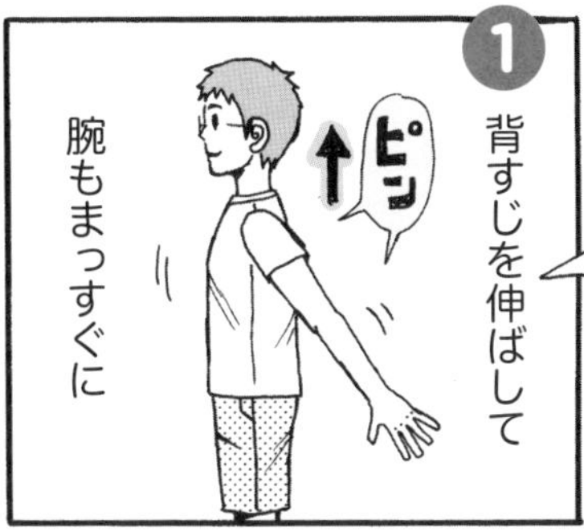
ピン

腕の位置は好きなところで

高さ 肩の高さから胴体から少し離れたところまで

横位置 胴体の真横から手の届く後方まで

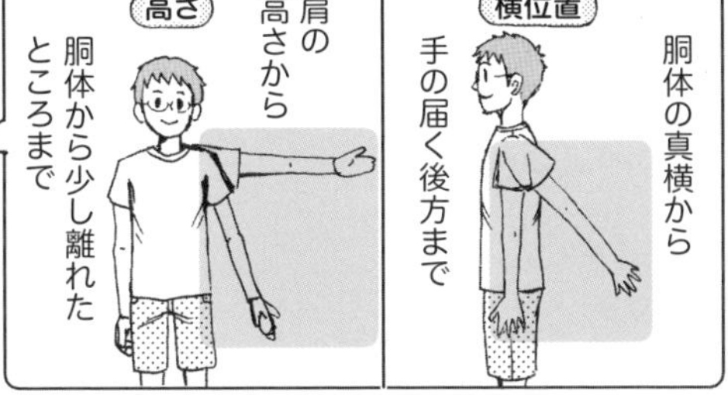

2 手の指を開いて親指を中心にゆっくりと 上側や下側に向かって回るところまでねじる

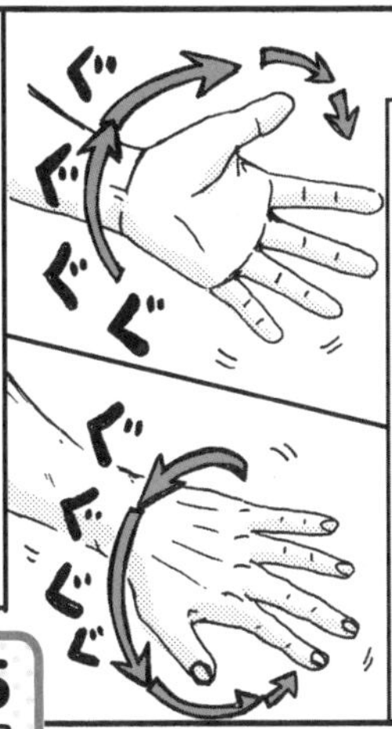
ぐぐぐ
ぐぐぐ

5回ずつ

3 こっているところがあれば念入りにねじってほぐす 色々な角度で試してみて

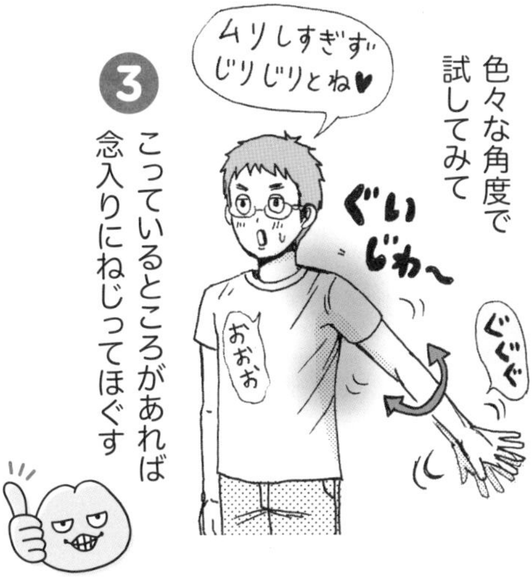
ムリしすぎず じりじりとね♥
ぐい じわ～
ぐぐぐ
おおお

四十肩予防のひみつ!!

2つのストレッチはこの肩の骨トリオを効率よく動かすよ 肩関節がしなやかに♥

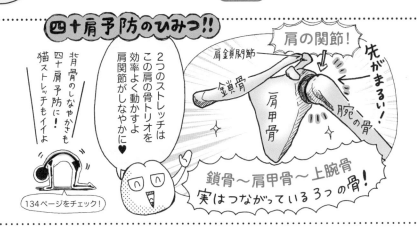

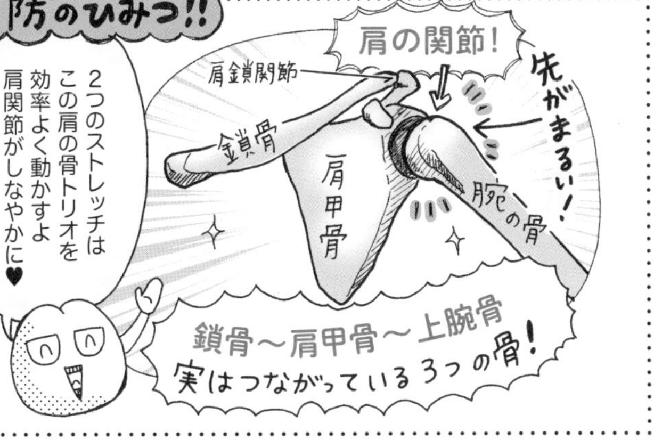
肩の関節！
肩鎖関節
鎖骨
肩甲骨
腕の骨
先がまるい！

鎖骨～肩甲骨～上腕骨 実はつながっている3つの骨！

背骨のしなやかさも四十肩予防に！猫ストレッチもイイよ

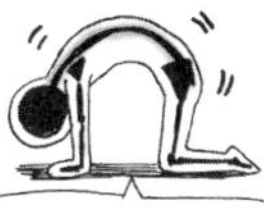

134ページをチェック！

首コリ緩和に　腕の疲れにも　一石二鳥

こっそりできる! 猫背・首ストレッチ

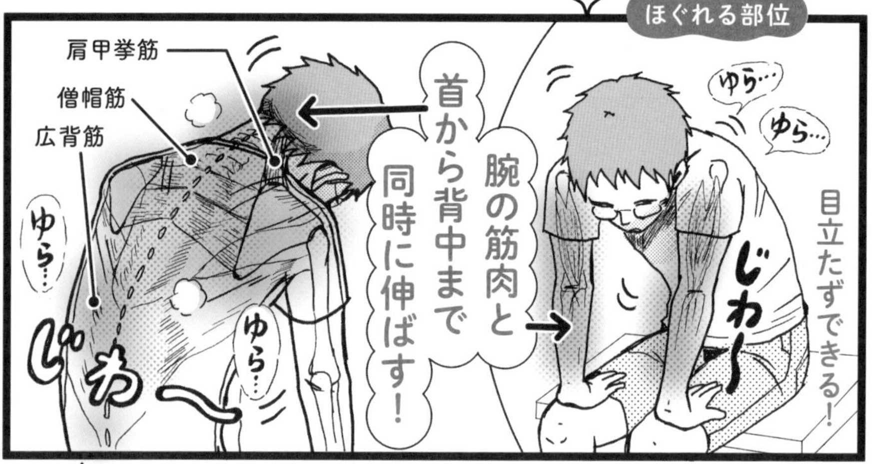
ほぐれる部位
腕の筋肉と
首から背中まで
同時に伸ばす!
肩甲挙筋
僧帽筋
広背筋
ゆら…
じわ〜
ゆら…
ゆら…
ゆら…
じわ〜
目立たずできる!

首のきほんストレッチ

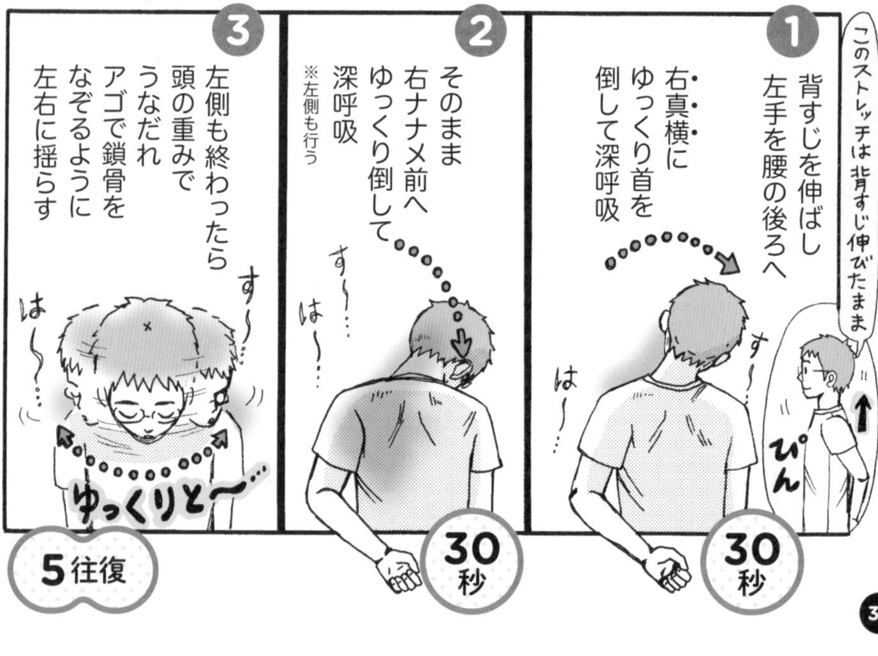
1
背すじを伸ばし
左手を腰の後ろへ
右真横に
ゆっくり首を
倒して深呼吸
このストレッチは背すじ伸びたまま
す〜
は〜…
ぴん
30秒
2
そのまま
右ナナメ前へ
ゆっくり倒して
深呼吸
※左側も行う
す〜…
は〜…
30秒
3
左側も終わったら
頭の重みで
うなだれ
アゴで鎖骨を
なぞるように
左右に揺らす
す〜
は〜…
ゆっくりと〜…
5往復

こっそり猫背・首ストレッチ

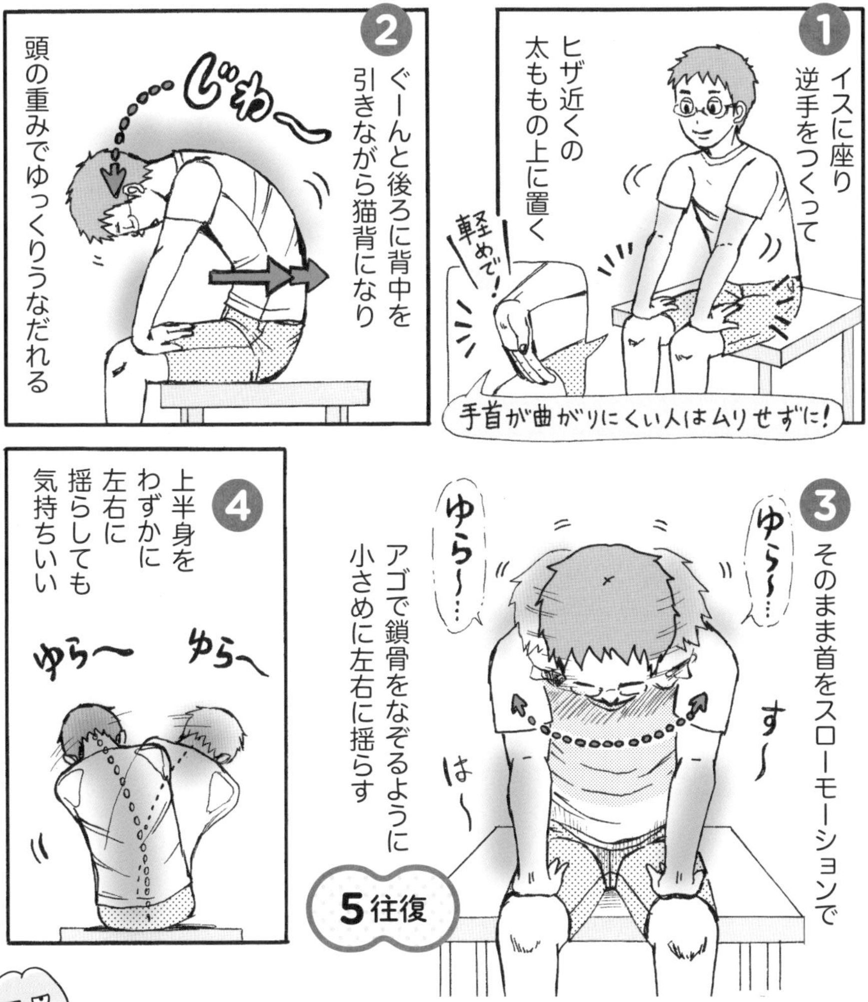
1
イスに座り逆手をつくって
ヒザ近くの太ももの上に置く
軽めで！
手首が曲がりにくい人はムリせずに！
2
ぐーんと後ろに背中を引きながら猫背になり
頭の重みでゆっくりうなだれる
じわ〜
3
そのまま首をスローモーションで
アゴで鎖骨をなぞるように小さめに左右に揺らす
ゆら〜…
ゆら〜…
す〜
は〜
5往復
4
上半身をわずかに左右に揺らしても気持ちいい
ゆら〜
ゆら〜

※正座やあぐらでもできます。

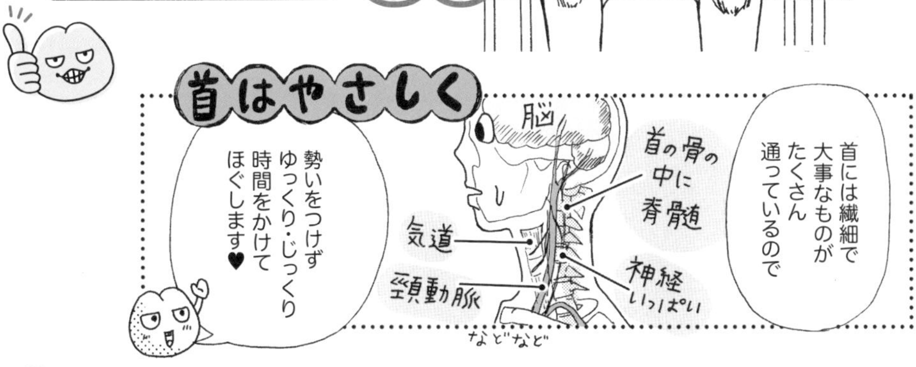
首はやさしく
首には繊細で大事なものがたくさん通っているので
脳
首の骨の中に脊髄
気道
神経いっぱい
頸動脈
などなど
勢いをつけずゆっくり・じっくり時間をかけてほぐします♥

目の奥の疲れに　背中コリ解消に　一石二鳥！

目と背骨ツイストストレッチ

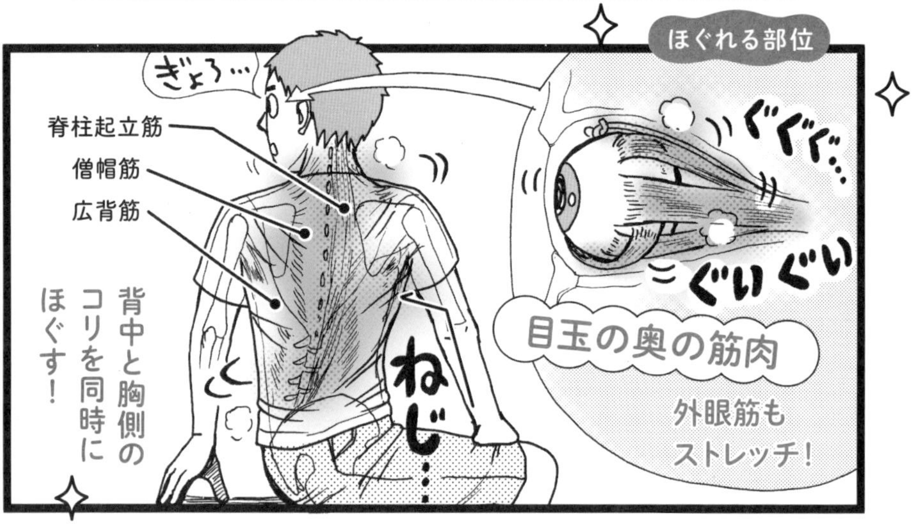
ほぐれる部位
ぎょろ…
脊柱起立筋
僧帽筋
広背筋
背中と胸側のコリを同時にほぐす！
ねじ…
ぐぐぐ…
ぐいぐい
目玉の奥の筋肉
外眼筋もストレッチ！

目のきほんストレッチ

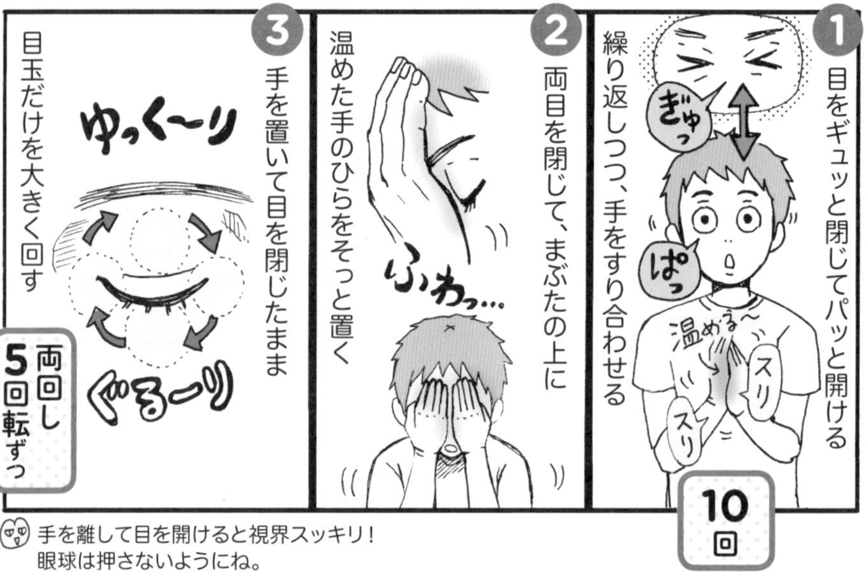
1
目をギュッと閉じてパッと開ける
繰り返しつつ、手をすり合わせる
ぎゅっ
ぱっ
温める～
スリ
スリ
10回
2
両目を閉じて、まぶたの上に
温めた手のひらをそっと置く
ふわっ…
3
手を置いて目を閉じたまま
目玉だけを大きく回す
ゆっく～り
ぐる～り
両回し5回転ずつ

手を離して目を開けると視界スッキリ！
眼球は押さないようにね。

目と背骨ツイストストレッチ

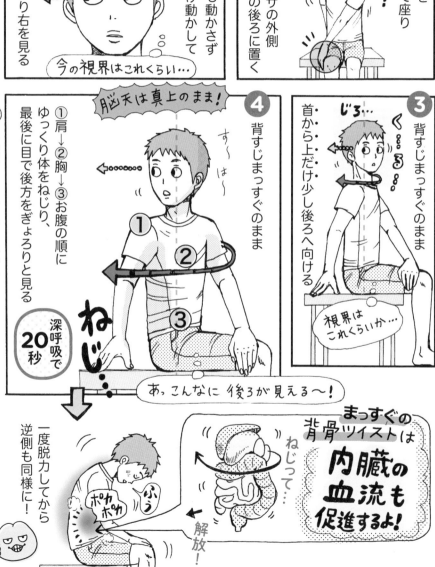

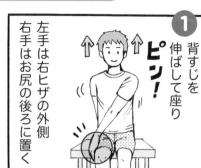

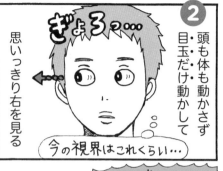

※正座やあぐらでもできます。

脚のむくみ・疲れ取りに　胸を開いてリラックス

寝てるだけ！

ずぼら枕ストレッチ

ほぐれる部位
肋骨を開放！
大胸筋
肋間筋
ぐーん！
すー
はー
脚に溜まった老廃物を流す
じんわり
リンパ液
血液

ベッドや布団の上でやってももちろんOK！
枕
クッションでも。
用意するもの

足裏枕のせストレッチ

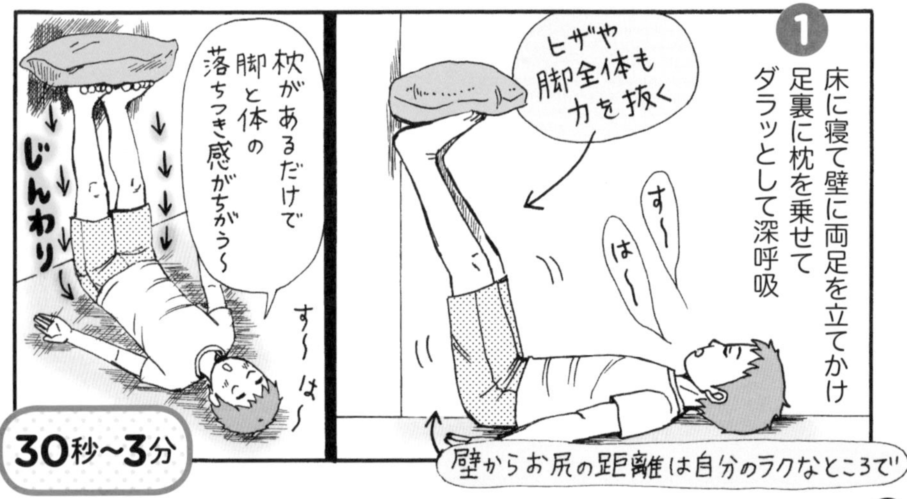
1
床に寝て壁に両足を立てかけ足裏に枕を乗せてダラッとして深呼吸
ヒザや脚全体も力を抜く
すー
はー
壁からお尻の距離は自分のラクなところで
枕があるだけで脚と体の落ちつき感がちがう～
じんわり
すー
はー
30秒～3分

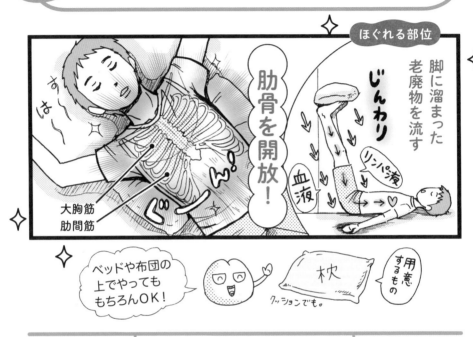

枕で胸ひらきストレッチ

1 床に枕を置き胸の下に枕がくるように寝転がる

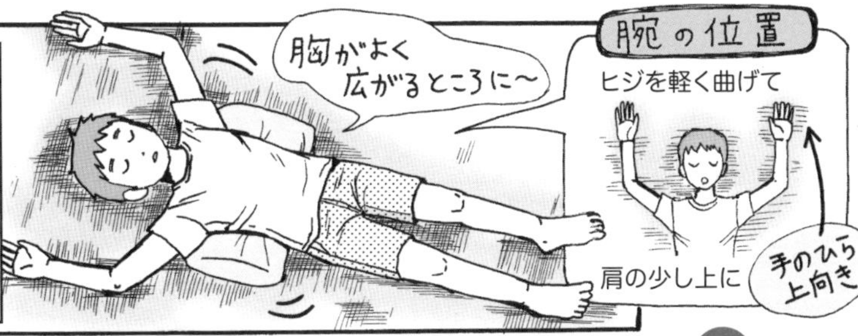
胸がよく広がるところに～
腕の位置
ヒジを軽く曲げて
肩の少し上に
手のひら上向き

2 ヘソを床に着けるように力を入れる

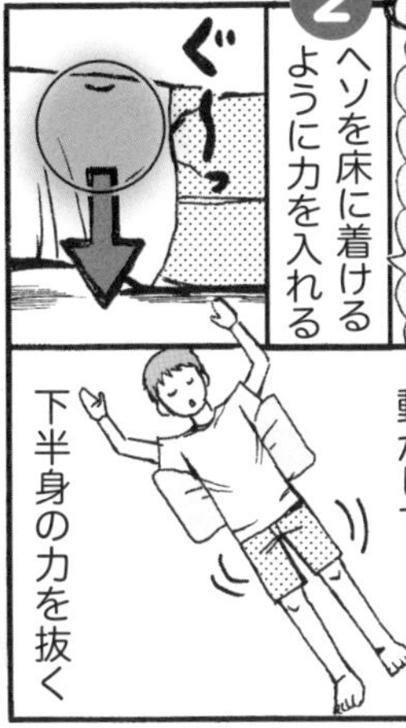
ぐ～っ

POINT 腰を反らしすぎて痛めないように…

お尻をもぞもぞ動かして下半身の力を抜く

3 アゴを軽く引きゆっくり深呼吸

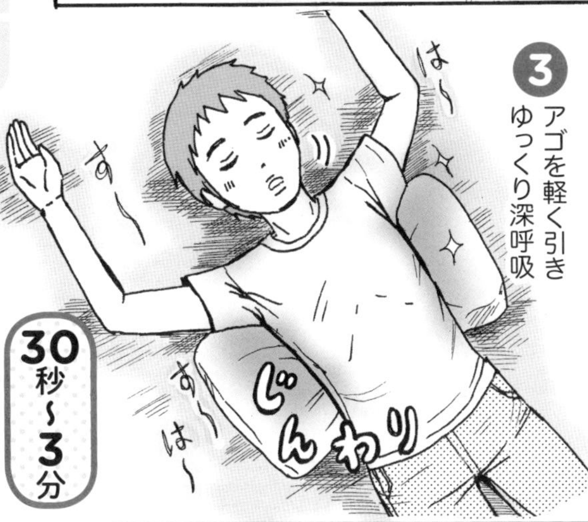
は～
す～
す～
は～
じんわり

30秒～3分

少し物足りないくらいの高さでOK

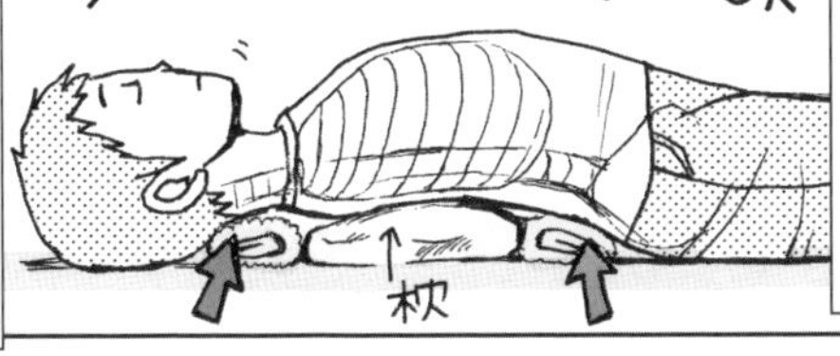
枕

首と腰の下のスキマが気になる人はタオルを挟んでリラックスして寝れるよう調整

胸の高さが足りなすぎたら2つ折りに…

呼吸がラクになる！

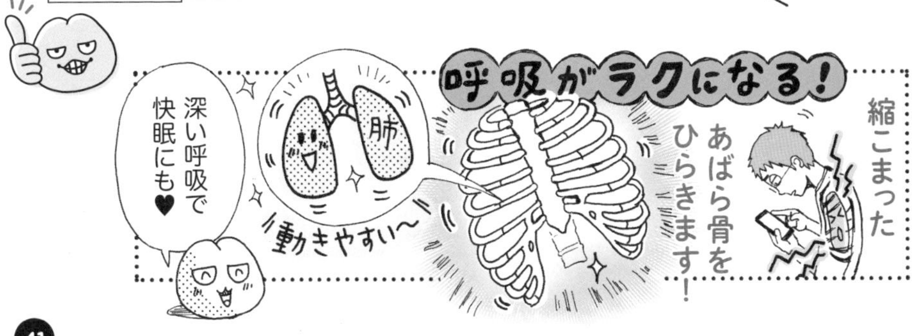
深い呼吸で快眠にも♥
肺
動きやすい～

縮こまったあばら骨をひらきます！

COLUMN

気持ちいいマッサージ♪

お尻のインナーマッスル

タオルで梨状筋《りじょうきん》ほぐし

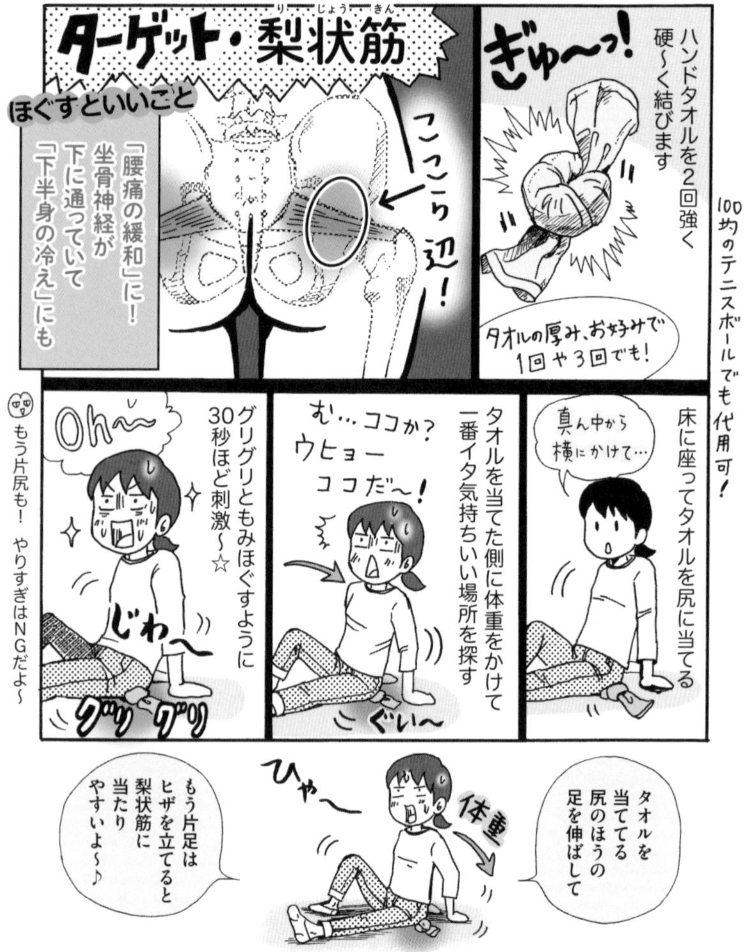

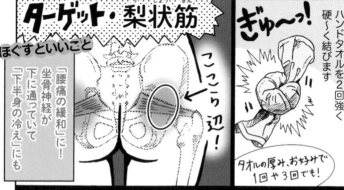

ターゲット・梨状筋《りじょうきん》
ほぐすといいこと
「腰痛の緩和」に！
坐骨神経が下に通っていて「下半身の冷え」にも
ココら辺！
ハンドタオルを2回強〜く結びます
ぎゅ〜っ！
タオルの厚み、お好みで1回や3回でも！
100均のテニスボールでも代用可！
床に座ってタオルを尻に当てる
真ん中から横にかけて…
タオルを当てた側に体重をかけて一番イタ気持ちいい場所を探す
む…ココか？
ウヒョーココだ〜！
ぐい〜
グリグリともみほぐすように30秒ほど刺激〜☆
Oh〜
じわ〜
グリグリ
もう片尻も！ やりすぎはNGだよ〜
タオルを当ててる尻のほうの足を伸ばして
体重
ひゃ〜
もう片足はヒザを立てると梨状筋に当たりやすいよ〜♪

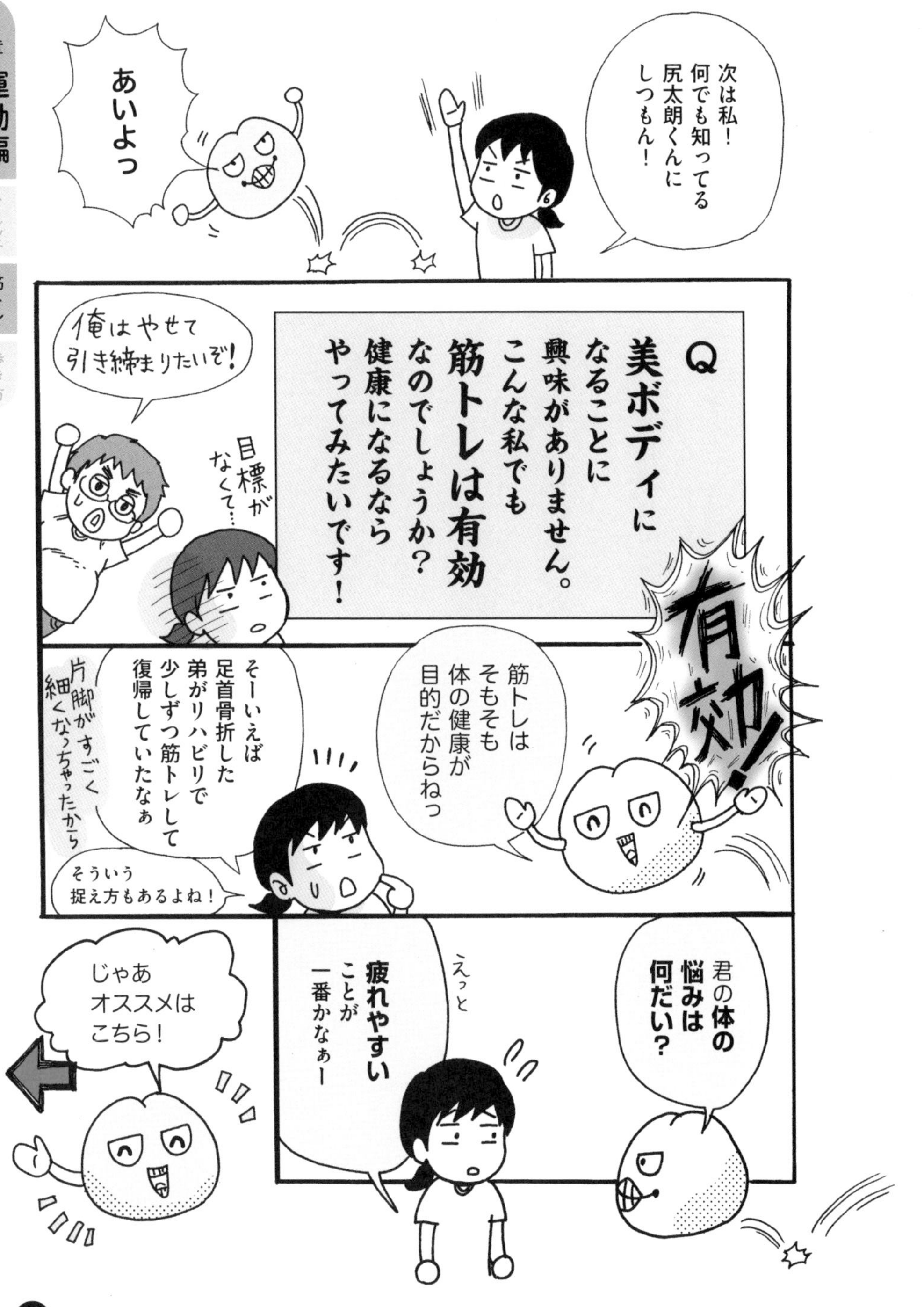
次は私！何でも知ってる尻太朗くんにしつもん！
あいよっ
Q 美ボディになることに興味がありません。こんな私でも筋トレは有効なのでしょうか？健康になるならやってみたいです！
俺はやせて引き締まりたいぞ！
目標がなくて…
有効！
筋トレはそもそも体の健康が目的だからねっ
そーいえば足首骨折した弟がリハビリで少しずつ筋トレして復帰していたなぁ
片脚がすごく細くなっちゃったから
そういう捉え方もあるよね！
君の体の悩みは何だい？
えっと
疲れやすいことが一番かなぁー
じゃあオススメはこちら！

ほどよく動かして体すっきり!

1章
運動編

はじめての下半身筋トレライフ

運動嫌いの作者が
4週間続けた
カンタン育筋メニュー

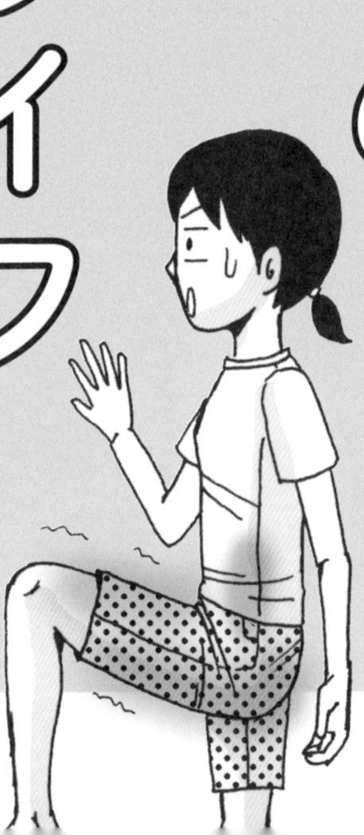

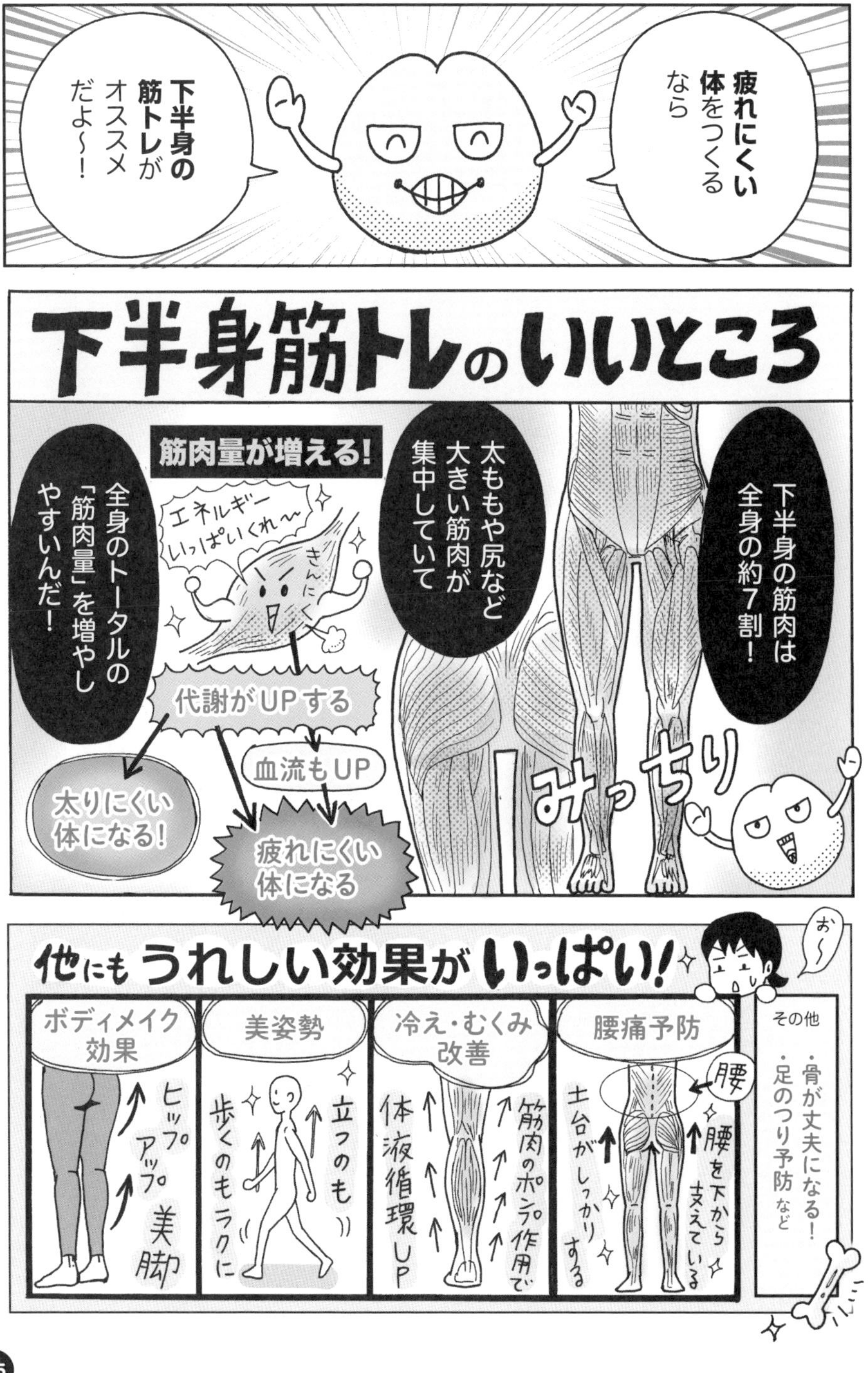
疲れにくい体をつくるなら
下半身の筋トレがオススメだよ〜！
下半身筋トレのいいところ
下半身の筋肉は全身の約7割！
太ももや尻など大きい筋肉が集中していて
みっちり
筋肉量が増える！
全身のトータルの「筋肉量」を増やしやすいんだ！
エネルギーいっぱいくれ〜
きんにく
代謝がUPする
血流もUP
太りにくい体になる！
疲れにくい体になる
他にもうれしい効果がいっぱい！
お〜
ボディメイク効果
ヒップアップ
美脚
美姿勢
立つのも歩くのもラクに
冷え・むくみ改善
体液循環UP
筋肉のポンプ作用で
腰痛予防
腰
土台がしっかりする
腰を下から支えている
その他
・骨が丈夫になる！
・足のつり予防など

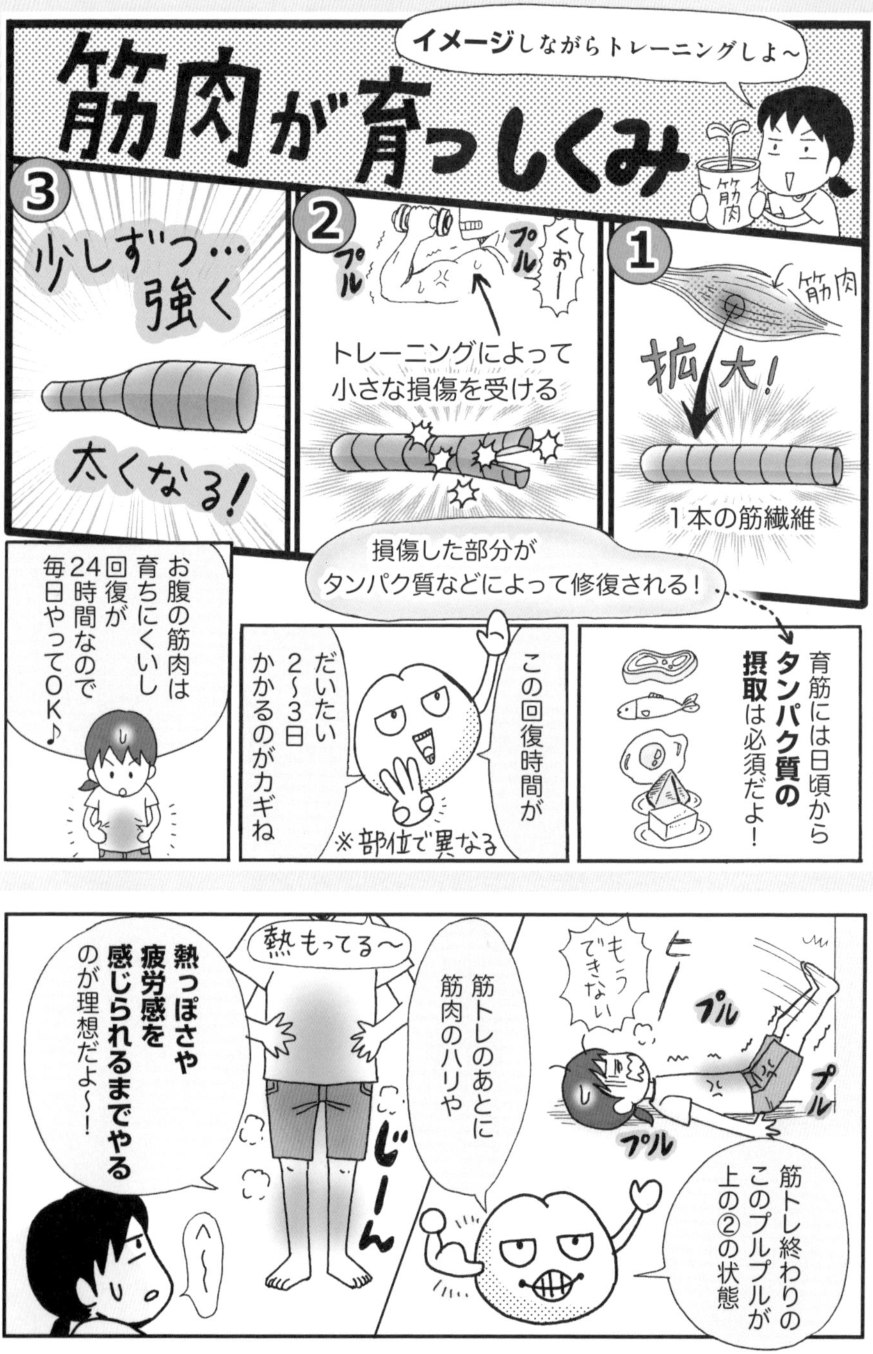
筋肉が育つしくみ
イメージしながらトレーニングしよ〜
筋肉
1
筋肉
拡大!
1本の筋繊維
2
くおー
プル
プル
トレーニングによって小さな損傷を受ける
3
少しずつ…強く
太くなる!
損傷した部分がタンパク質などによって修復される!
育筋には日頃からタンパク質の摂取は必須だよ!
この回復時間が
だいたい2〜3日かかるのがカギね
※部位で異なる
お腹の筋肉は育ちにくいし回復が24時間なので毎日やってOK♪
もうできない
ヒー
プル
プル
プル
筋トレ終わりのこのプルプルが上の②の状態
筋トレのあとに筋肉のハリや
熱もってる〜
じーん
熱っぽさや疲労感を感じられるまでやるのが理想だよ〜!
へ〜

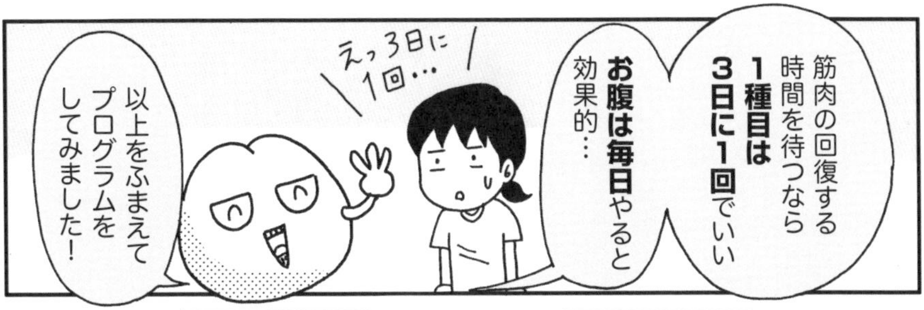
筋肉の回復する時間を待つなら**1種目は3日に1回**でいい
お腹は毎日やると効果的…
えっ3日に1回…
以上をふまえてプログラムをしてみました!

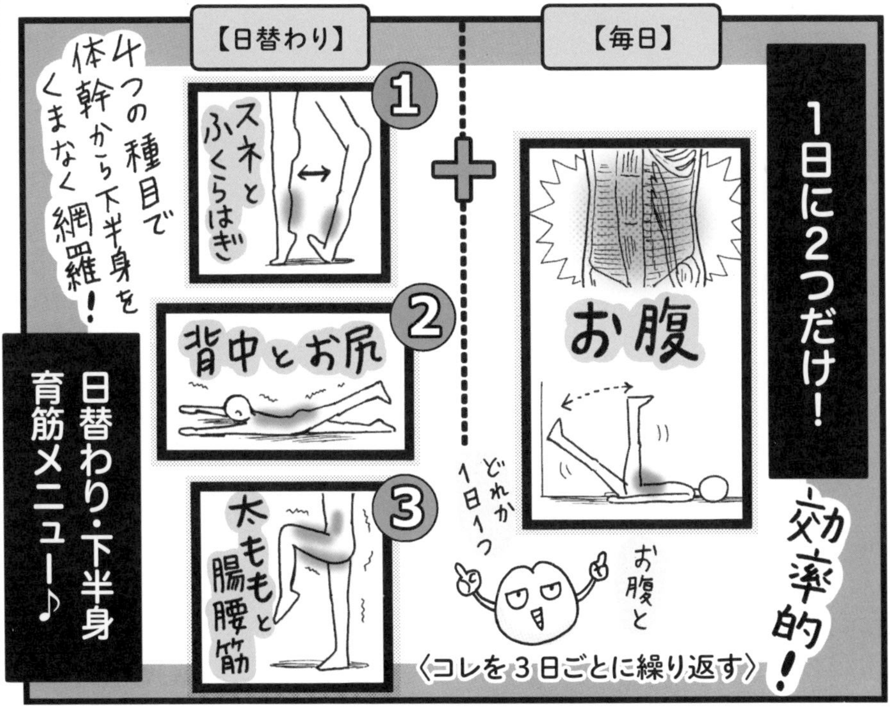
【毎日】
【日替わり】
1日に2つだけ!
効率的!
お腹
お腹と
どれか1日1つ
4つの種目で体幹から下半身をくまなく網羅!
1
スネとふくらはぎ
2
背中とお尻
3
太ももと腸腰筋
日替わり・下半身育筋メニュー♪
〈コレを3日ごとに繰り返す〉

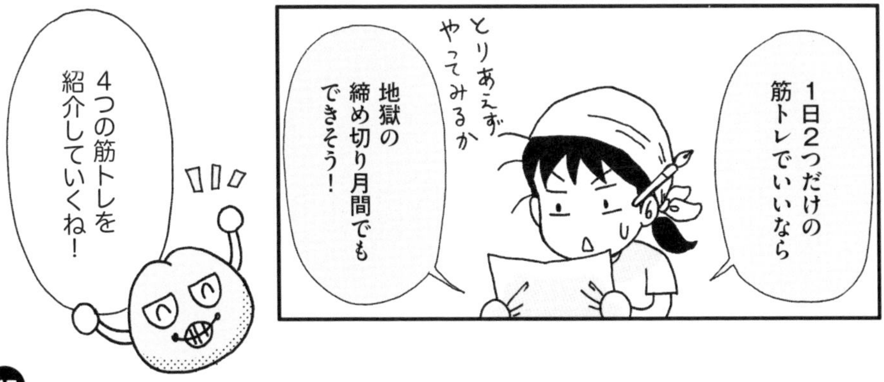
1日2つだけの筋トレでいいなら
とりあえずやってみるか
地獄の締め切り月間でもできそう!
4つの筋トレを紹介していくね!

【毎日メニュー】

寝ながら 壁でお腹筋トレ

育筋ポイント

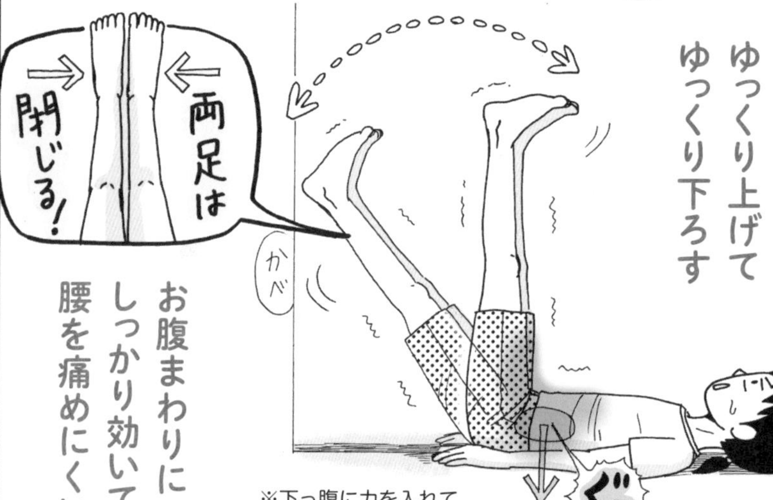
ゆっくり上げて
ゆっくり下ろす
両足は
閉じる!
かべ
ぐっ
お腹まわりに
しっかり効いて
腰を痛めにくい

※下っ腹に力を入れて
腰が床から浮かないようにする。

ココに効く!

インナーマッスルにも効いて

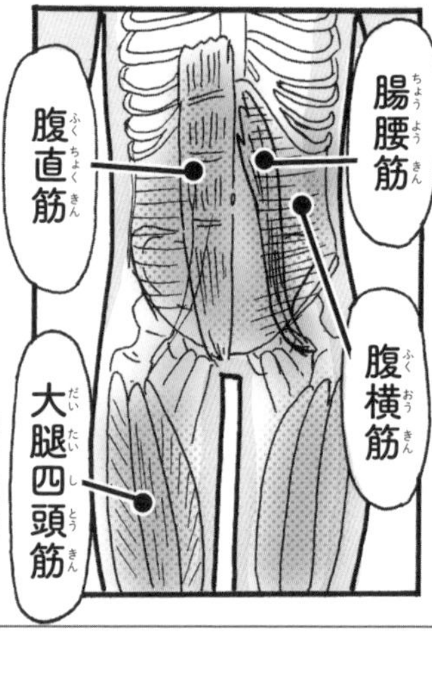
腸腰筋《ちょうようきん》
姿勢を保つ
足を上げる
腹横筋《ふくおうきん》
お腹のコルセット
腹直筋《ふくちょくきん》
シックスパック
大腿四頭筋《だいたいしとうきん》
太もも前の
大きな筋肉

長く続けるほどお腹の引き締めに!

この筋トレで 改善されるコト

- 腰痛予防
- 姿勢の改善
- 便秘緩和
- 骨盤内の血流促進
- お腹と脚の冷え、むくみ緩和
- つまずき防止
- 代謝アップ

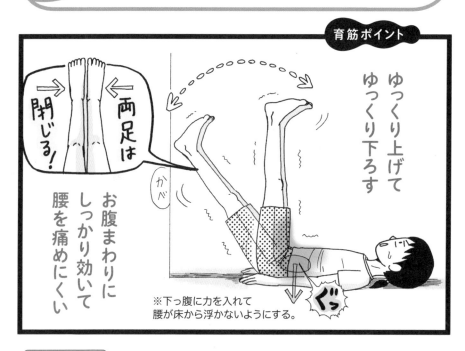

アゴを軽く引くとお腹により効くよ!
下っ腹の力はず~っと入れたままでね!
ビッ

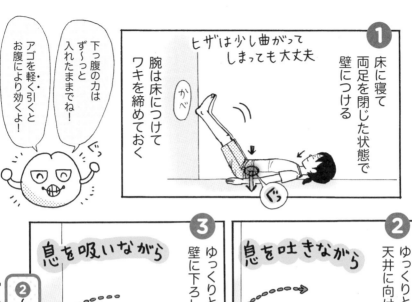

1

床に寝て両足を閉じた状態で壁につける

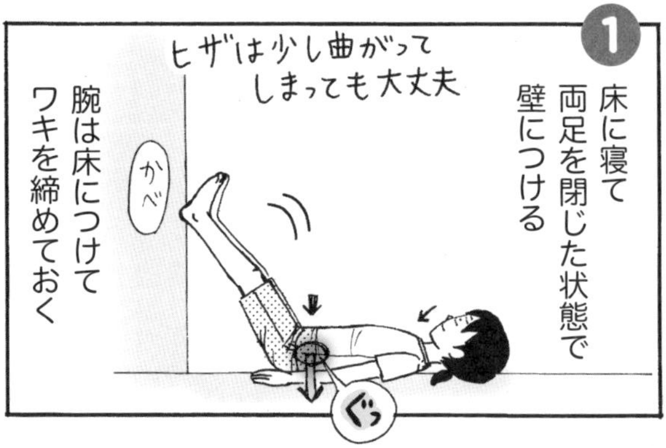
ヒザは少し曲がってしまっても大丈夫
腕は床につけてワキを締めておく
かべ
ぐっ

2

ゆっくりと両足を天井に向けて持ち上げる

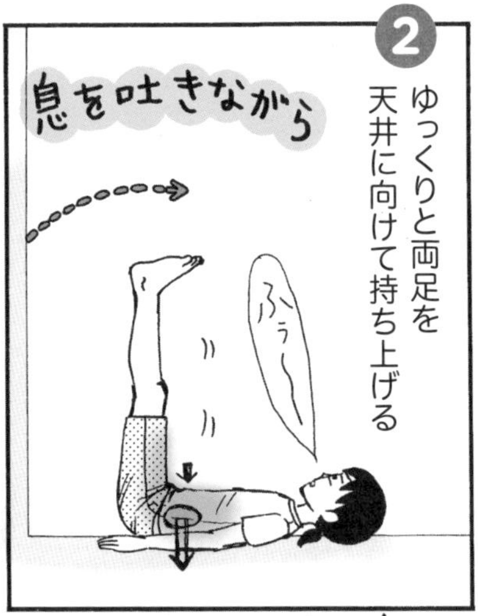
息を吐きながら
ふぅ~

3

ゆっくりと両足を壁に下ろしていく

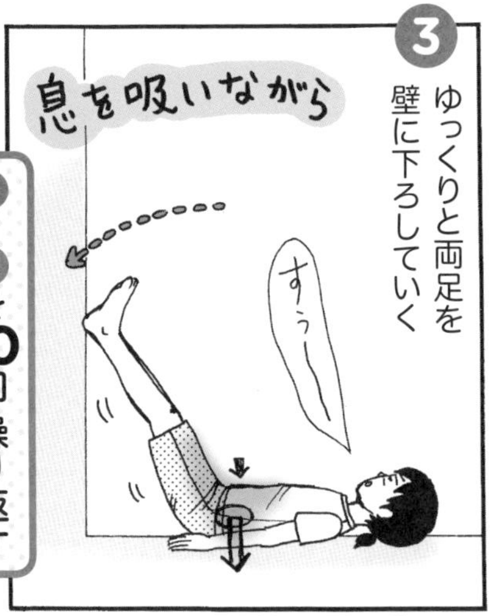
息を吸いながら
すぅ~

2~3を10回 繰り返す

【目安】1~3セット

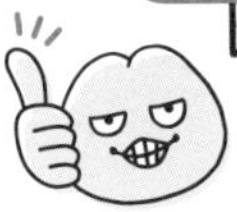

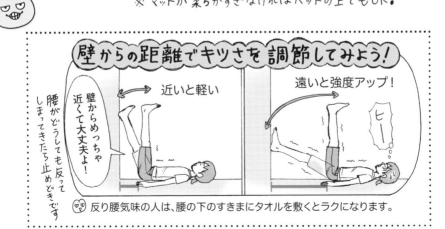

※ マットが柔らかすぎなければベッドの上でもOK!

壁からの距離でキツさを調節してみよう!

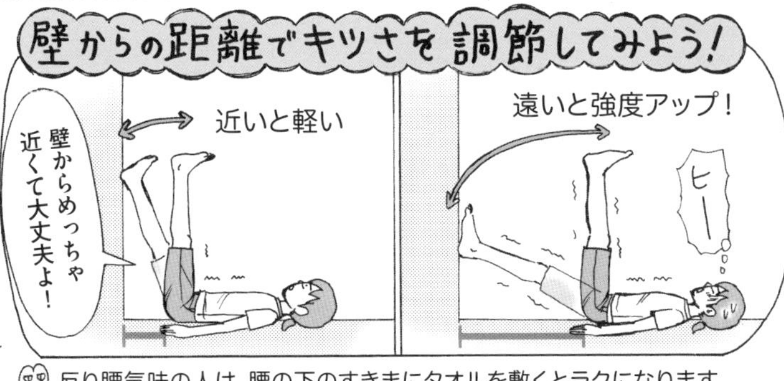
腰がどうしても反ってしまってきたら止めどきです
壁からめっちゃ近くて大丈夫よ!
近いと軽い
遠いと強度アップ!
ヒー

反り腰気味の人は、腰の下のすきまにタオルを敷くとラクになります。

【日替わりメニュー】①

つかまり立ちながら

ヒザから下の筋トレ

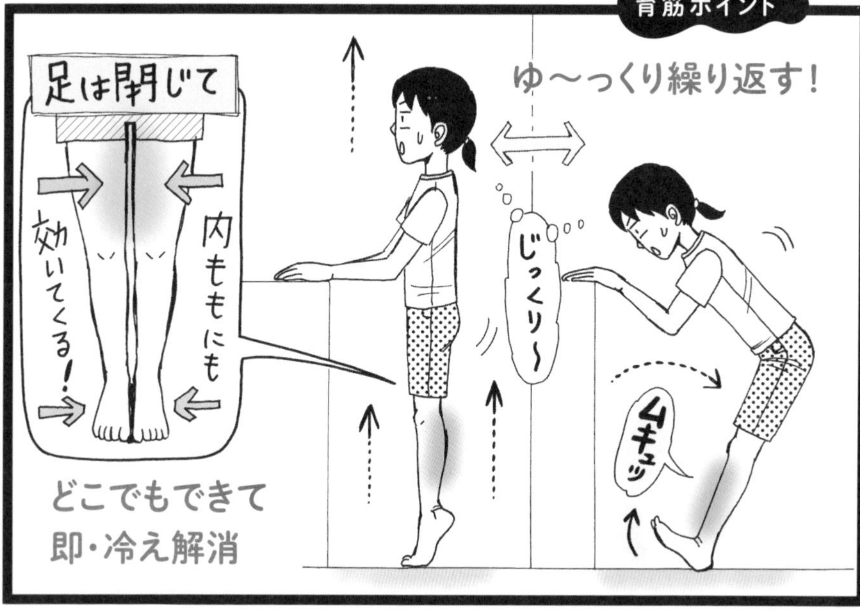
育筋ポイント
足は閉じて
効いてくる!
内ももにも
ゆ〜っくり繰り返す!
じっくり〜
ムキュッ
どこでもできて
即・冷え解消

この筋トレで改善されるコト

- 脚の冷え、むくみ解消
- 第二の心臓への刺激で血流促進
- つり予防
- 足首が柔らかくなる
- 脚が軽くなる
- 代謝アップ

前&背面やるので筋肉のバランス良くなる!

ヒザ下の引き締まった美脚にも!

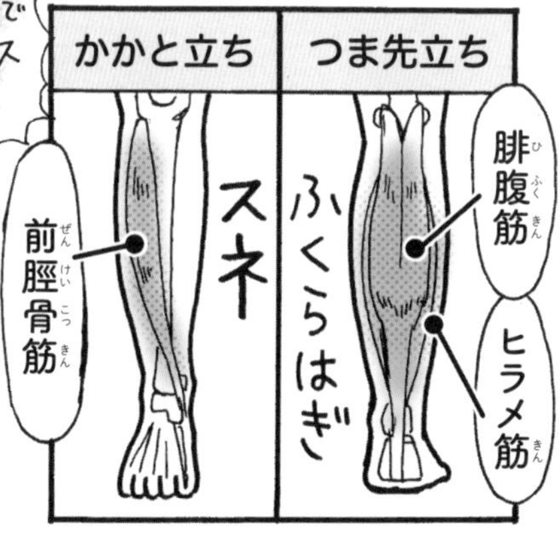
かかと立ち
つま先立ち
スネ
前脛骨筋《ぜんけいこつきん》
ふくらはぎ
腓腹筋《ひふくきん》
ヒラメ筋《きん》

ココに効く!

その他➡太もも前・裏、尻の筋肉も!

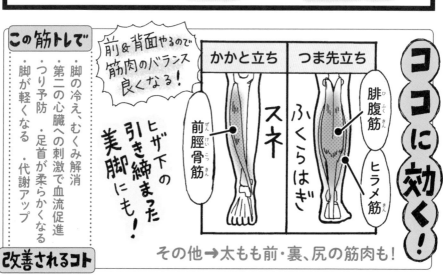

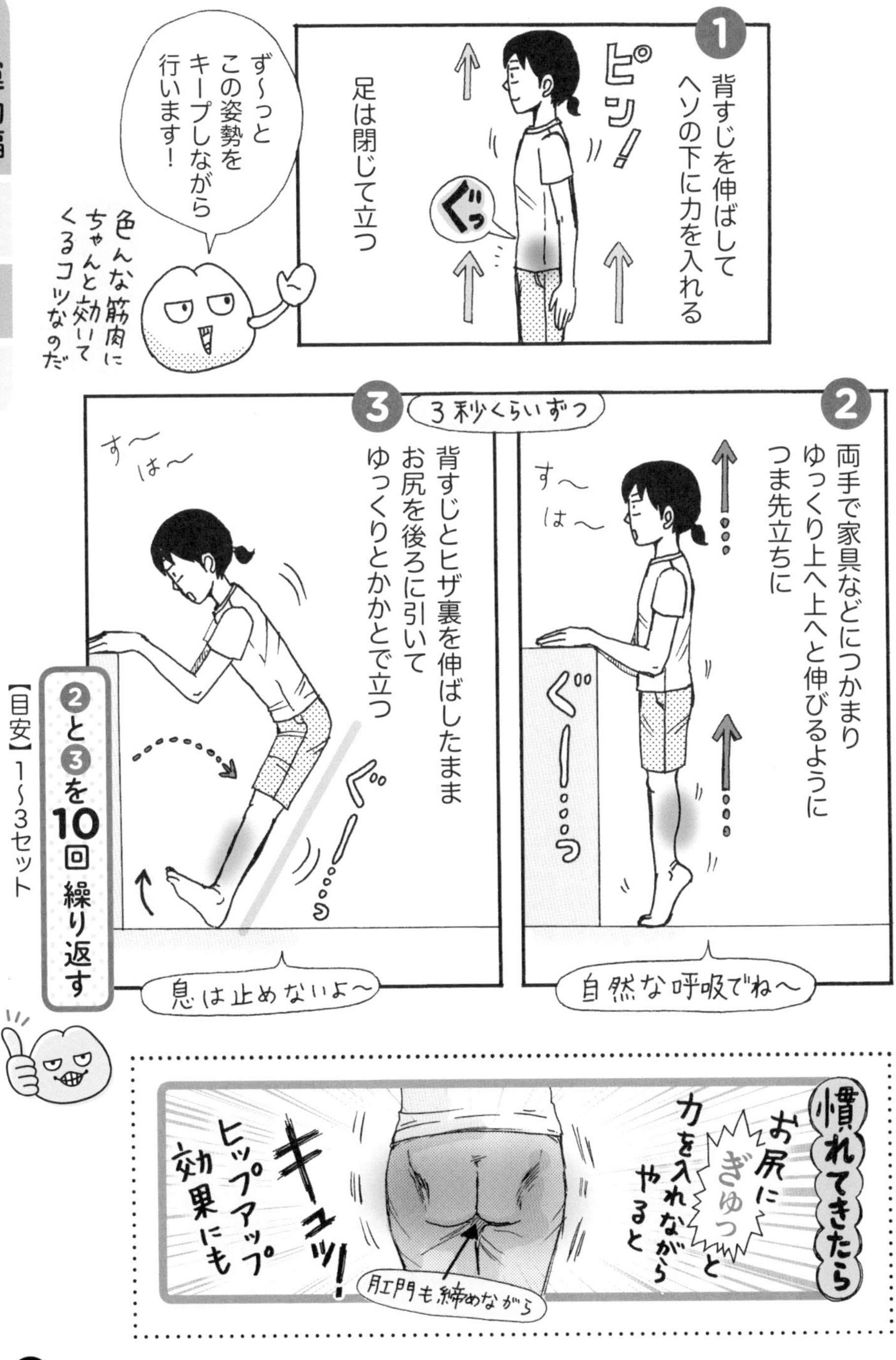
1
背すじを伸ばして ヘソの下に力を入れる
ピン！
ぐっ
足は閉じて立つ
ず〜っと この姿勢を キープしながら 行います！
色んな筋肉に ちゃんと効いて くるコツなのだ
2
両手で家具などにつかまり ゆっくり上へ上へと伸びるように つま先立ちに
す〜 は〜
ぐ〜〜っ
自然な呼吸でね〜
3秒くらいずつ
3
背すじとヒザ裏を伸ばしたまま お尻を後ろに引いて ゆっくりとかかとで立つ
す〜 は〜
ぐ〜〜っ
息は止めないよ〜
2と3を10回繰り返す
【目安】1〜3セット
慣れてきたら
お尻に ぎゅっと 力を入れながら やると
キュッ！
ヒップアップ効果にも
肛門も締めながら

【日替わりメニュー】②

寝ながら 背中＋尻の筋トレ

育筋ポイント

腕と脚は低めに上げて
前後に伸ばすようにキープすると
ガッツリ効く！

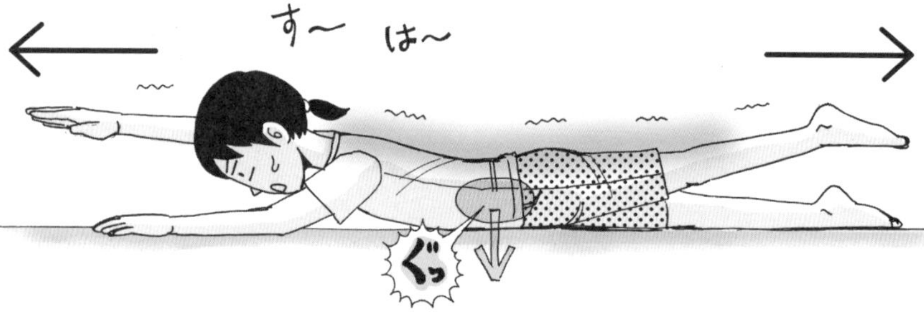

す〜 は〜
ぐっ

※お腹に力を入れて、床に押しつけるようにして安定！

この筋トレで 改善されるコト

- 腰痛予防
- 肩コリ背中コリ緩和
- 姿勢の改善
- ヒップアップ
- 内臓の活性化、血流促進
- 歩きやすくなる
- 代謝アップ

たるみがちな背面の筋肉を
広範囲で引き締める！

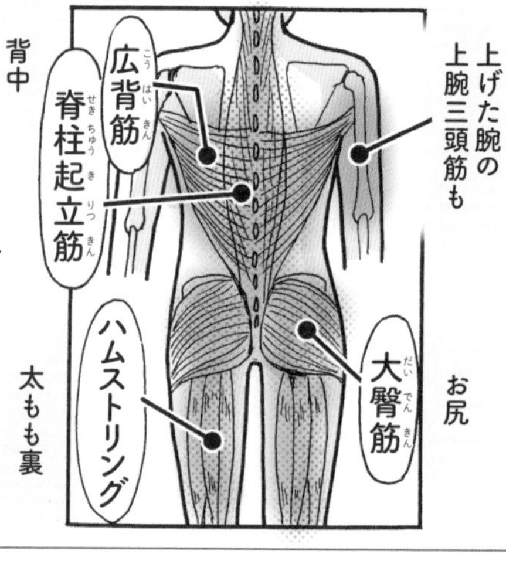

背中
広背筋《こうはいきん》
脊柱起立筋《せきちゅうきりつきん》
上げた腕の上腕三頭筋も
ハムストリング
太もも裏
大臀筋《だいでんきん》
お尻

ココに効く！

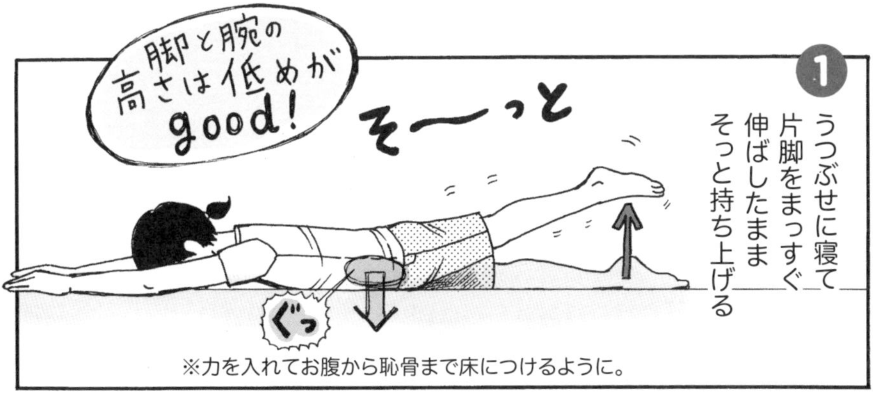
脚と腕の高さは低めがgood!
そ〜っと
ぐっ

1 うつぶせに寝て片脚をまっすぐ伸ばしたままそっと持ち上げる

※力を入れてお腹から恥骨まで床につけるように。

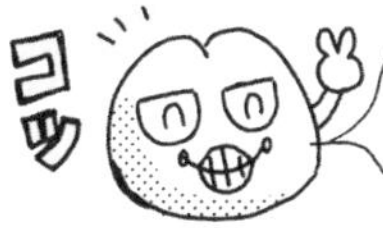
コツ

ムリに高く上げたり、反動や勢いはNGだよ〜
低めのほうがガッツリ効くし、腰も痛めない♡

前後に伸ばすように〜!
はす〜…
手のひらは下向き
力は入れたまま

2 上げた脚と逆側の腕をまっすぐ伸ばしたままそっと上げてキープ

目線はナナメ前の床に

30秒

※両側交互に行う 【目安】2〜3セット

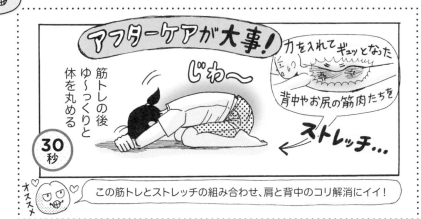

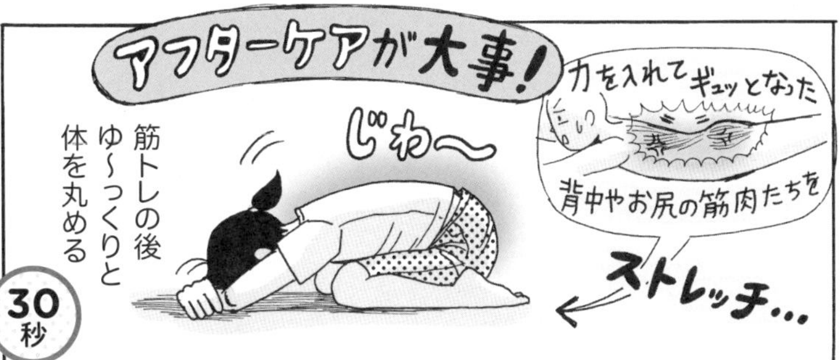
アフターケアが大事!
じわ〜
力を入れてギュッとなった背中やお尻の筋肉たちをストレッチ…

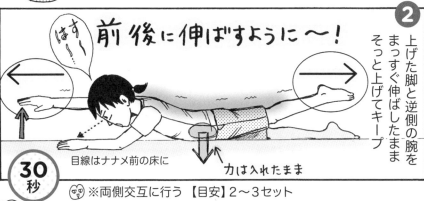

筋トレの後ゆ〜っくりと体を丸める

30秒

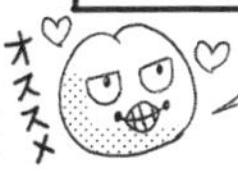
オススメ

この筋トレとストレッチの組み合わせ、肩と背中のコリ解消にイイ!

【日替わりメニュー】③

つかまり立ちながら 太もも筋トレ

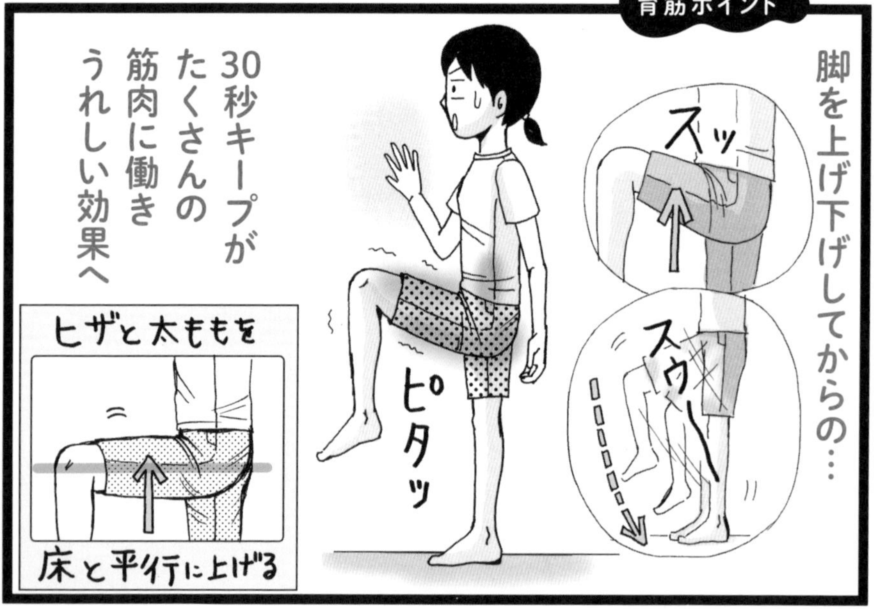
育筋ポイント
脚を上げ下げしてからの…
スッ
スゥ〜
ピタッ
30秒キープが
たくさんの
筋肉に働き
うれしい効果へ
ヒザと太ももを
床と平行に上げる

この筋トレで

- 腰痛予防
- 姿勢の改善
- お腹と脚の冷え、むくみ解消
- 脚が軽く上がるようになる
- 膝痛の予防
- 代謝アップ

改善されるコト

バランスの良い美脚と
ヒップアップ
下っ腹の改善も！

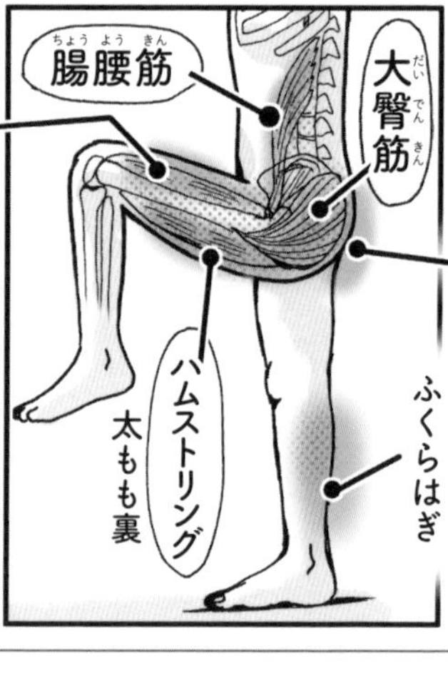
大臀筋《だいでんきん》
腸腰筋《ちょうようきん》
大腿四頭筋《だいたいしとうきん》
太もも前
ハムストリング
太もも裏
ふくらはぎ

支えている脚のお尻（大臀筋・中臀筋）

ココに効く！

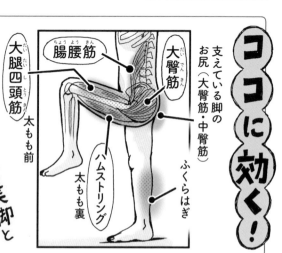

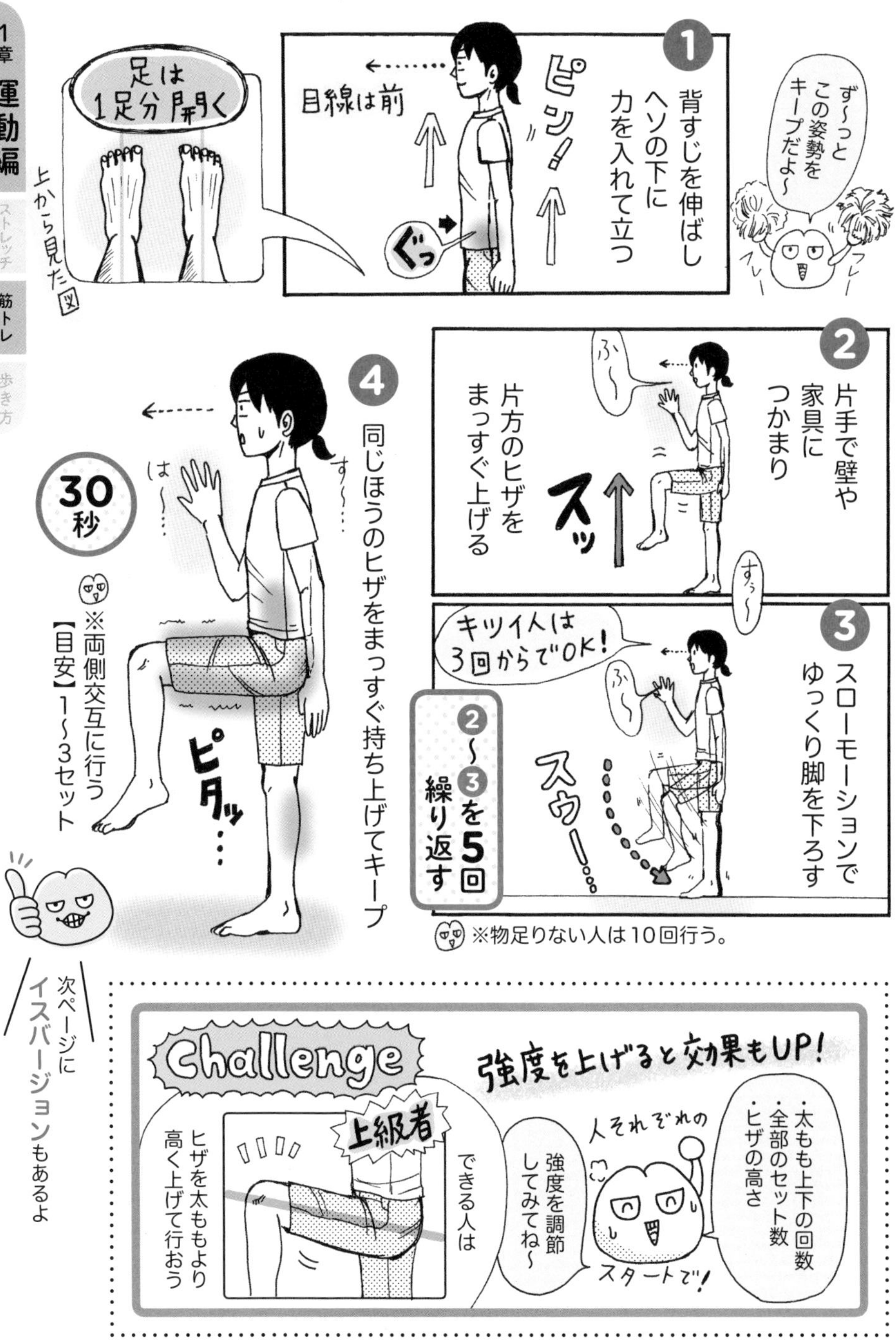
1
背すじを伸ばし
ヘソの下に
力を入れて立つ
ず〜っと
この姿勢を
キープだよ〜
フレー
フレー
ピン!
目線は前
ぐっ
足は1足分開く
上から見た図
2
片手で壁や
家具に
つかまり
片方のヒザを
まっすぐ上げる
ふ〜
スッ
す〜
3
スローモーションで
ゆっくり脚を下ろす
キツイ人は
3回からでOK!
ふ〜
スゥ〜…
2〜3を5回
繰り返す
※物足りない人は10回行う。
4
同じほうのヒザを
まっすぐ持ち上げてキープ
す〜…
は〜…
ピタッ…
30秒
※両側交互に行う
【目安】1〜3セット
次ページに
イスバージョンもあるよ
Challenge
強度を上げると効果もUP!
上級者
ヒザを太ももより
高く上げて行おう
できる人は
強度を調節
してみてね〜
人それぞれの
スタートで!
・太もも上下の回数
・全部のセット数
・ヒザの高さ

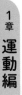

こっそりできる＆ヒザが心配な人にも!

太もも筋トレ イスバージョン

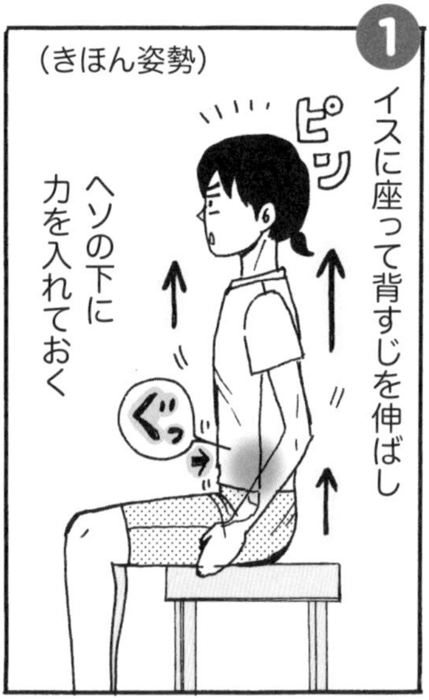
1
(きほん姿勢)
イスに座って背すじを伸ばし
ピン
ヘソの下に力を入れておく
ぐっ

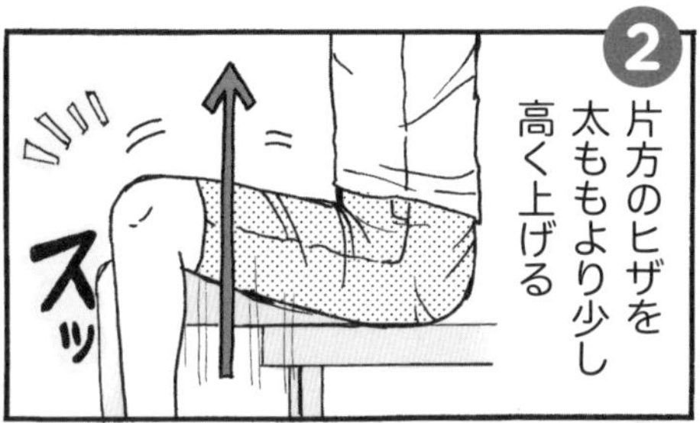
2
片方のヒザを太ももより少し高く上げる
スッ

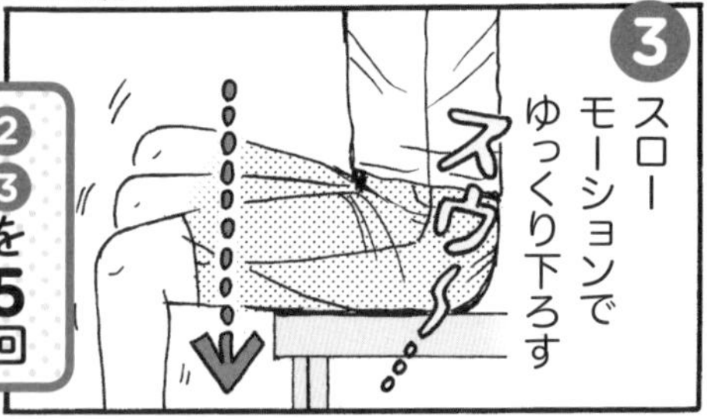
3
スローモーションでゆっくり下ろす
スウ〜

②③を5回

※キツイ人は3回から。
物足りない人は10回行う。

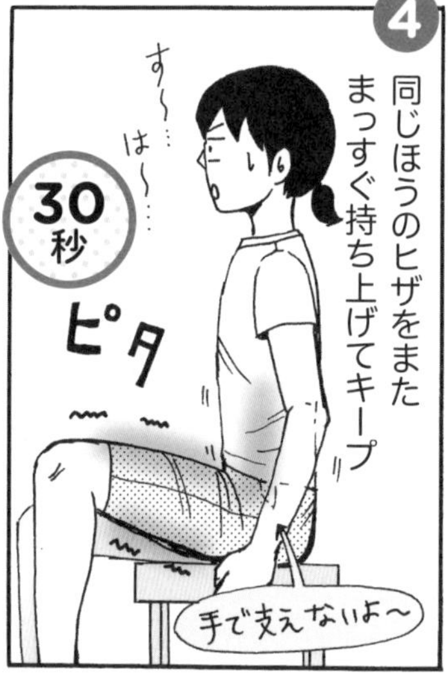
4
同じほうのヒザをまたまっすぐ持ち上げてキープ
す〜…
は〜…
30秒
ピタ
手で支えないよ〜

※両側交互に行う 【目安】1〜3セット

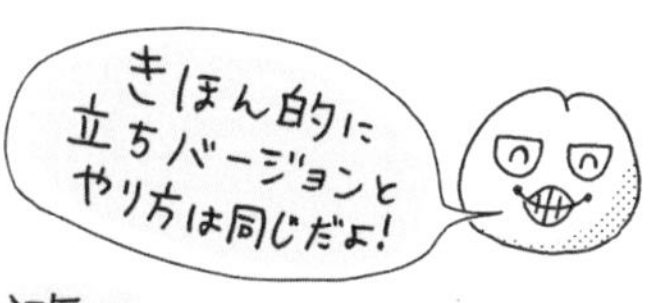
きほん的に立ちバージョンとやり方は同じだよ!

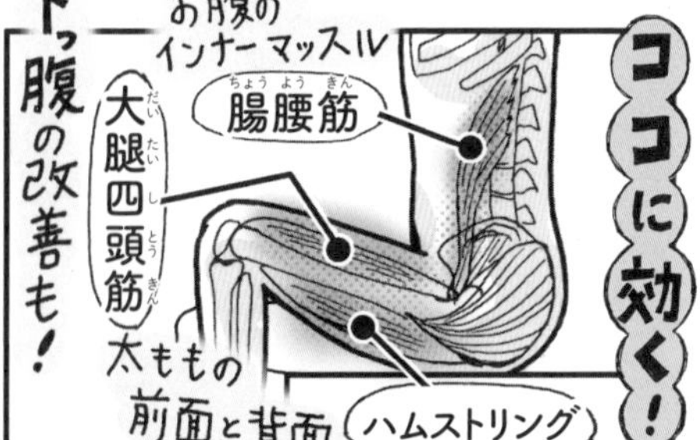
下っ腹の改善も!
お腹のインナーマッスル
腸腰筋《ちょうようきん》
大腿四頭筋《だいたいしとうきん》
太ももの前面と背面
ハムストリング
ココに効く!

・腰痛予防 ・姿勢の改善
・膝痛の予防 ・脚が上がるように

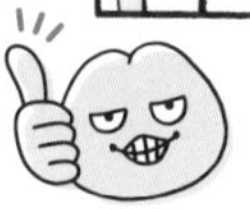

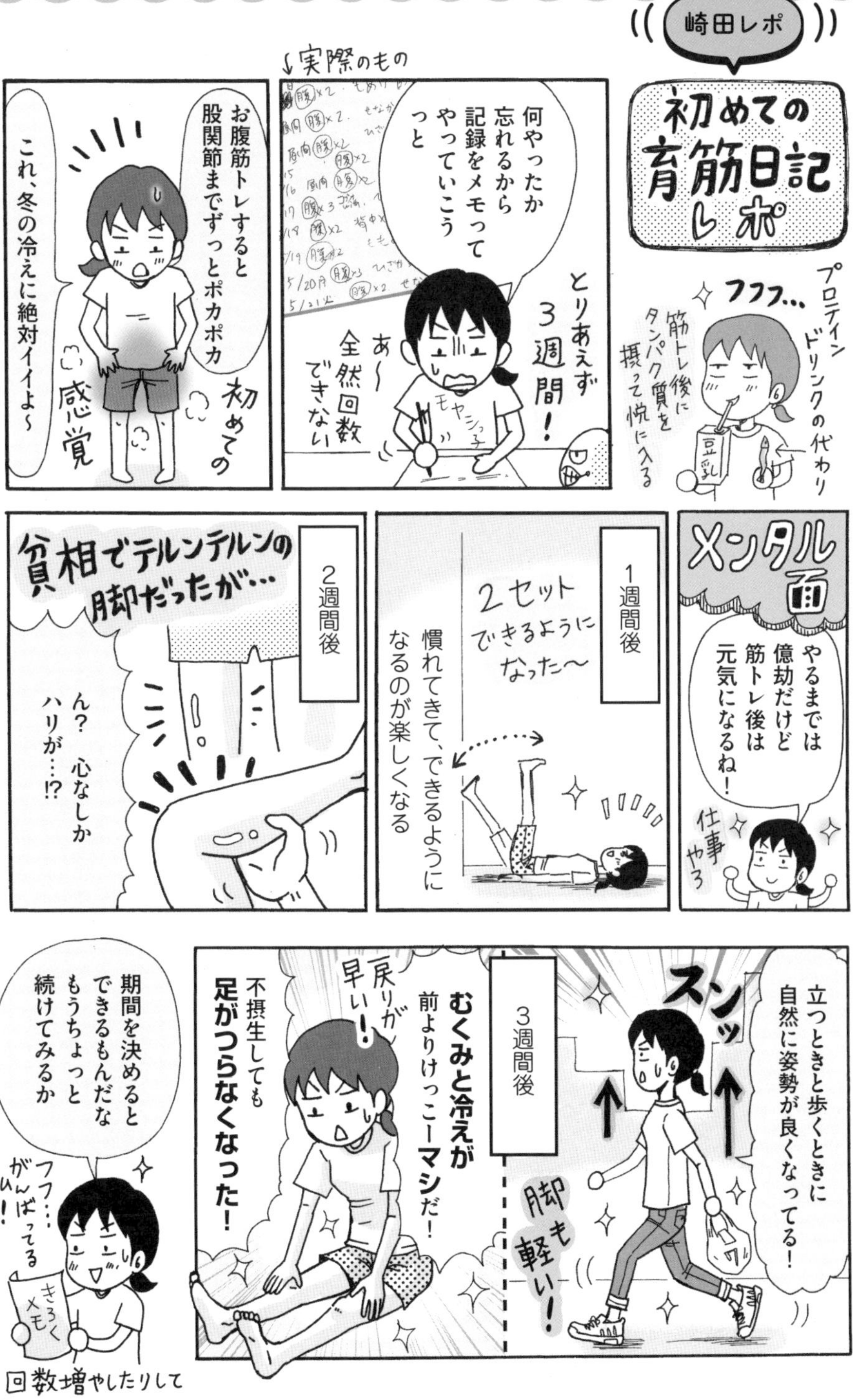
崎田レポ
初めての育筋日記レポ
プロテインドリンクの代わり
豆乳
フフフ…
筋トレ後にタンパク質を摂って悦に入る
↓実際のもの
何やったか忘れるから記録をメモってやっていこうっと
とりあえず3週間!
あ~全然回数できない
モヤシっ子
お腹筋トレすると股関節までずっとポカポカ
初めての感覚
これ、冬の冷えに絶対イイよ~
メンタル面
やるまでは億劫だけど筋トレ後は元気になるね!
仕事やろ
1週間後
2セットできるようになった~
慣れてきて、できるようになるのが楽しくなる
2週間後
貧相でテルンテルンの脚だったが…
ん? 心なしかハリが…!?
3週間後
立つときと歩くときに自然に姿勢が良くなってる!
スンッ
脚も軽い!
戻りが早い!
むくみと冷えが前よりけっこーマシだ!
不摂生しても足がつらなくなった!
期間を決めるとできるもんだなもうちょっと続けてみるか
フフ…がんばってる私!
きろくメモ
回数増やしたりして

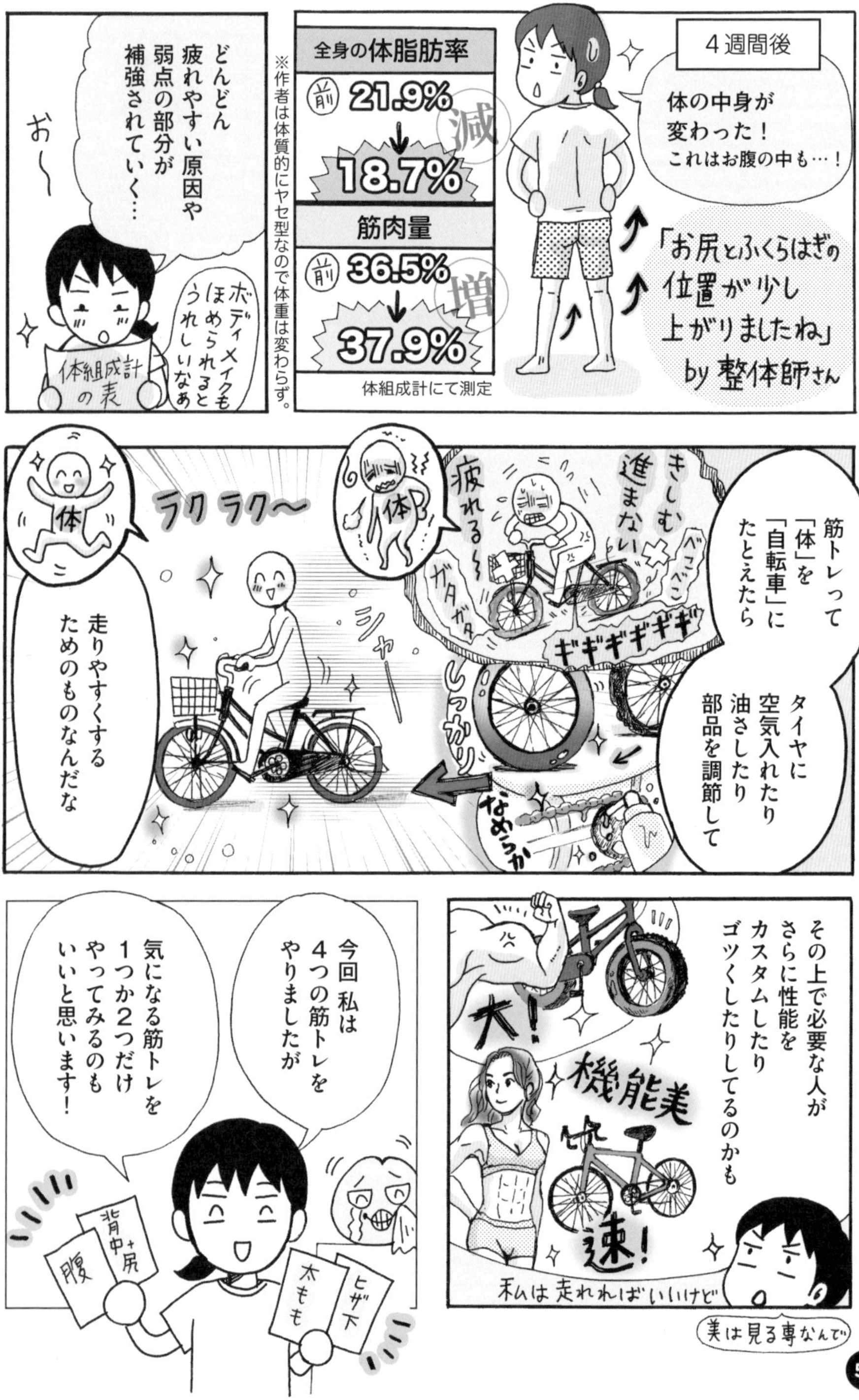
4週間後
体の中身が変わった！
これはお腹の中も…！
「お尻とふくらはぎの位置が少し上がりましたね」by 整体師さん
全身の体脂肪率
前 21.9%
18.7%
減
筋肉量
前 36.5%
37.9%
増
体組成計にて測定
※作者は体質的にヤセ型なので体重は変わらず。
どんどん疲れやすい原因や弱点の部分が補強されていく…
お～
ボディメイクもほめられるとうれしいなぁ
体組成計の表
筋トレって「体」を「自転車」にたとえたら
タイヤに空気入れたり油さしたり部品を調節して
きしむ
進まない
疲れる～
ベコベコ
ガタガタ
ギギギギギギ
体
しっかり
なめらか
ラクラク～
体
走りやすくするためのものなんだな
その上で必要な人がさらに性能をカスタムしたりゴツくしたりしてるのかも
大！
機能美
速！
私は走れればいいけど
美は見る専なんで
今回私は4つの筋トレをやりましたが
気になる筋トレを1つか2つだけやってみるのもいいと思います！
腹
背中＋尻
太もも
ヒザ下

COLUMN

筋トレは何でお腹に力を入れるのか…

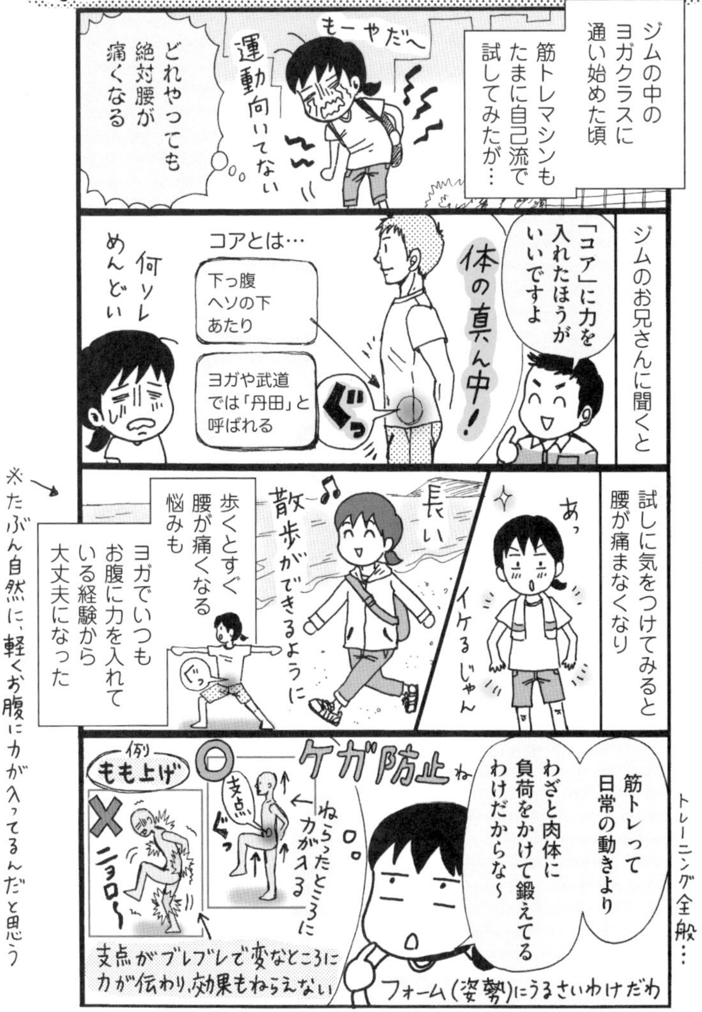
ジムの中のヨガクラスに通い始めた頃
筋トレマシンもたまに自己流で試してみたが…
もーやだ〜
運動向いてない
どれやっても絶対腰が痛くなる
ジムのお兄さんに聞くと
「コア」に力を入れたほうがいいですよ
体の真ん中!
ぐっ
コアとは…
下っ腹 ヘソの下 あたり
ヨガや武道では「丹田」と呼ばれる
何ソレ
めんどい
試しに気をつけてみると腰が痛まなくなり
あっ
イケるじゃん
長い
散歩ができるように
歩くとすぐ腰が痛くなる悩みも
ヨガでいつもお腹に力を入れている経験から大丈夫になった
ぐっ
※たぶん自然に、軽くお腹に力が入ってるんだと思う
筋トレって日常の動きより
トレーニング全般…
わざと肉体に負荷をかけて鍛えてるわけだからな〜
フォーム(姿勢)にうるさいわけだわ
ケガ防止ね
例 もも上げ
支点
ぐっ
ねらったところに力が入る
ニョロ〜
支点がブレブレで変なところに力が伝わり、効果もねらえない

1章
運動編

じわじわ体力がつく歩き方

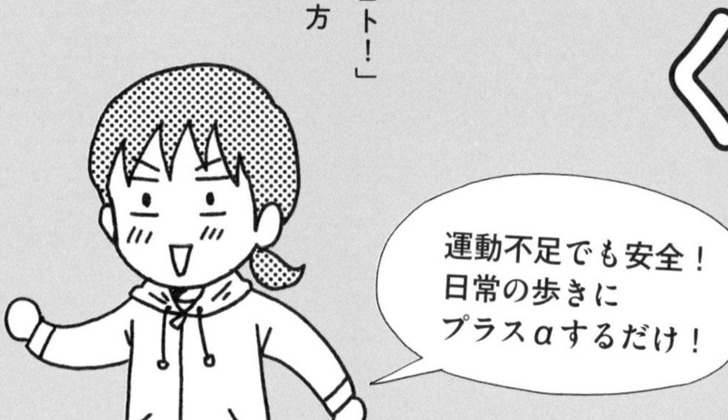
運動不足でも安全！
日常の歩きに
プラスαするだけ！

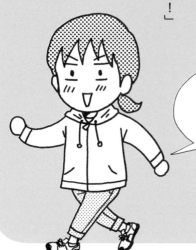

「歩くと体の中で起こるイイコト!」

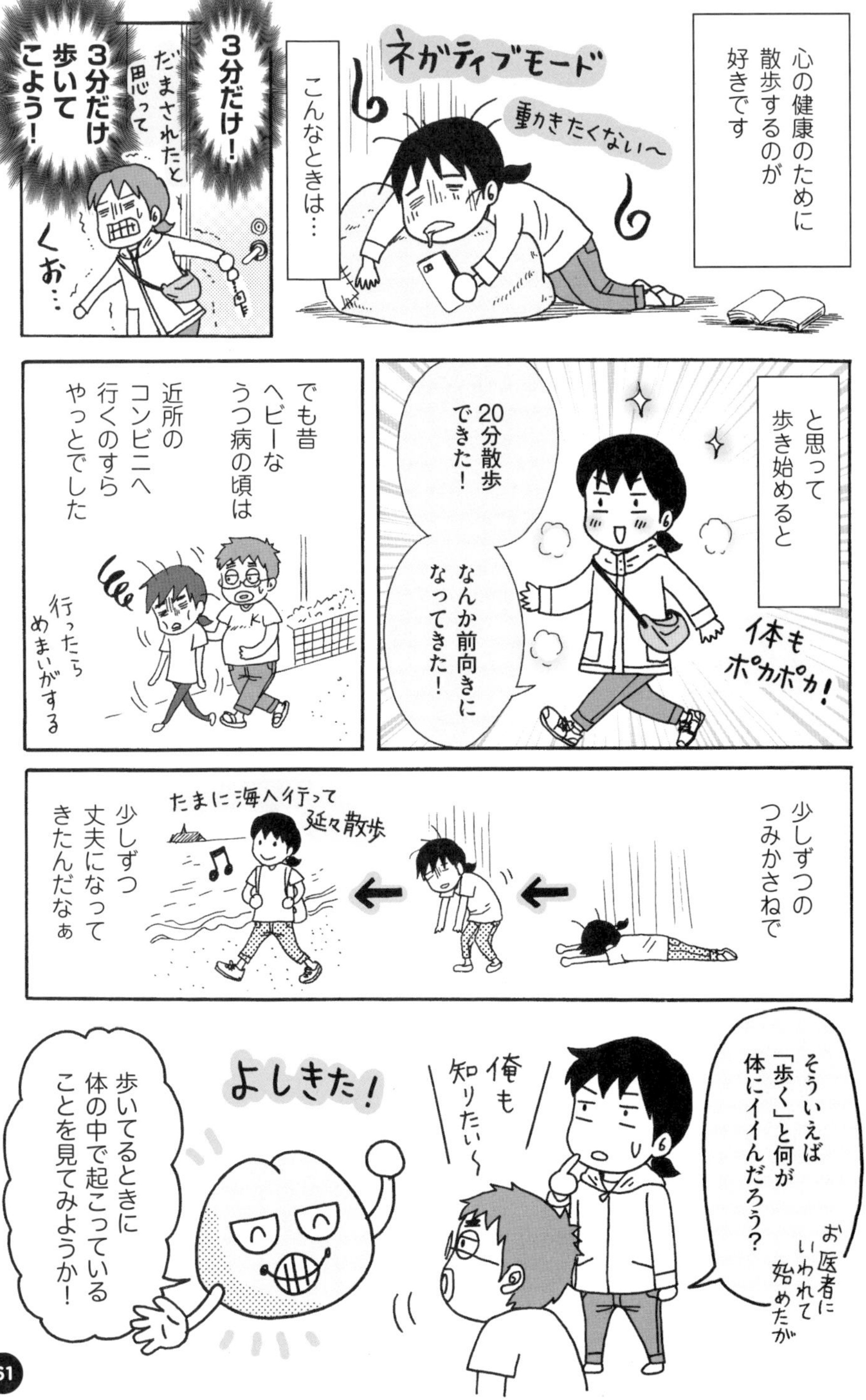
心の健康のために散歩するのが好きです
ネガティブモード
動きたくない〜
こんなときは…
3分だけ!
だまされたと思って
3分だけ歩いてこよう!
くお…
と思って歩き始めると
20分散歩できた!
なんか前向きになってきた!
体もポカポカ!
でも昔ヘビーなうつ病の頃は近所のコンビニへ行くのすらやっとでした
行ったらめまいがする
少しずつのつみかさねで
たまに海へ行って延々散歩
少しずつ丈夫になってきたんだなぁ
そういえば「歩く」と何が体にイイんだろう?
お医者にいわれて始めたが
俺も知りたい〜
よしきた!
歩いてるときに体の中で起こっていることを見てみようか!

歩くと体の中で起こるイイコト!

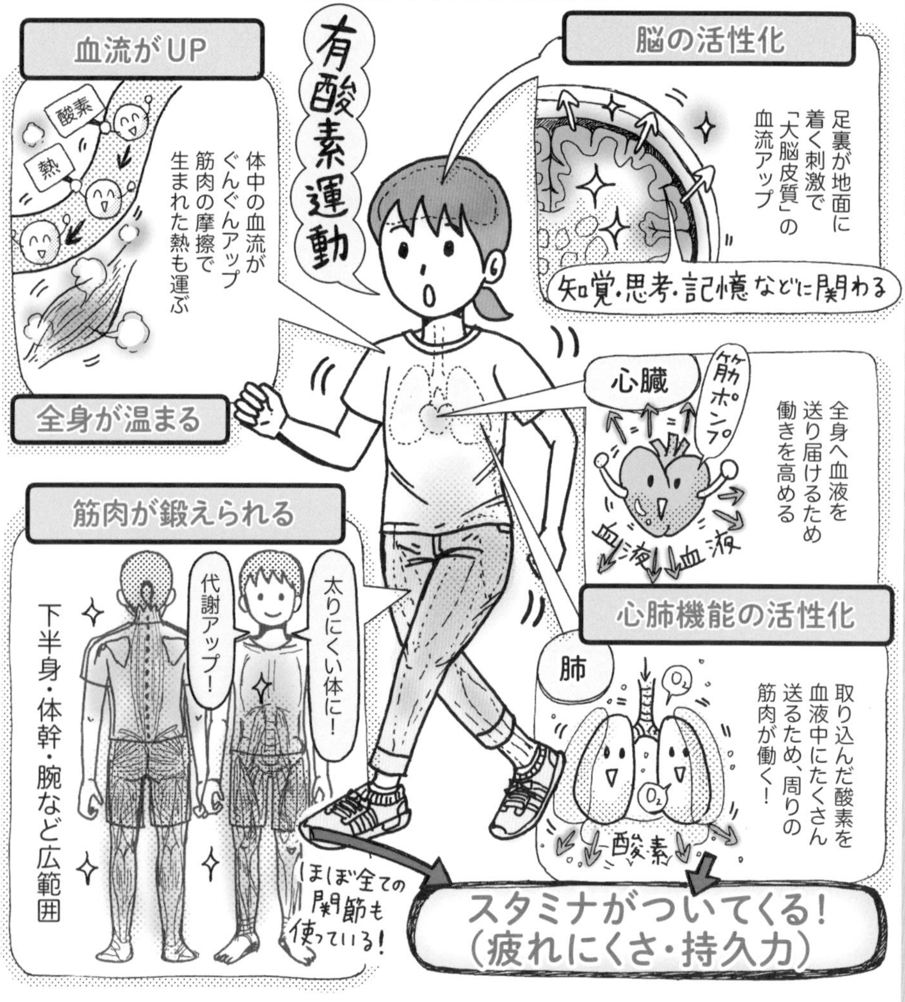
血流がUP
酸素
熱
体中の血流がぐんぐんアップ
筋肉の摩擦で生まれた熱も運ぶ
全身が温まる
有酸素運動
脳の活性化
足裏が地面に着く刺激で「大脳皮質」の血流アップ
知覚・思考・記憶などに関わる
心臓
筋ポンプ
全身へ血液を送り届けるため働きを高める
血液
血液
心肺機能の活性化
肺
取り込んだ酸素を血液中にたくさん送るため、周りの筋肉が働く!
酸素
筋肉が鍛えられる
下半身・体幹・腕など広範囲
代謝アップ!
太りにくい体に!
ほぼ全ての関節も使っている!
スタミナがついてくる!
(疲れにくさ・持久力)

その他のイイコト

- 20分以上の早歩きで「脂肪」が燃焼されはじめる。
- 血糖値を下げたり、高血圧・低血圧の調整にもつながる。
- 毛細血管が発達し、スムーズに血液が流れる体に。

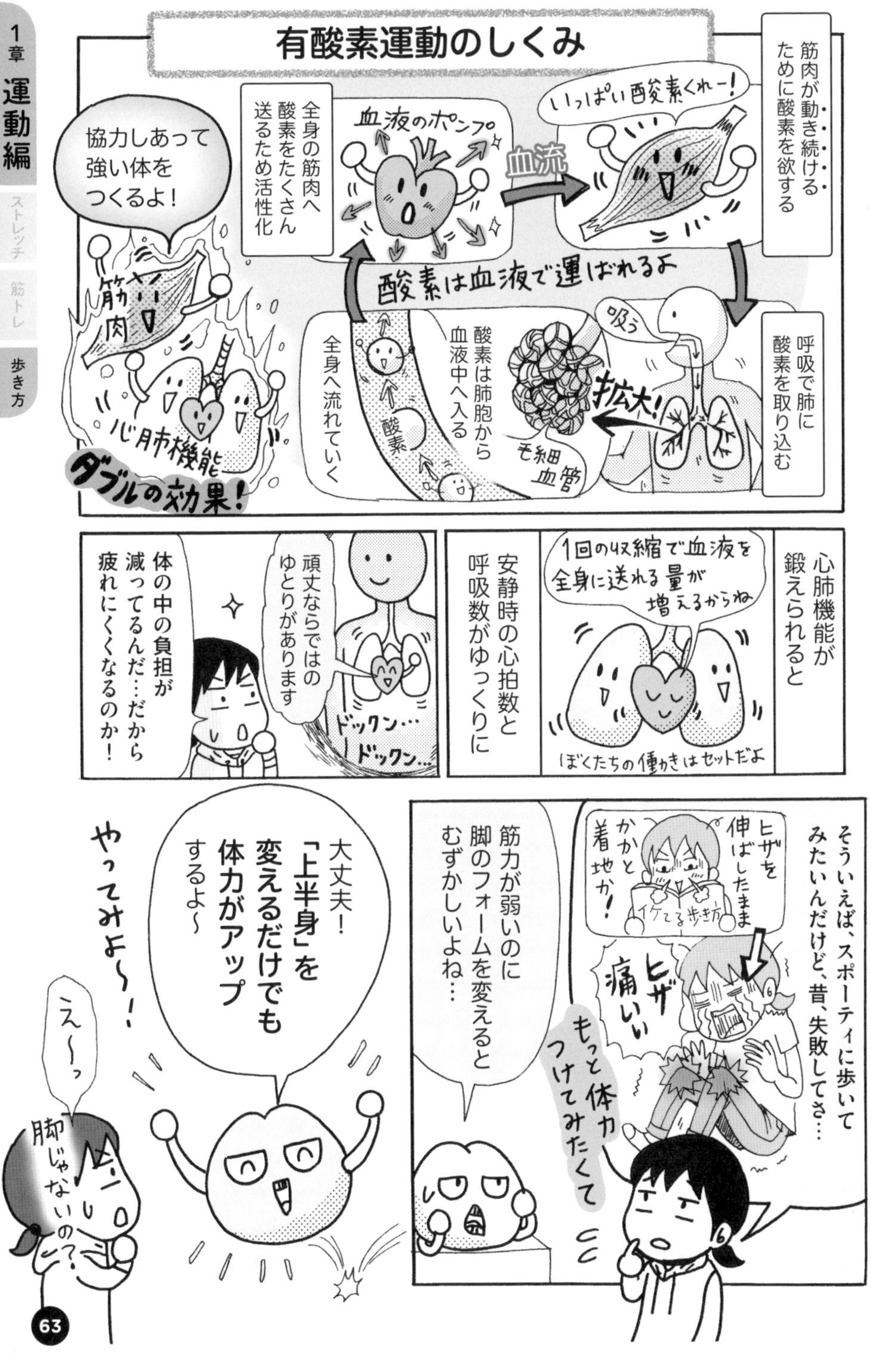
有酸素運動のしくみ
筋肉が動き続けるために酸素を欲する
いっぱい酸素くれー！
血流
血液のポンプ
全身の筋肉へ酸素をたくさん送るため活性化
協力しあって強い体をつくるよ！
筋肉
心肺機能
ダブルの効果！
酸素は血液で運ばれるよ
呼吸で肺に酸素を取り込む
吸う
拡大！
毛細血管
酸素は肺胞から血液中へ入る
酸素
全身へ流れていく
心肺機能が鍛えられると
1回の収縮で血液を全身に送れる量が増えるからね
ぼくたちの働きはセットだよ
安静時の心拍数と呼吸数がゆっくりに
頑丈ならではのゆとりがあります
ドックン…
ドックン…
体の中の負担が減ってるんだ…だから疲れにくくなるのか！
そういえば、スポーティに歩いてみたいんだけど、昔、失敗してさ…
ヒザを伸ばしたままかかと着地か！
イケてる歩き方
ヒザ痛い
もっと体力つけてみたくて
筋力が弱いのに脚のフォームを変えるとむずかしいよね…
大丈夫！「上半身」を変えるだけでも体力がアップするよ～
やってみよ～！
え～っ
脚じゃないの？

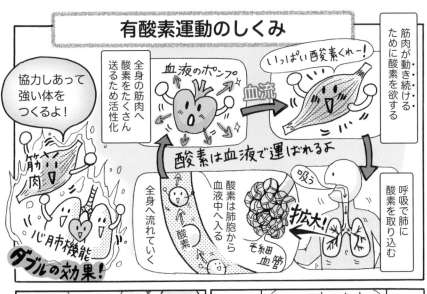

脚はいつも通りでOK！

簡単プラスα① 上半身編

体力のつく歩き方

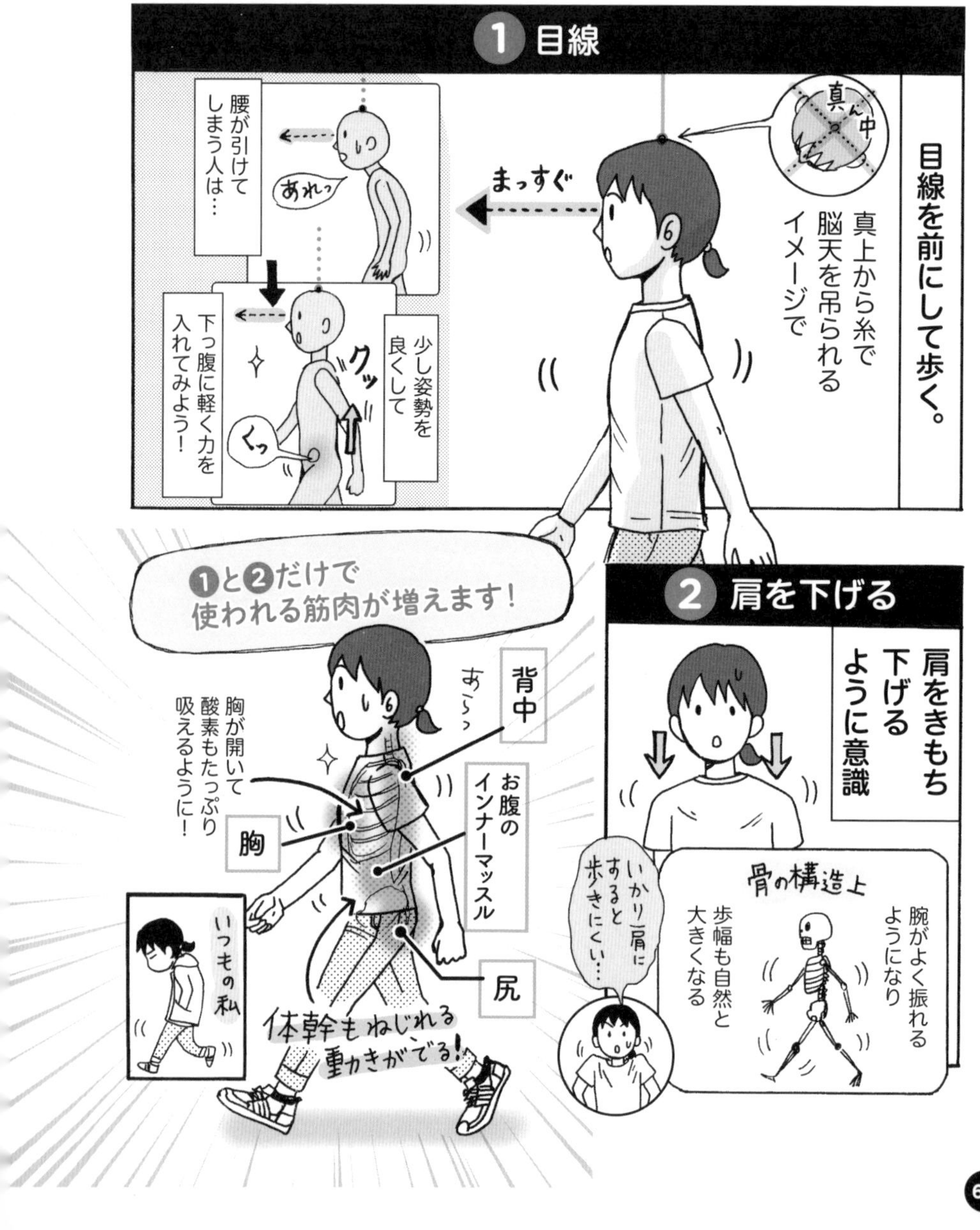

① 目線
目線を前にして歩く。
真上から糸で脳天を吊られるイメージで
真ん中
まっすぐ
腰が引けてしまう人は…
あれっ
少し姿勢を良くして
クッ
下っ腹に軽く力を入れてみよう！
くっ
② 肩を下げる
肩をきもち下げるように意識
いかり肩にすると歩きにくい…
骨の構造上
腕がよく振れるようになり
歩幅も自然と大きくなる
①と②だけで使われる筋肉が増えます！
胸が開いて酸素もたっぷり吸えるように！
背中
胸
お腹のインナーマッスル
尻
いつもの私
体幹もねじれる動きがでる！

3 息を吐ききる

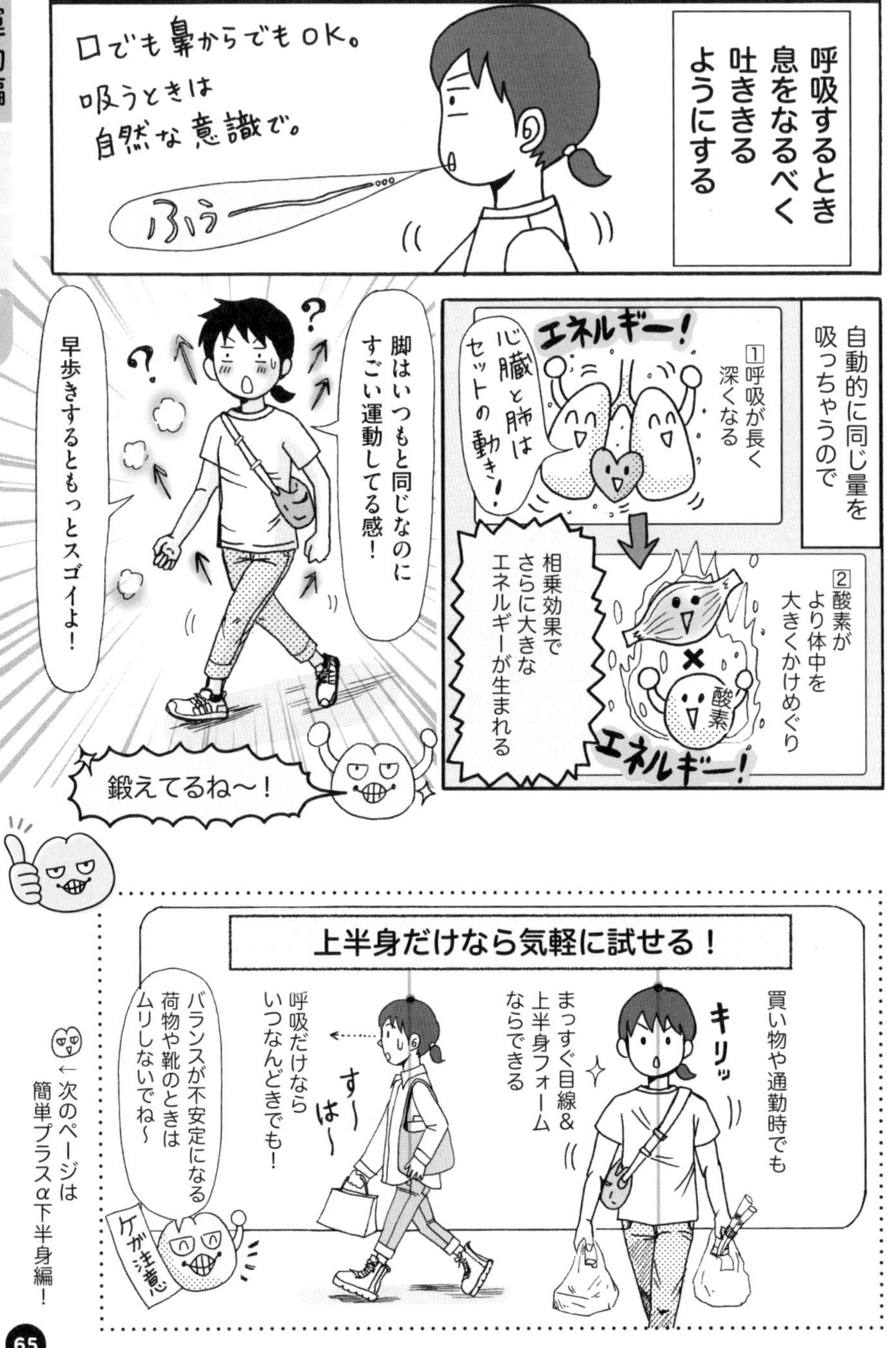
呼吸するとき息をなるべく吐ききるようにする
口でも鼻からでもOK。
吸うときは自然な意識で。
ふぅーーー
自動的に同じ量を吸っちゃうので
1 呼吸が長く深くなる
エネルギー！
心臓と肺はセットの動き！
2 酸素がより体中を大きくかけめぐり
酸素
エネルギー！
相乗効果でさらに大きなエネルギーが生まれる
脚はいつもと同じなのにすごい運動してる感！
早歩きするともっとスゴイよ！
鍛えてるね〜！
上半身だけなら気軽に試せる！
買い物や通勤時でも
まっすぐ目線&上半身フォームならできる
キリッ
呼吸だけならいつなんどきでも！
す〜
は〜
バランスが不安定になる荷物や靴のときはムリしないでね〜
ケガ注意

←次のページは簡単プラスα下半身編！

簡単プラスα② 下半身編　足裏を攻略！

タオルギャザー

運動不足の人は
足裏から整えると
「歩く」には超効果的！

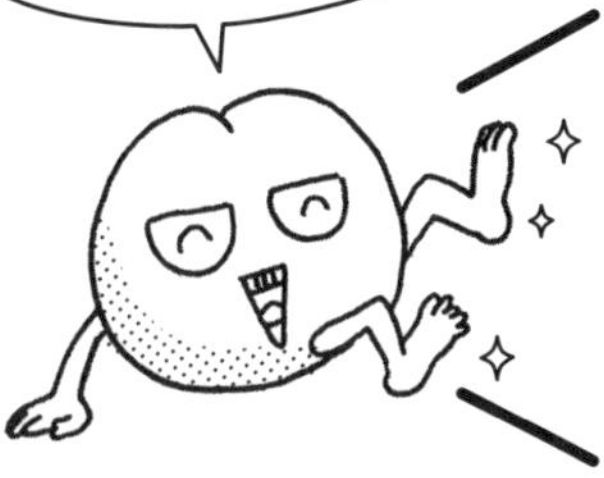

足裏の筋トレで一石三鳥以上のスゴ技！

用意するもの

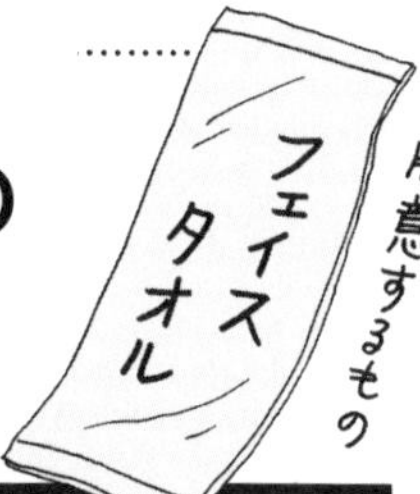

フェイスタオル

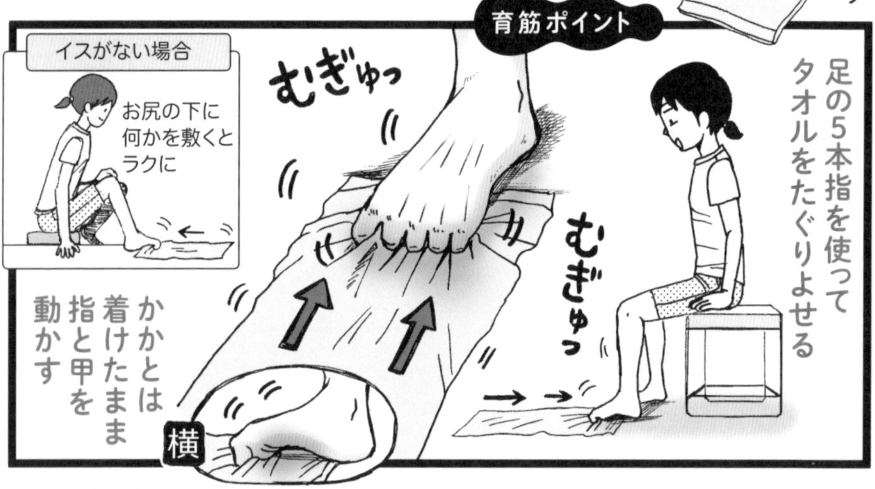

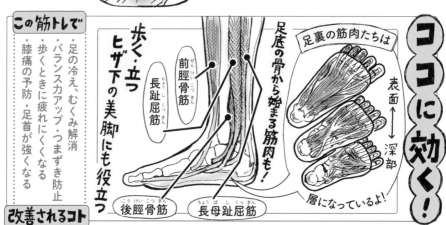

育筋ポイント
イスがない場合
お尻の下に何かを敷くとラクに
むぎゅっ
むぎゅっ
足の5本指を使ってタオルをたぐりよせる
かかとは着けたまま指と甲を動かす
横

この筋トレで

- 足の冷え、むくみ解消
- バランスアップ・つまずき防止
- 歩くときに疲れにくくなる
- 膝痛の予防・足首が強くなる

改善されるコト

ココに効く！

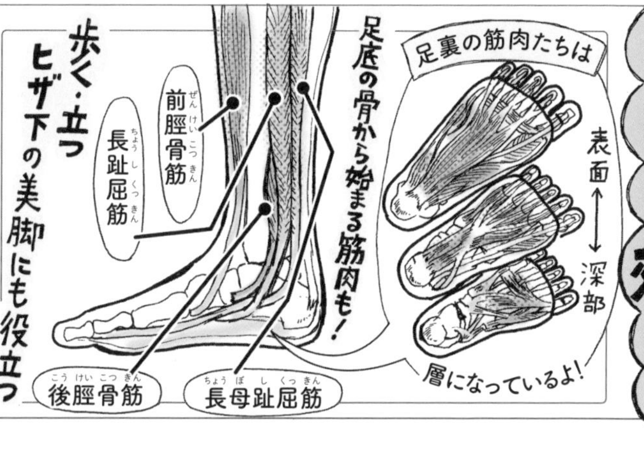

歩く・立つヒザ下の美脚にも役立つ
前脛骨筋《ぜんけいこつきん》
長趾屈筋《ちょうしくっきん》
後脛骨筋《こうけいこつきん》
長母趾屈筋《ちょうぼしくっきん》
足底の骨から始まる筋肉も！
足裏の筋肉たちは
表面
深部
層になっているよ！

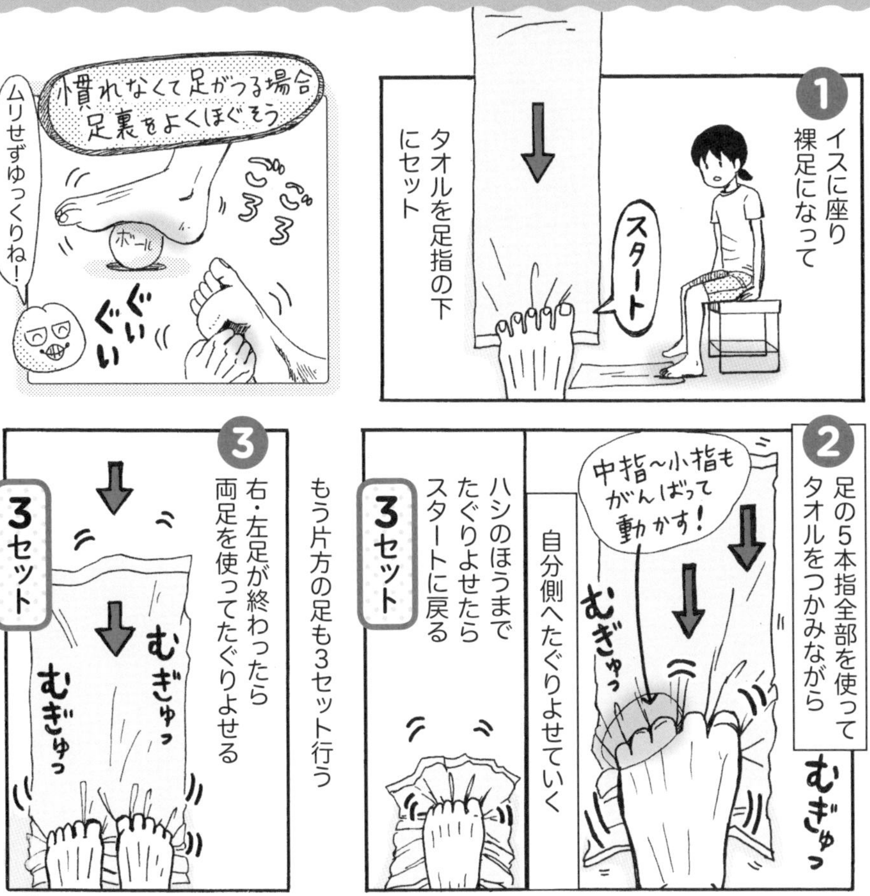
1
イスに座り
裸足になって
スタート
タオルを足指の下にセット
慣れなくて足がつる場合
足裏をよくほぐそう
ムリせずゆっくりね！
ごろごろ
ボール
ぐいぐい
2
足の5本指全部を使って
タオルをつかみながら
むぎゅっ
中指～小指もがんばって動かす！
むぎゅっ
自分側へたぐりよせていく
ハシのほうまでたぐりよせたら
スタートに戻る
3セット
もう片方の足も3セット行う
3
右・左足が終わったら
両足を使ってたぐりよせる
むぎゅっ
むぎゅっ
3セット

※1日1、2回。物足りなくなったら、セット数を増やす。歩く前に行うとgood！

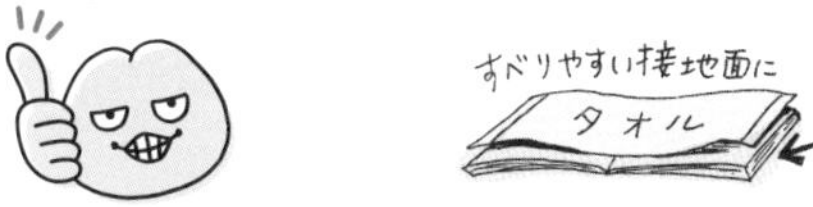
すべりやすい接地面に
タオル

床がじゅうたんなどでタオルが進みにくい場合は
タオルの下に雑誌や新聞紙を敷いて、すべりやすくしよう！

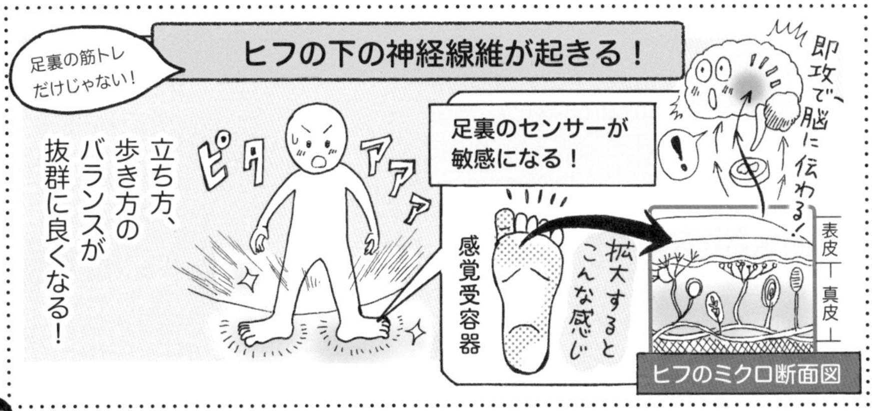
足裏の筋トレだけじゃない！
ヒフの下の神経線維が起きる！
立ち方、歩き方のバランスが抜群に良くなる！
ピタ
アアア
足裏のセンサーが敏感になる！
感覚受容器
拡大するとこんな感じ
即攻で脳に伝わる！
表皮
真皮
ヒフのミクロ断面図

タオルギャザーのココがスゴイ!

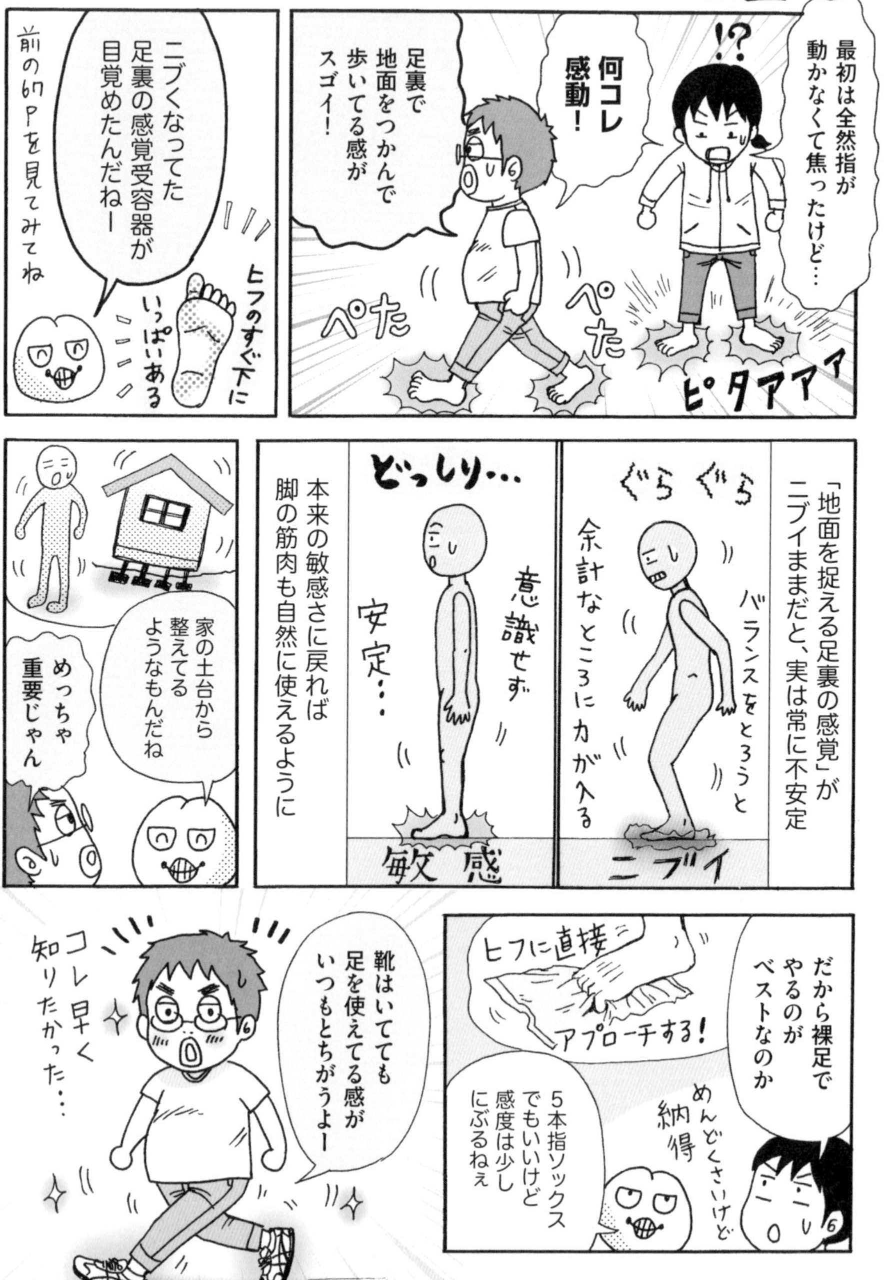
最初は全然指が動かなくて焦ったけど…
!?
何コレ感動!
足裏で地面をつかんで歩いてる感がスゴイ!
ぺた
ぺた
ピタアアア
ニブくなってた足裏の感覚受容器が目覚めたんだねー
ヒフのすぐ下にいっぱいある
前の67Pを見てみてね
「地面を捉える足裏の感覚」がニブイままだと、実は常に不安定
ぐらぐら
バランスをとろうと
余計なところに力が入る
ニブイ
どっしり…
意識せず
安定…
本来の敏感さに戻れば脚の筋肉も自然に使えるように
敏感
家の土台から整えてるようなもんだね
めっちゃ重要じゃん
だから裸足でやるのがベストなのか
ヒフに直接
アプローチする!
めんどくさいけど納得
5本指ソックスでもいいけど感度は少しにぶるねぇ
靴はいてても足を使えてる感がいつもとちがうよー
コレ早く知りたかった…

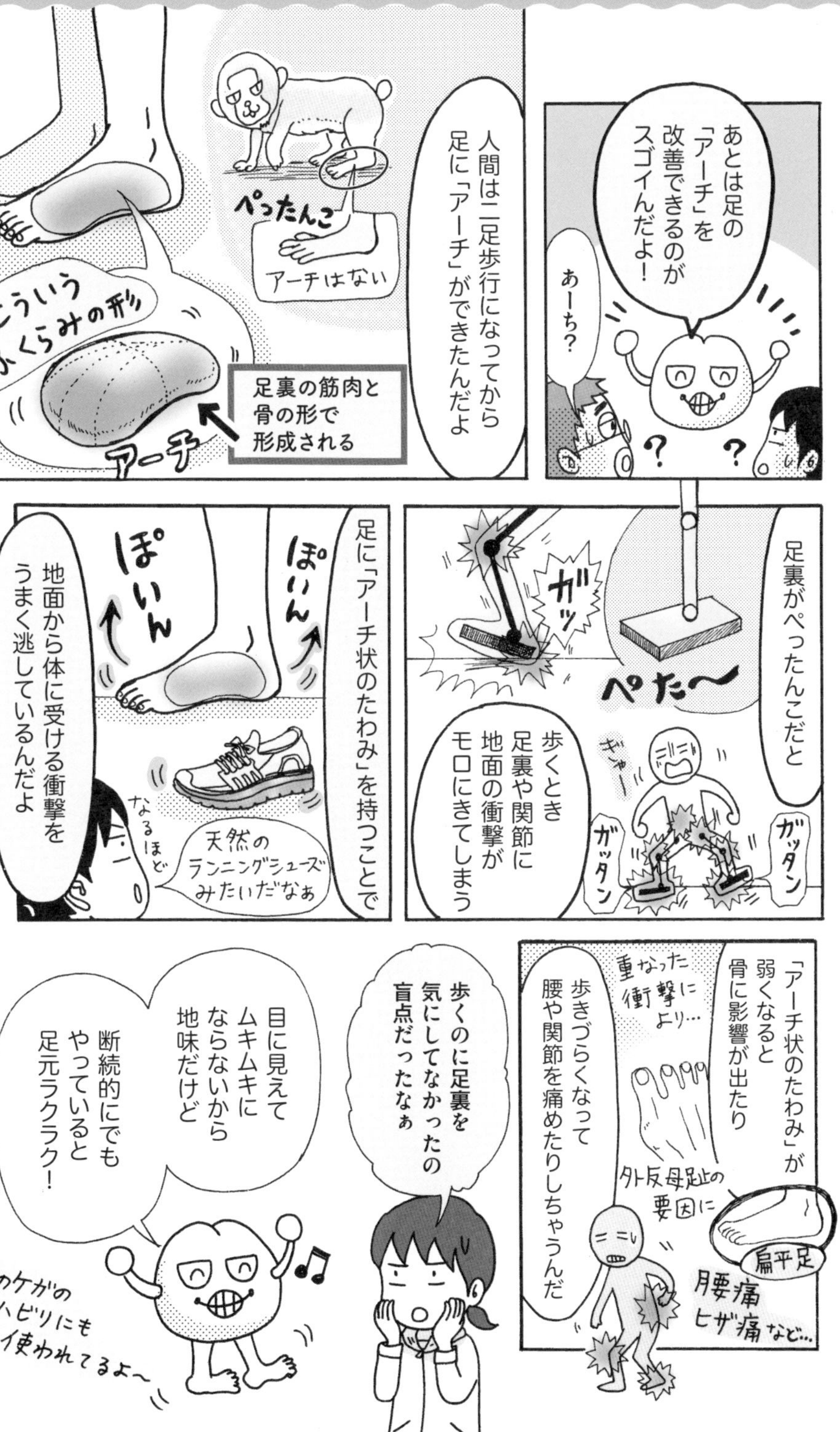
あとは足の「アーチ」を改善できるのがスゴイんだよ！
あーち？
人間は二足歩行になってから足に「アーチ」ができたんだよ
ぺったんこ
アーチはない
こういうふくらみの形
足裏の筋肉と骨の形で形成される
アーチ
足裏がぺったんこだと
ガッ
ぺた〜
歩くとき足裏や関節に地面の衝撃がモロにきてしまう
ギャー
ガッタン
ガッタン
足に「アーチ状のたわみ」を持つことで
ぽいん
ぽいん
地面から体に受ける衝撃をうまく逃しているんだよ
天然のランニングシューズみたいだなぁ
なるほど
「アーチ状のたわみ」が弱くなると骨に影響が出たり
重なった衝撃により…
歩きづらくなって腰や関節を痛めたりしちゃうんだ
外反母趾の要因に
扁平足
腰痛
ヒザ痛など…
歩くのに足裏を気にしてなかったの盲点だったなぁ
目に見えてムキムキにならないから地味だけど
断続的にでもやっていると足元ラクラク！
足のケガのリハビリにも使われてるよ〜

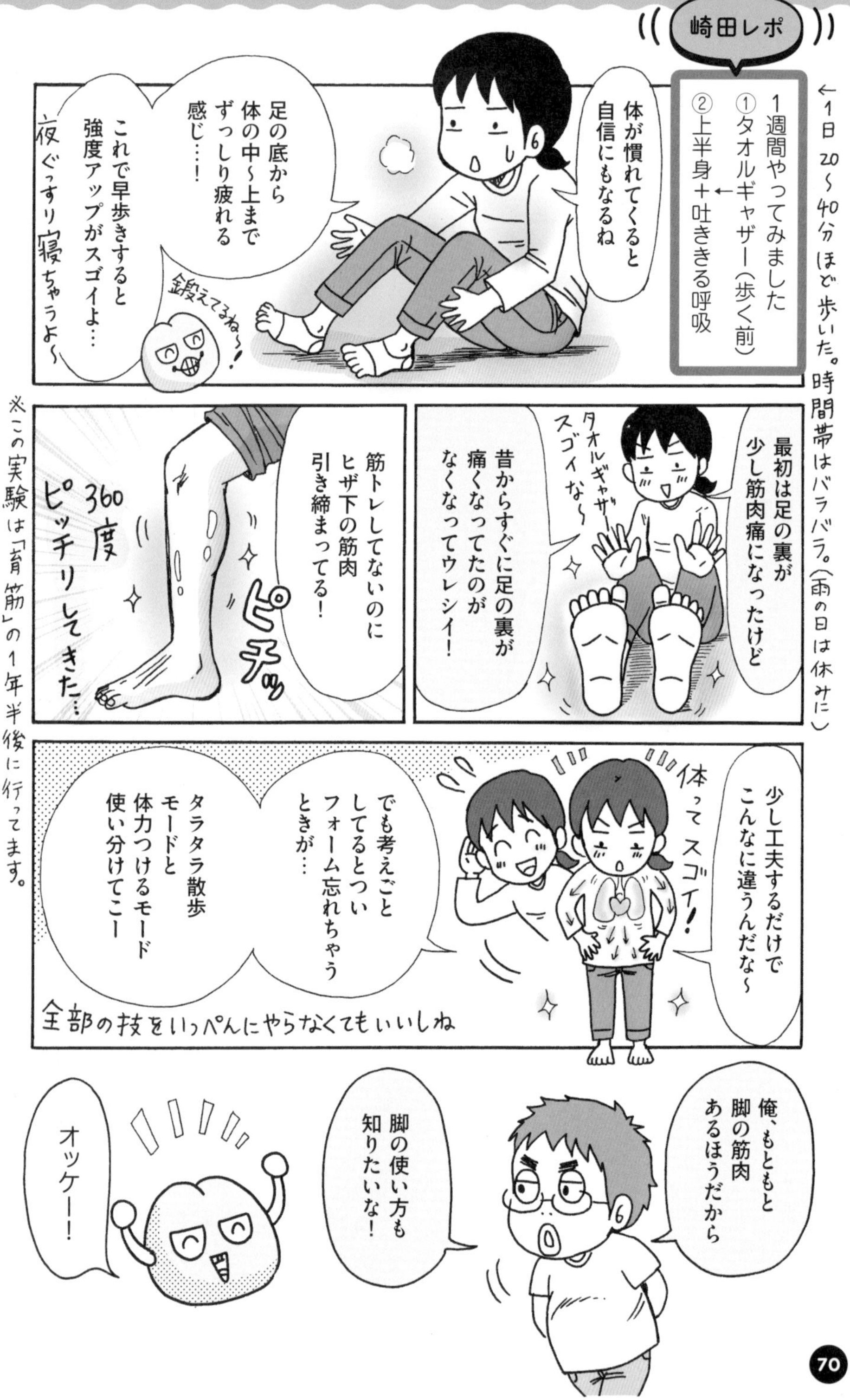
崎田レポ
1週間やってみました
①タオルギャザー（歩く前）
②上半身＋吐ききる呼吸
←1日 20～40分ほど歩いた。時間帯はバラバラ。（雨の日は休みに）
体が慣れてくると自信にもなるね
足の底から体の中～上までずっしり疲れる感じ…！
これで早歩きすると強度アップがスゴイよ…
鍛えてるね～！
夜ぐっすり寝ちゃうよ～
最初は足の裏が少し筋肉痛になったけど
昔からすぐに足の裏が痛くなってたのがなくなってウレシイ！
タオルギャザースゴイな～
筋トレしてないのにヒザ下の筋肉引き締まってる！
ピチッ
360度ピッチリしてきた…
※この実験は「背筋」の1年半後に行ってます。
少し工夫するだけでこんなに違うんだな～
体ってスゴイ！
でも考えごとしてるとついフォーム忘れちゃうときが…
タタタラ散歩モードと体力つけるモード使い分けてこー
全部の技をいっぺんにやらなくてもいいしね
俺、もともと脚の筋肉あるほうだから
脚の使い方も知りたいな！
オッケー！

1章 運動編
ストレッチ
筋トレ
歩き方

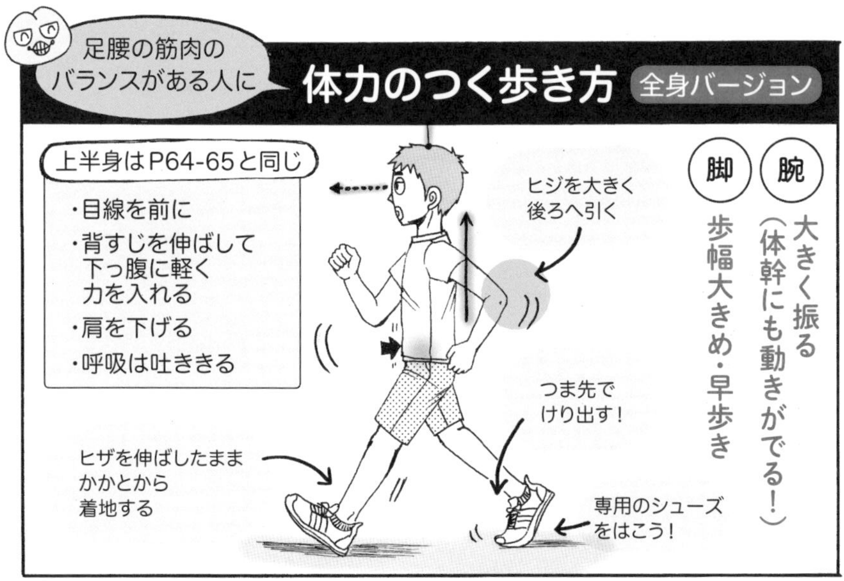
足腰の筋肉のバランスがある人に
体力のつく歩き方 全身バージョン
上半身はP64-65と同じ
・目線を前に
・背すじを伸ばして下っ腹に軽く力を入れる
・肩を下げる
・呼吸は吐ききる
ヒジを大きく後ろへ引く
つま先でけり出す！
ヒザを伸ばしたままかかとから着地する
専用のシューズをはこう！
腕 大きく振る（体幹にも動きがでる！）
脚 歩幅大きめ・早歩き

※脂肪を落としたい場合、「筋トレ」→「有酸素運動」が効果的だよ！

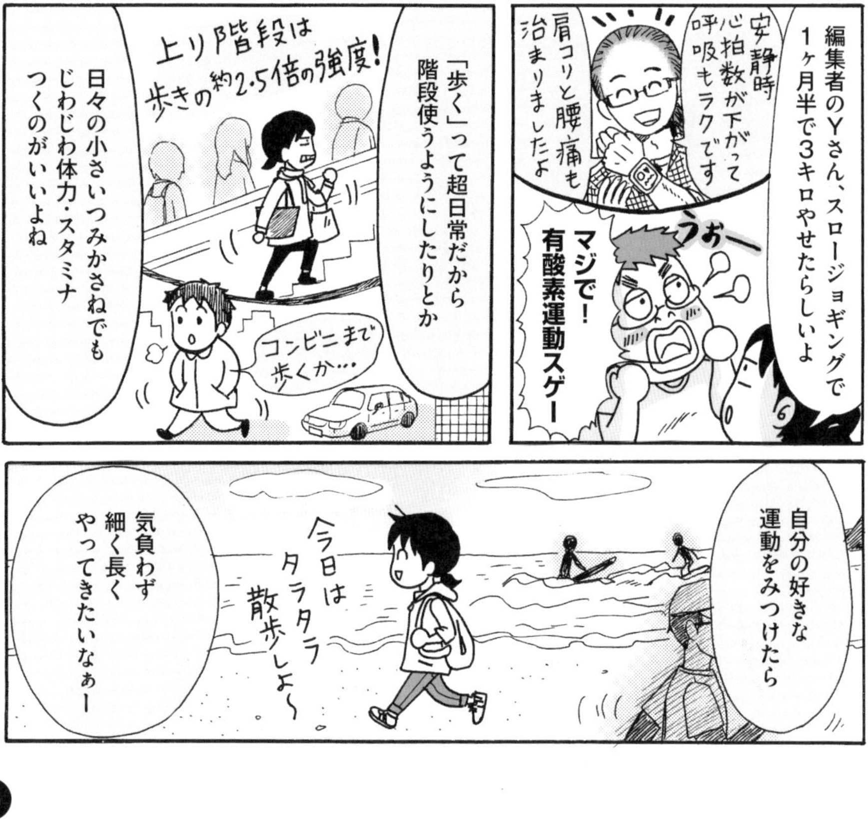
編集者のYさん、スロージョギングで1ヶ月半で3キロやせたらしいよ
安静時心拍数が下がって呼吸もラクです
肩コリと腰痛も治まりましたよ
うおー
マジで！有酸素運動スゲー
「歩く」って超日常だから階段使うようにしたりとか
上り階段は歩きの約2.5倍の強度！
コンビニまで歩くか…
日々の小さいつみかさねでもじわじわ体力・スタミナつくのがいいよね
自分の好きな運動をみつけたら
今日はタラタラ散歩しよ〜
気負わず細く長くやってきたいなぁー

←天気の悪い日に、家でできる有酸素運動をオマケでご紹介！

おまけプラスα　おこもり用 有酸素運動!

外に出たくない日でも安心!

ティッシュステップ

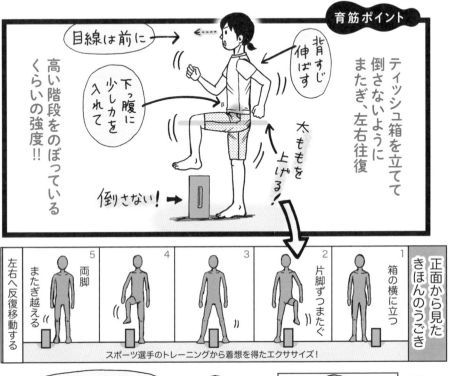

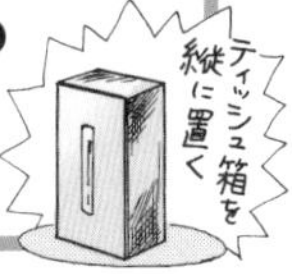
ティッシュ箱を縦に置く

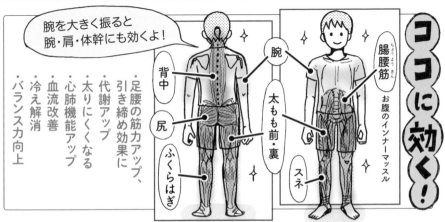

育筋ポイント

ティッシュ箱を立てて倒さないようにまたぎ、左右往復

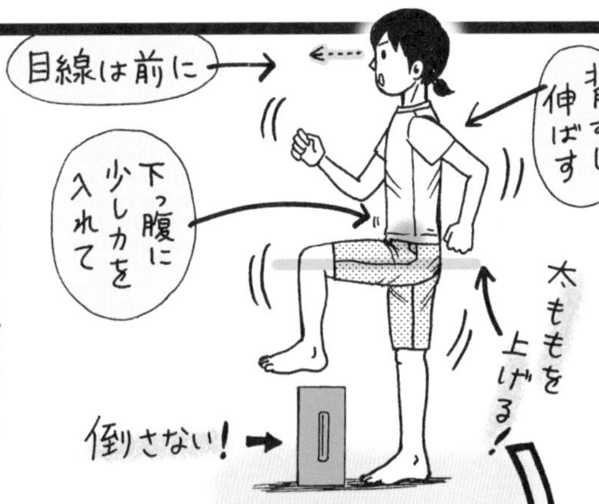
目線は前に
背すじ伸ばす
下っ腹に少し力を入れて
太ももを上げる!
倒さない!

高い階段をのぼっているくらいの強度!!

正面から見たきほんのうごき

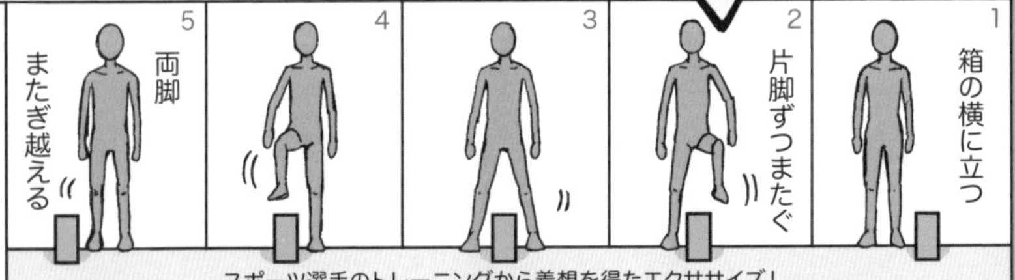
1
箱の横に立つ
2
片脚ずつまたぐ
3
4
5
両脚またぎ越える
左右へ反復移動する

スポーツ選手のトレーニングから着想を得たエクササイズ!

ココに効く!

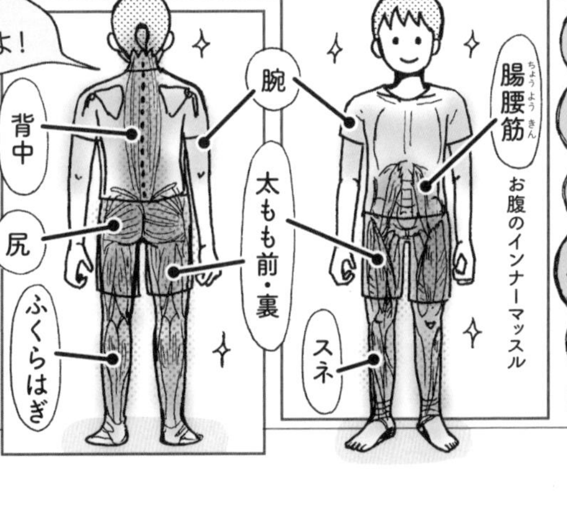
腕を大きく振ると腕・肩・体幹にも効くよ!
背中
尻
ふくらはぎ
腕
太もも前・裏
スネ
腸腰筋《ちょうようきん》
お腹のインナーマッスル

- 足腰の筋力アップ、引き締め効果に
- 代謝アップ
- 太りにくくなる
- 心肺機能アップ
- 血流改善
- 冷え解消
- バランス力向上

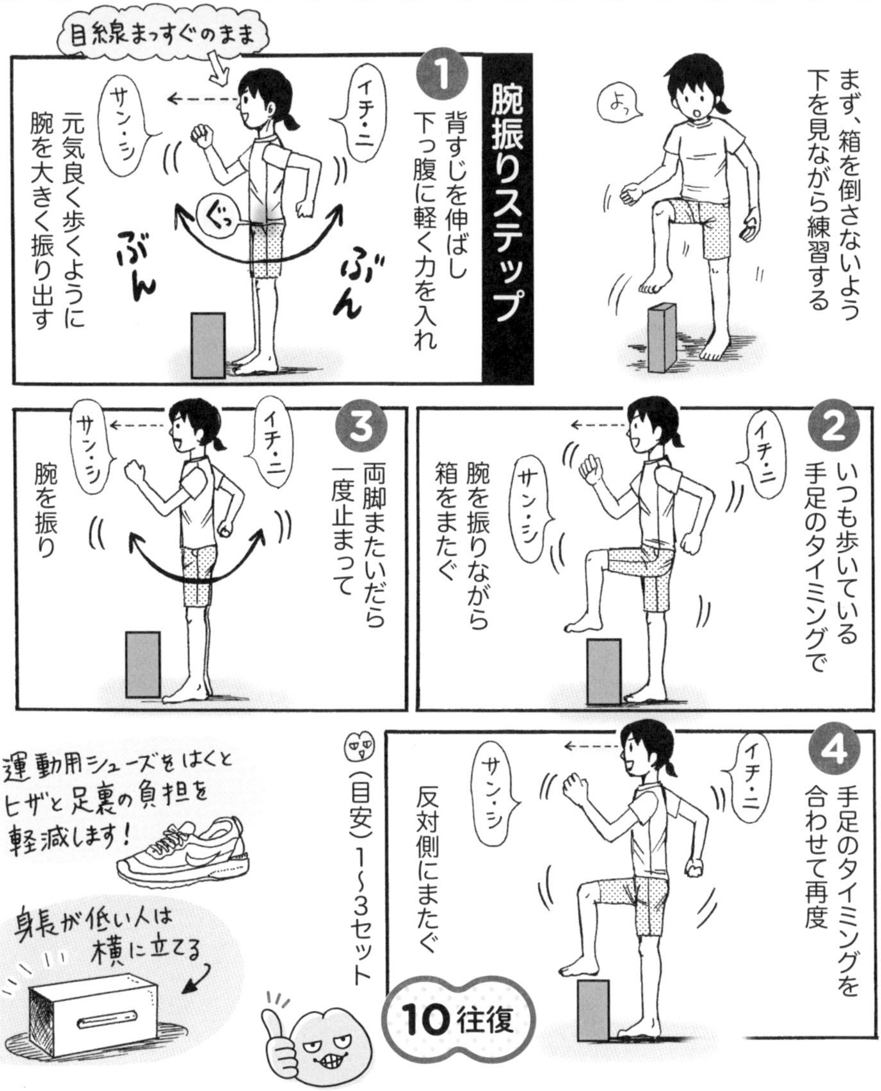
腕振りステップ
まず、箱を倒さないよう下を見ながら練習する
よっ
1 背すじを伸ばし下っ腹に軽く力を入れ
イチ・ニ
目線まっすぐのまま
サン・シ
元気良く歩くように腕を大きく振り出す
ぐっ
ぶん
ぶん
2 いつも歩いている手足のタイミングで
イチ・ニ
サン・シ
腕を振りながら箱をまたぐ
3 両脚またいだら一度止まって
イチ・ニ
サン・シ
腕を振り
4 手足のタイミングを合わせて再度
イチ・ニ
サン・シ
反対側にまたぐ
10往復
(目安) 1〜3セット
運動用シューズをはくとヒザと足裏の負担を軽減します!
身長が低い人は横に立てる

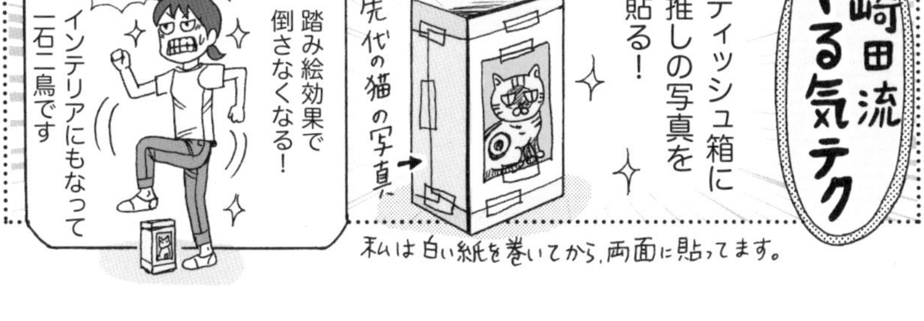
崎田流やる気テク
ティッシュ箱に推しの写真を貼る!
先代の猫の写真
踏み絵効果で倒さなくなる!
○○ちゃんをけるわけにいかない
インテリアにもなって一石二鳥です
私は白い紙を巻いてから、両面に貼ってます。

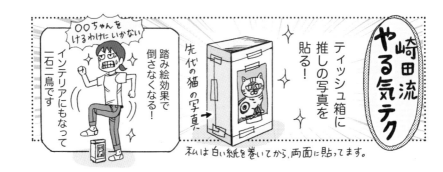

COLUMN

歩いたあとは ストレッチで筋肉をケアしよう

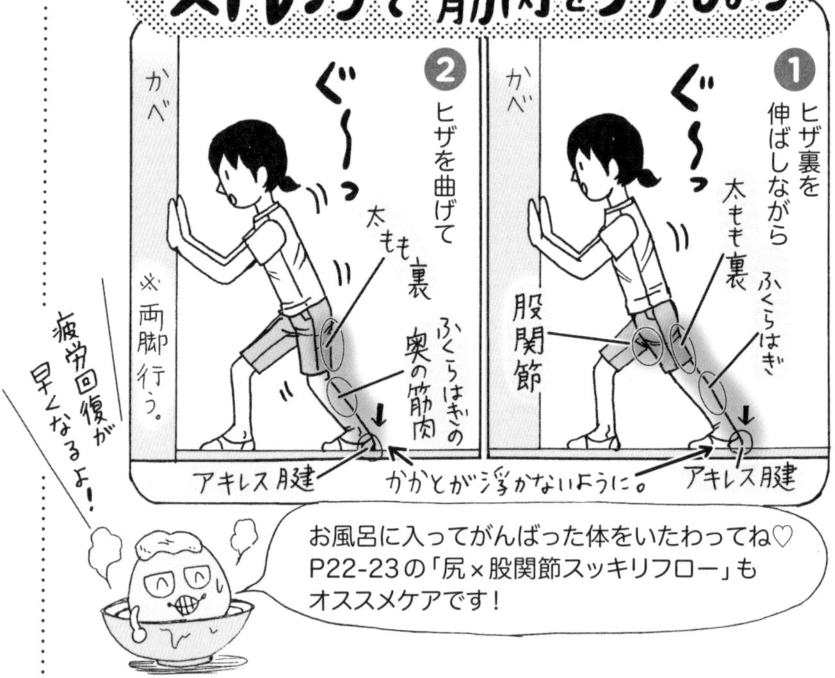
①ヒザ裏を伸ばしながら
ぐ〜っ
太もも裏
ふくらはぎ
股関節
かべ
アキレス腱
②ヒザを曲げて
ぐ〜っ
太もも裏
ふくらはぎの奥の筋肉
かべ
※両脚行う。
アキレス腱
かかとが浮かないように。
疲労回復が早くなるよ！
お風呂に入ってがんばった体をいたわってね♡
P22-23の「尻×股関節スッキリフロー」も
オススメケアです！

ヒザや腰など痛みが出てきたらストップだよ！ ムリはしないでね。（尻太朗より）

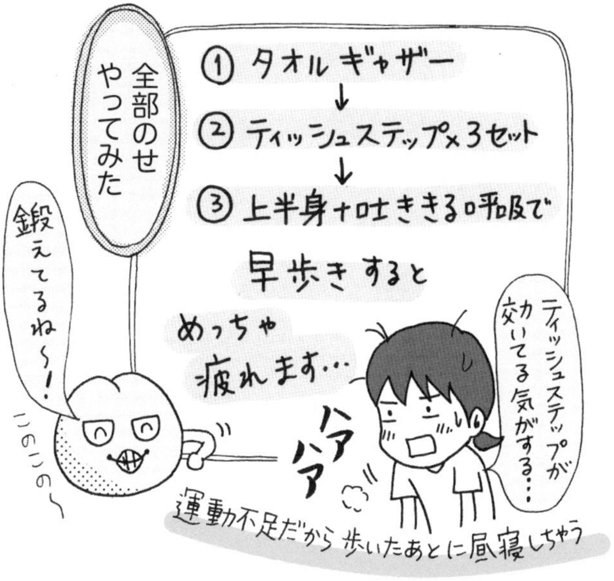
全部のせ
やってみた
① タオルギャザー
↓
② ティッシュステップ×3セット
↓
③ 上半身＋吐ききる呼吸で
早歩きすると
めっちゃ
疲れます…
ティッシュステップが効いてる気がする…
鍛えてるね〜！
ハア
ハア
運動不足だから歩いたあとに昼寝しちゃう

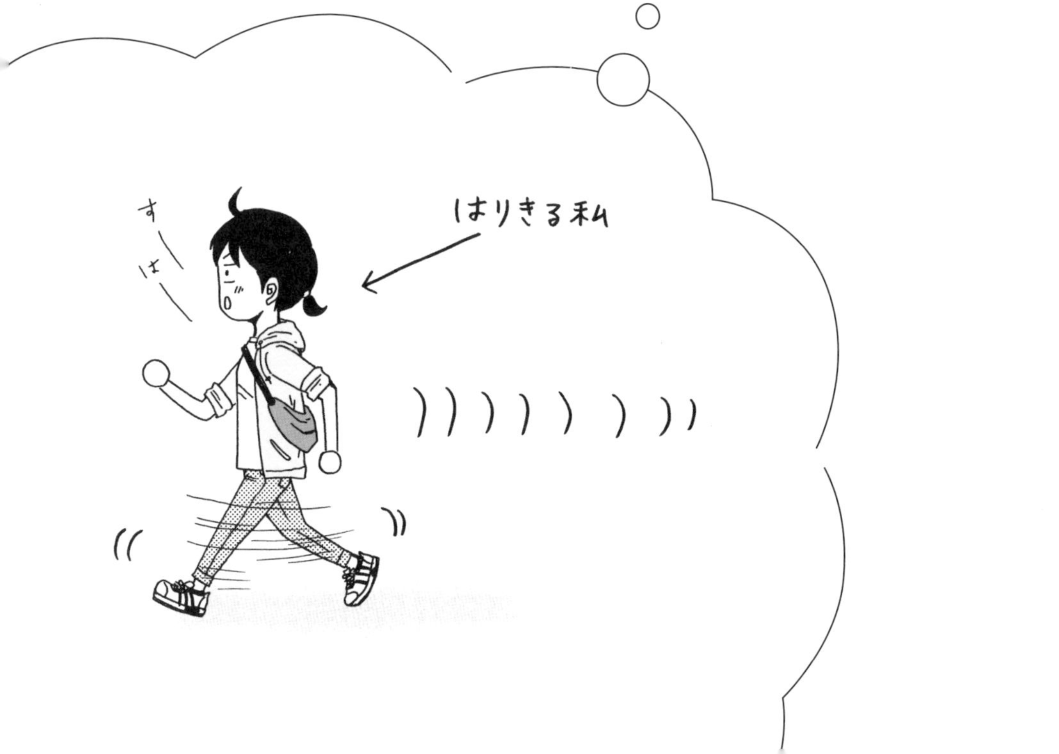
はりきる私
す〜
は〜

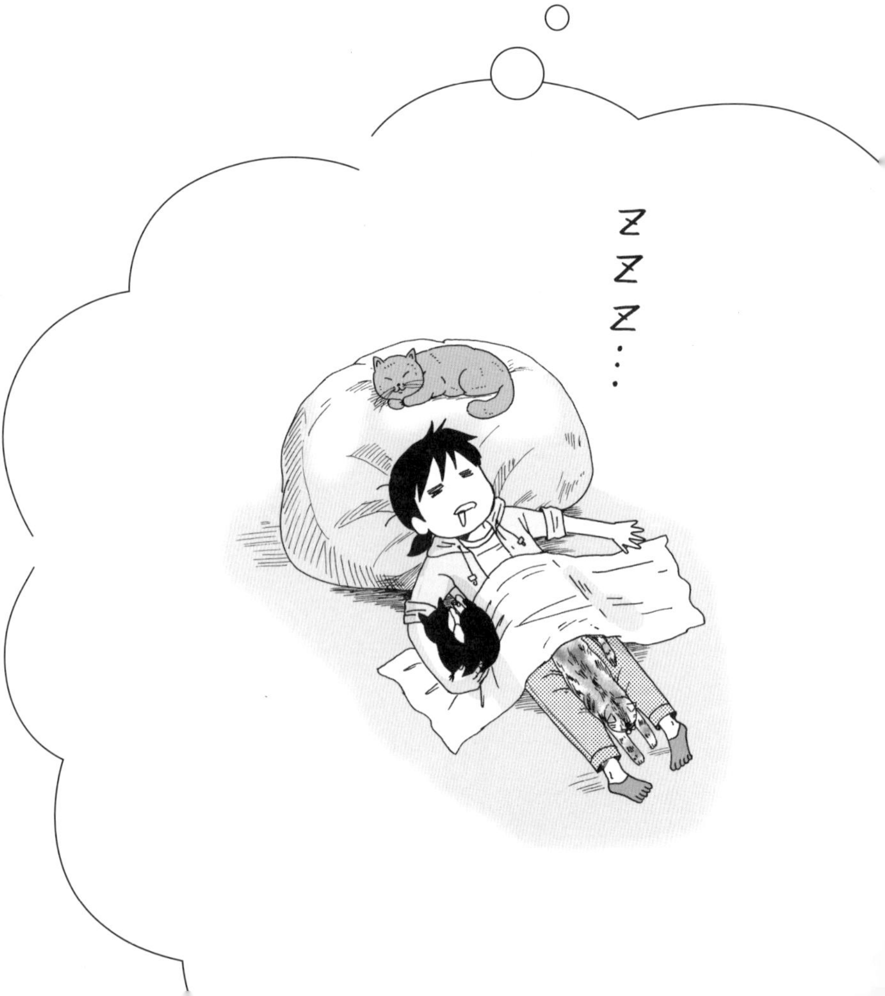
ZZZ…

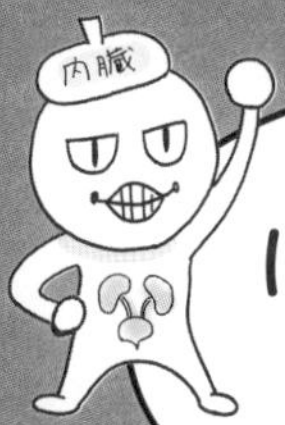

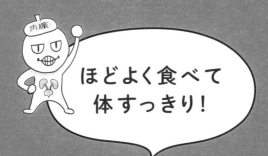

ほどよく食べて
体すっきり!

2章
食事編

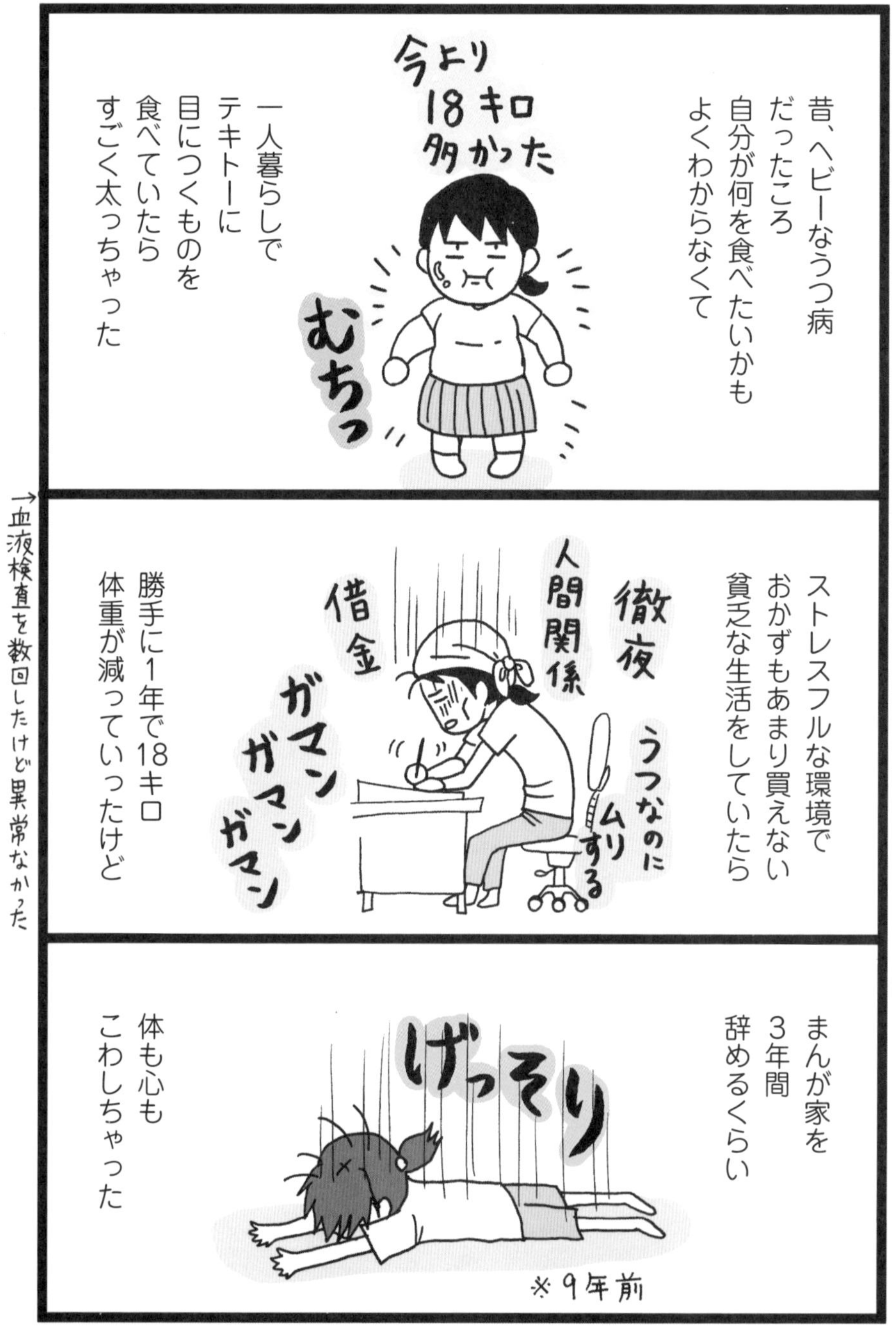

昔、ヘビーなうつ病
だったころ
自分が何を食べたいかも
よくわからなくて
今より18キロ多かった
むちっ
一人暮らしで
テキトーに
目につくものを
食べていたら
すごく太っちゃった
ストレスフルな環境で
おかずもあまり買えない
貧乏な生活をしていたら
徹夜
人間関係
借金
うつなのにムリする
ガマン
ガマン
ガマン
勝手に1年で18キロ
体重が減っていったけど
→血液検査を数回したけど異常なかった
まんが家を
3年間
辞めるくらい
げっそり
体も心も
こわしちゃった
※9年前

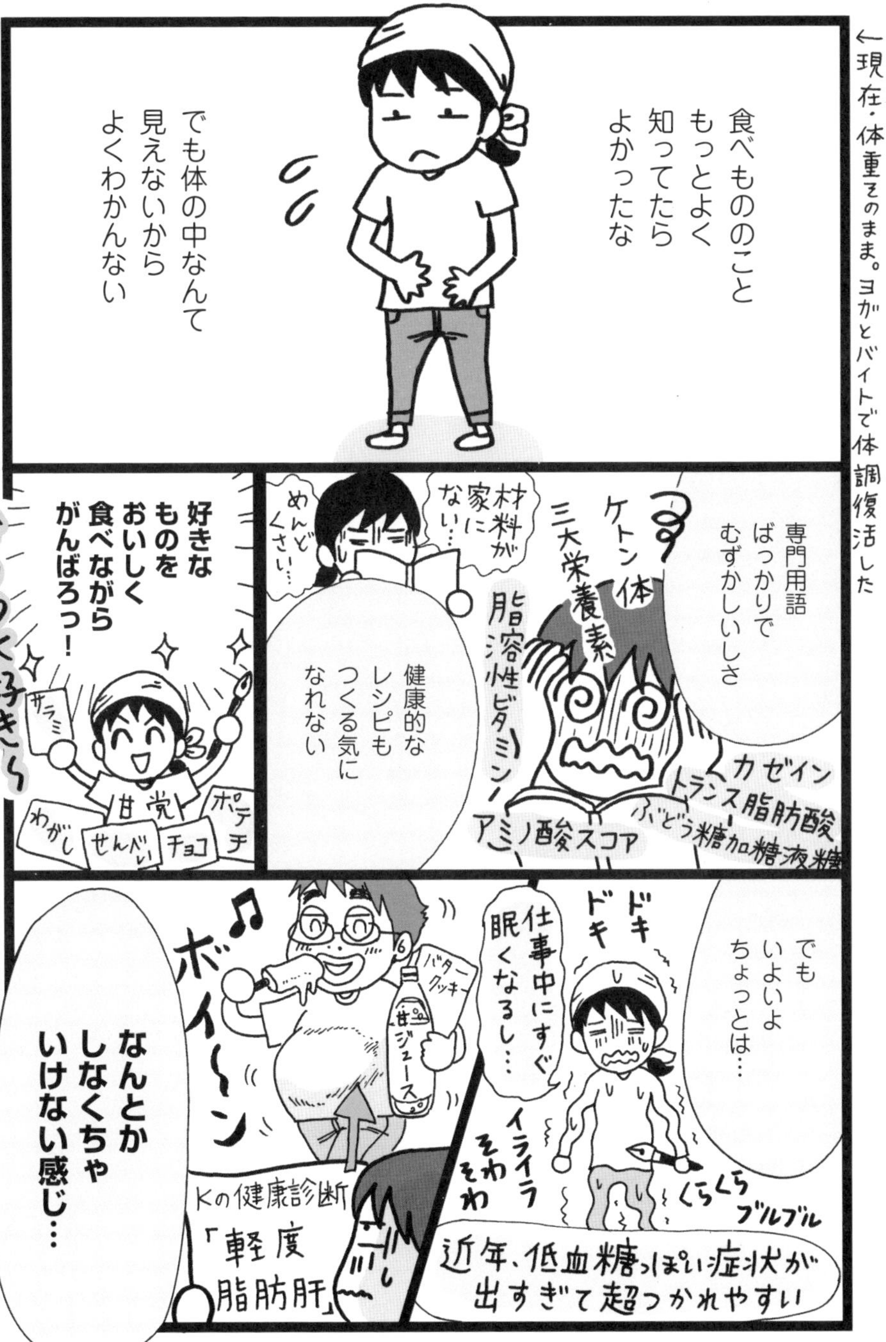
←現在・体重そのまま。ヨガとバイトで体調復活した
食べもののこと もっとよく 知ってたら よかったな
でも体の中なんて 見えないから よくわかんない
専門用語 ばっかりで むずかしいしさ
ケトン体
三大栄養素
脂溶性ビタミン
カゼイン
トランス脂肪酸
ぶどう糖加糖液糖
アミノ酸スコア
材料が 家に ない…
めんど くさい…
健康的な レシピも つくる気に なれない
好きな ものを おいしく 食べながら がんばろっ！
おやつ大好き～
サラミ
甘党
ポテチ
わがし
せんべい
チョコ
でも いよいよ ちょっとは…
ドキ ドキ
仕事中にすぐ 眠くなるし…
イライラ
そわそわ
くらくら
ブルブル
近年、低血糖っぽい症状が 出すぎて超つかれやすい
ボイ～ン
バタークッキー
甘ジュース
Kの健康診断
「軽度 脂肪肝」
なんとか しなくちゃ いけない感じ…

2章
食事編

おやつ代打カード

解説まんが「私の体内、どうなっちゃってるの？」
●おやつ代打カード

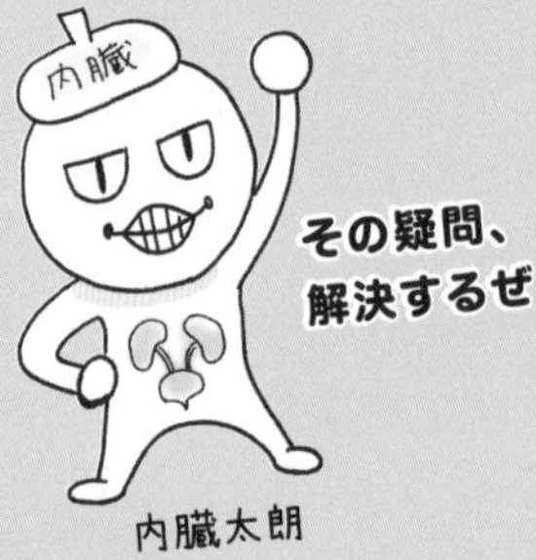
内臓
その疑問、
解決するぜ！
内臓太朗

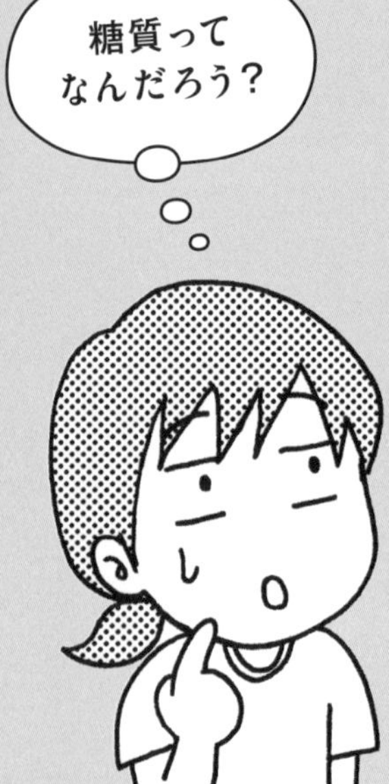
糖質って
なんだろう？

「私の体内、どうなっちゃってるの？」

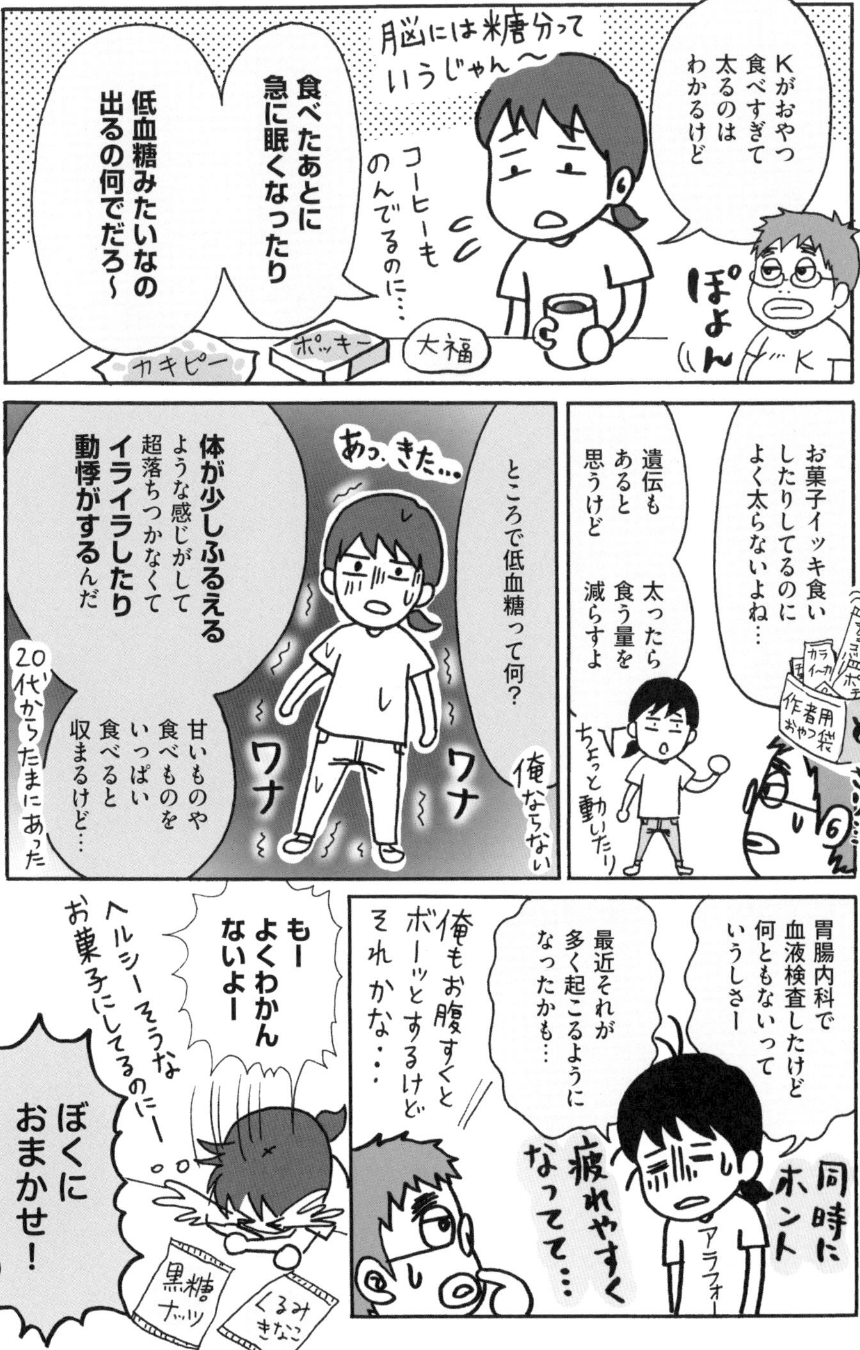
Kがおやつ食べすぎて太るのはわかるけど
脳には糖分っていうじゃん〜
コーヒーものんでるのに…
食べたあとに急に眠くなったり
低血糖みたいなの出るの何でだろ〜
ぽよん
K
大福
ポッキー
カキピー
お菓子イッキ食いしたりしてるのによく太らないよね…
遺伝もあると思うけど
太ったら食う量を減らすよ
ちょっと動いたり
作者用おやつ袋
カライーカ
ポテチ
どっさり…
ところで低血糖って何？
俺ならない
あっ、きた…
ワナ
ワナ
体が少しふるえるような感じがして超落ちつかなくてイライラしたり動悸がするんだ
甘いものや食べものをいっぱい食べると収まるけど…
20代からたまにあった
胃腸内科で血液検査したけど何ともないっていうしさー
最近それが多く起こるようになったかも…
同時にホント疲れやすくなってて…
アラフォー
俺もお腹すくとボーッとするけどそれかな…
もーよくわかんないよー
ヘルシーそうなお菓子にしてるのにー
ぼくにおまかせ！
黒糖ナッツ
くるみきなこ

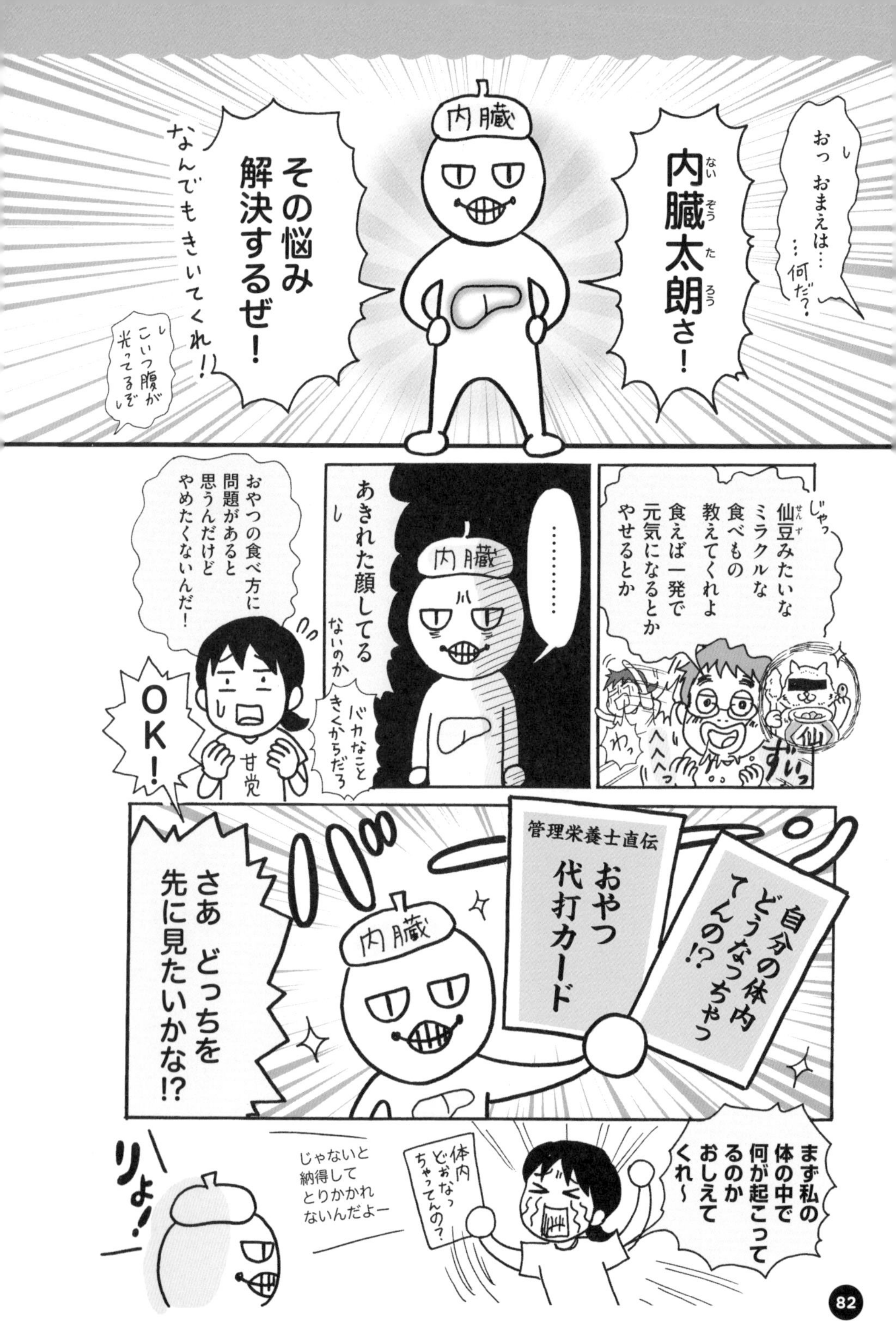

おっ おまえは……何だ？
内臓太朗《ないぞうたろう》さ！
その悩み解決するぜ！
なんでもきいてくれ！
こいつ腹が光ってるぞ
じゃっ仙豆《せんず》みたいなミラクルな食べもの教えてくれよ 食えば一発で元気になるとかやせるとか
わっ
へへへっ
ずいっ
仙
……………
あきれた顔してる
ないのか
バカなこときくからだろ
おやつの食べ方に問題があると思うんだけどやめたくないんだ！
甘党
OK！
さあ どっちを先に見たいかな!?
管理栄養士直伝 おやつ代打カード
自分の体内どうなっちゃってんの!?
まず私の体の中で何が起こってるのかおしえてくれ〜
体内どおなっちゃってんの？
じゃないと納得してとりかかれないんだよー
りょ！
内臓

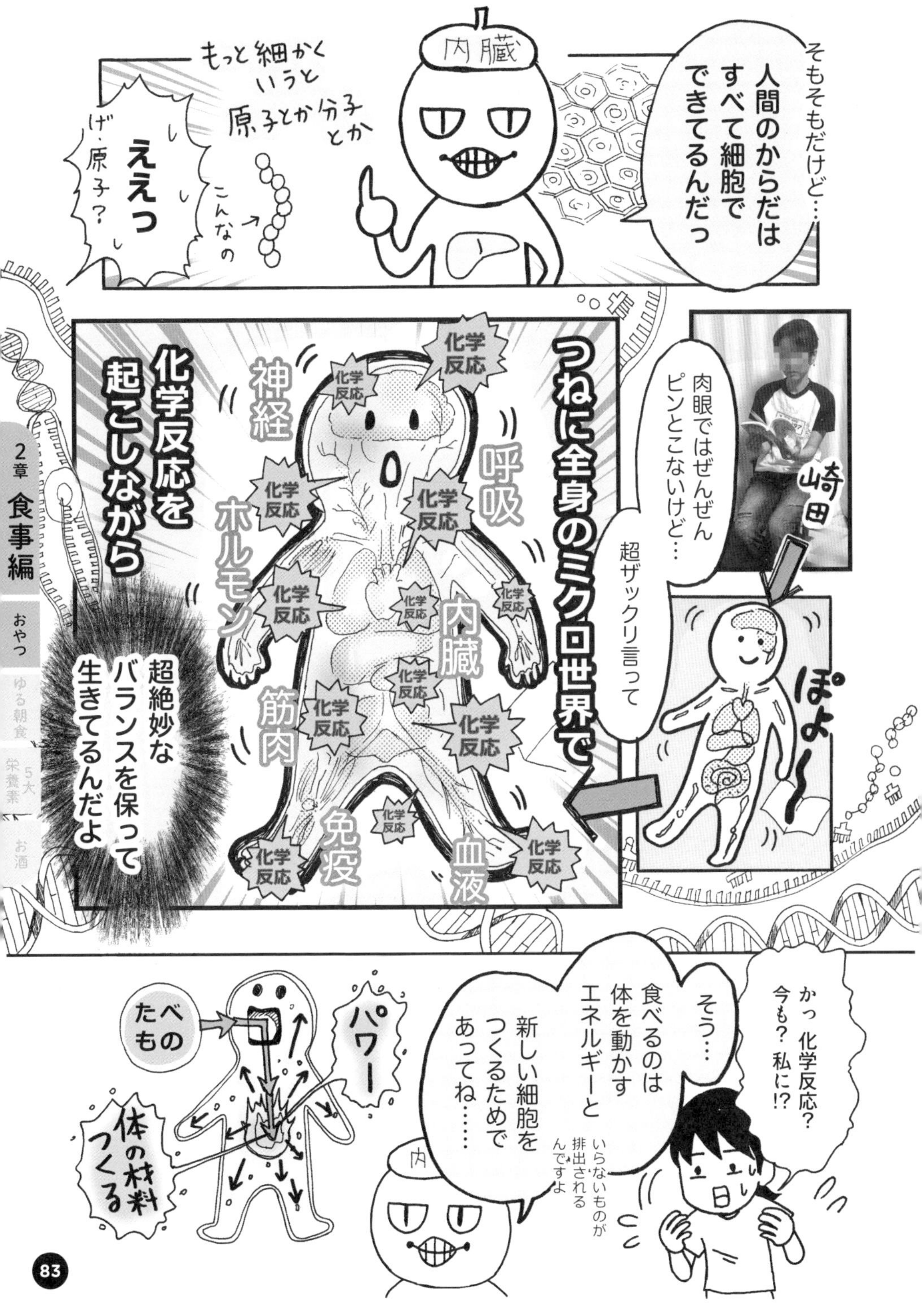

そもそもだけど…
人間のからだはすべて細胞でできてるんだっ
肉臓
もっと細かくいうと原子とか分子とか
こんなの
ええっ
げ・原子？
肉眼ではぜんぜんピンとこないけど…
超ザックリ言って
崎田
ぽよ〜
つねに全身のミクロ世界で
化学反応を起こしながら
超絶妙なバランスを保って生きてるんだよ
化学反応
神経
呼吸
ホルモン
肉臓
筋肉
免疫
血液
かっ 化学反応？ 今も？ 私に!?
そう…
食べるのは体を動かすエネルギーと新しい細胞をつくるためであってね……
いらないものが排出されるんですよ
肉
たべもの
パワー
体の材料つくる

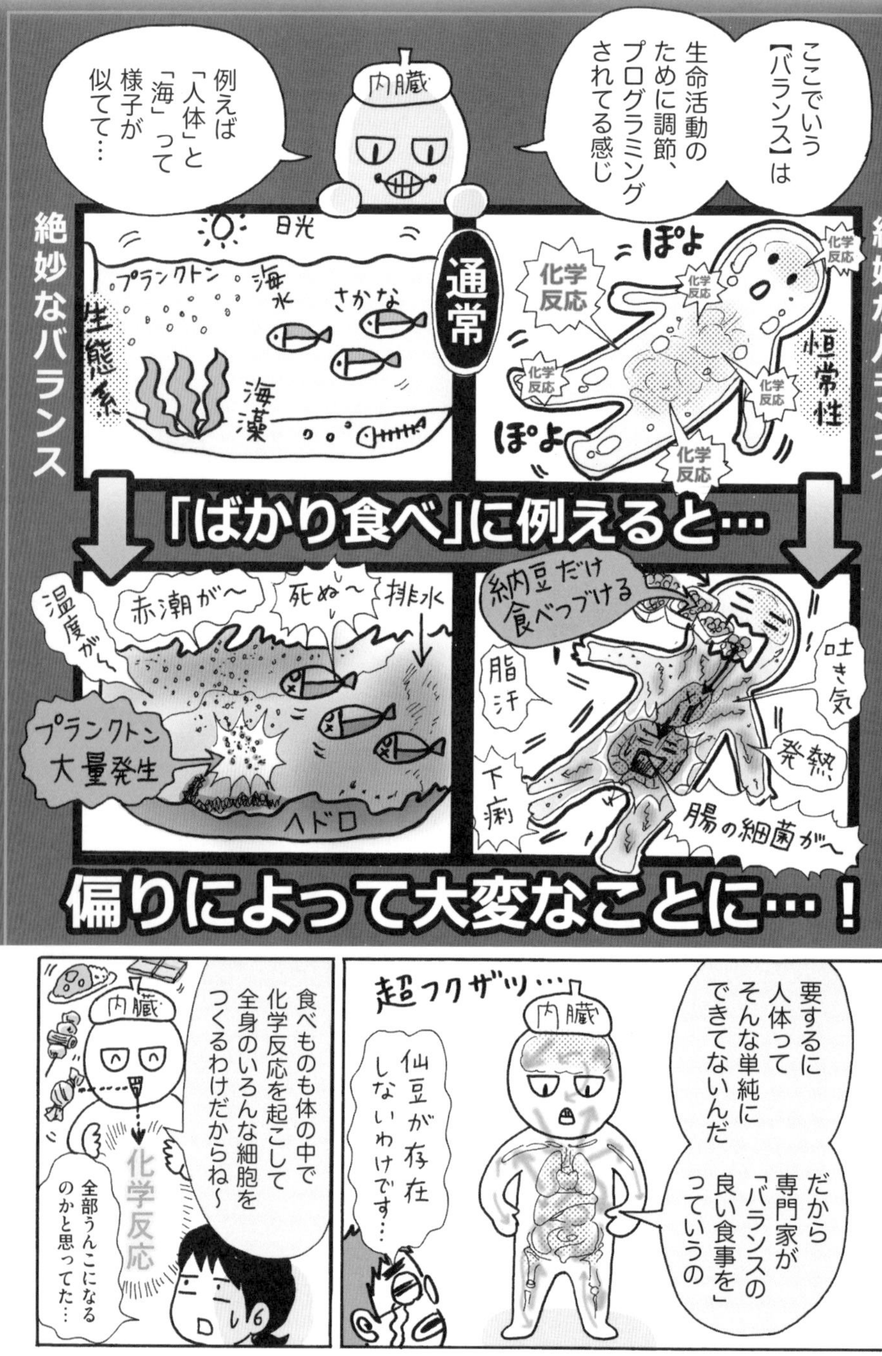

ここでいう【バランス】は

生命活動のために調節、プログラミングされてる感じ

例えば「人体」と「海」って様子が似てて…

内臓

絶妙なバランス

絶妙なバランス

生態系

日光

プランクトン

海水

さかな

海藻

通常

ぽよ

化学反応

化学反応

化学反応

化学反応

化学反応

化学反応

化学反応

ぽよ

恒常性

「ばかり食べ」に例えると…

温度が〜

赤潮が〜

死ぬ〜

排水

プランクトン大量発生

ヘドロ

納豆だけ食べつづける

脂汗

下痢

吐き気

発熱

腸の細菌が〜

偏りによって大変なことに…！

食べものも体の中で化学反応を起こして全身のいろんな細胞をつくるわけだからね〜

内臓

↓化学反応

全部うんこになるのかと思ってた…

超フクザツ…

内臓

仙豆が存在しないわけです…

要するに人体ってそんな単純にできてないんだ

だから専門家が「バランスの良い食事を」っていうの

84

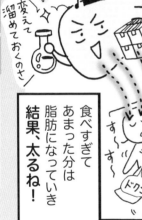

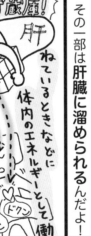

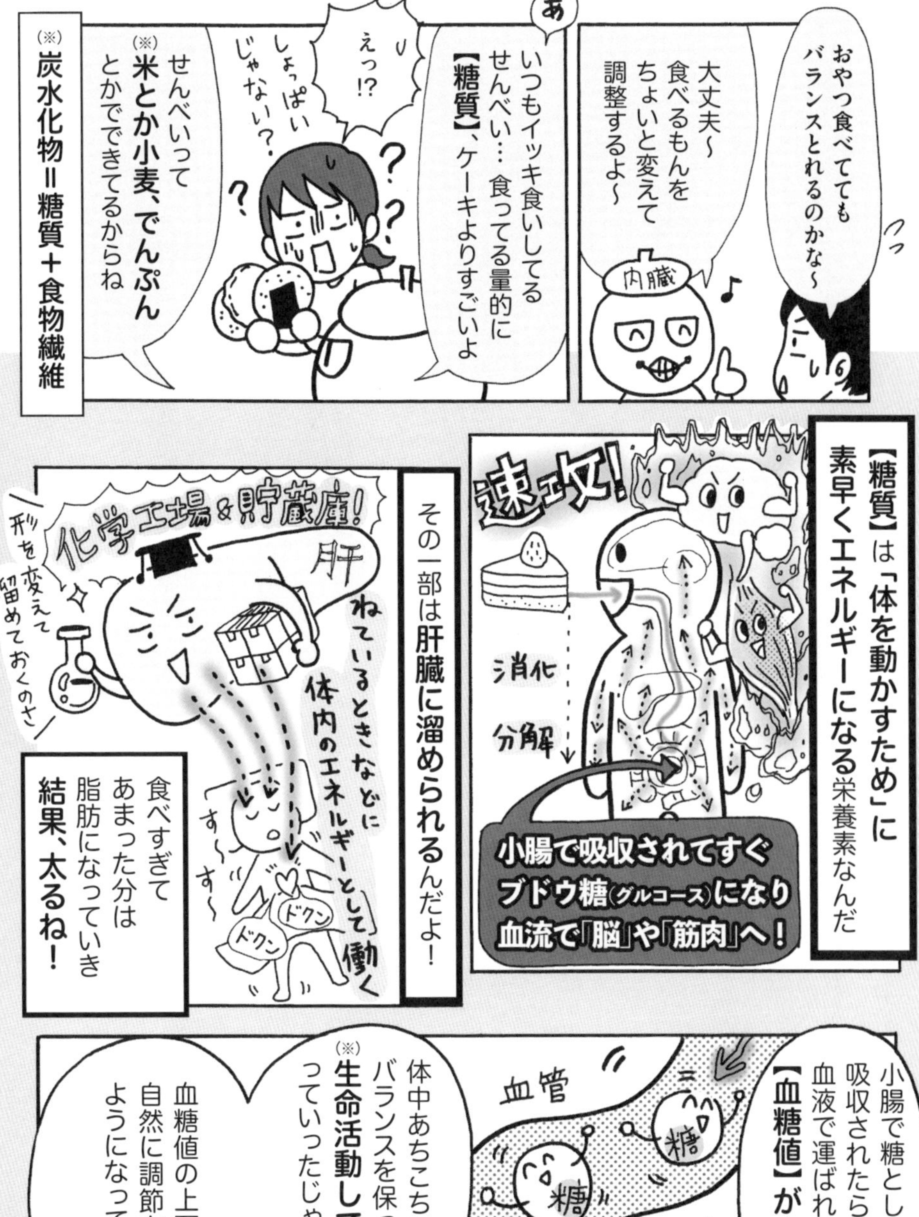
おやつ食べててもバランスとれるのかな～
大丈夫～食べるもんをちょいと変えて調整するよ～
内臓
♪
あ
いつもイッキ食いしてるせんべい… 食ってる量的に【糖質】、ケーキよりすごいよ
えっ!?
しょっぱいじゃない？
せんべいって(※)米とか小麦、でんぷんとかでできてるからね
(※)炭水化物＝糖質＋食物繊維
【糖質】は「体を動かすため」に素早くエネルギーになる栄養素なんだ
速ェ攻!
消化
分解
小腸で吸収されてすぐブドウ糖(グルコース)になり血流で「脳」や「筋肉」へ！
その一部は肝臓に溜められるんだよ！
化学工場&貯蔵庫!
肝
形を変えて溜めておくのさ
ねているときなどに体内のエネルギーとして働く
す～
す～
ドクン
ドクン
食べすぎてあまった分は脂肪になっていき結果、太るね！
小腸で糖として吸収されたら血液で運ばれるから【血糖値】が上がるよ
血管
糖
糖
糖
体中あちこちでバランスを保って(※)生命活動してるっていったじゃない？
血糖値の上下も自然に調節されるようになってるんだ

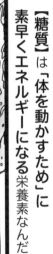

(※)「恒常性」とよばれる

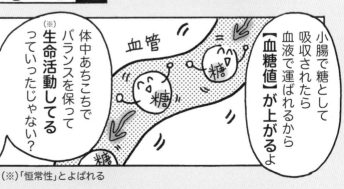

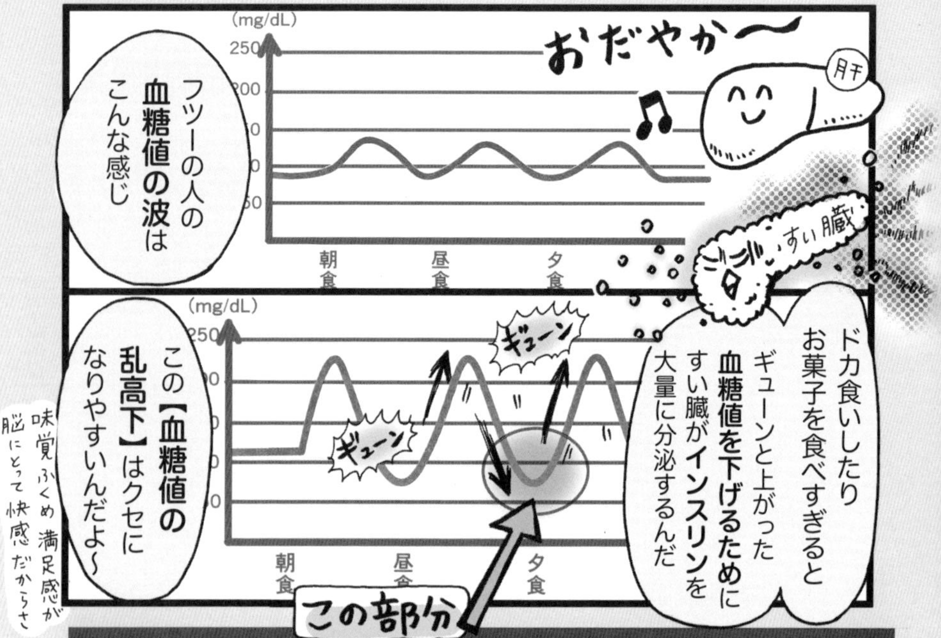
フツーの人の血糖値の波はこんな感じ
(mg/dL)
250
200
150
100
50
朝食
昼食
夕食
おだやか〜
肝
すい臓
この【血糖値の乱高下】はクセになりやすいんだよ〜
味覚ふくめ満足感が脳にとって快感だからさ
ギューン
ギューン
ドカ食いしたりお菓子を食べすぎるとギューンと上がった血糖値を下げるためにすい臓がインスリンを大量に分泌するんだ
この部分

低血糖の状態のカラダは…

体
・ドキドキする
・呼吸が速くなる
・ふるえが出る（筋肉の緊張）
・イライラする
・頭がボーッとする
などなど
交感神経（自律神経）のスイッチON
脳
うおっ
視床下部
血糖値を上げるホルモンを出すよう司令
副腎髄質
アドレナリン など
いろいろあるよ
内臓
体の中は大忙し！ コレを繰り返してるんだから疲れやすいカラダになっちゃうよね…

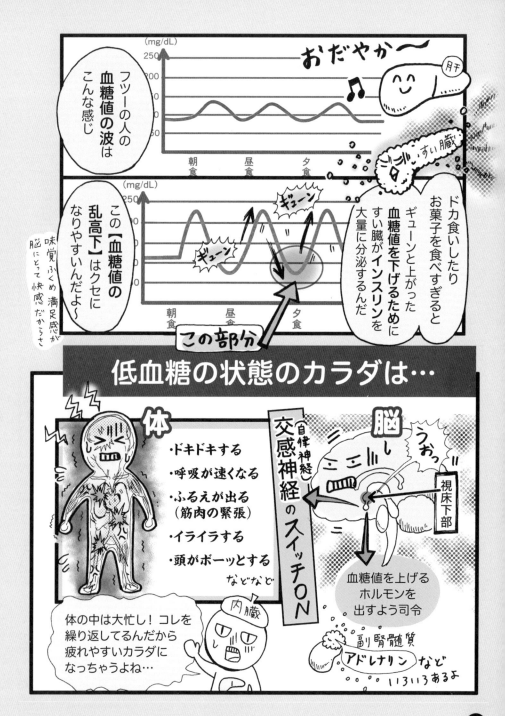

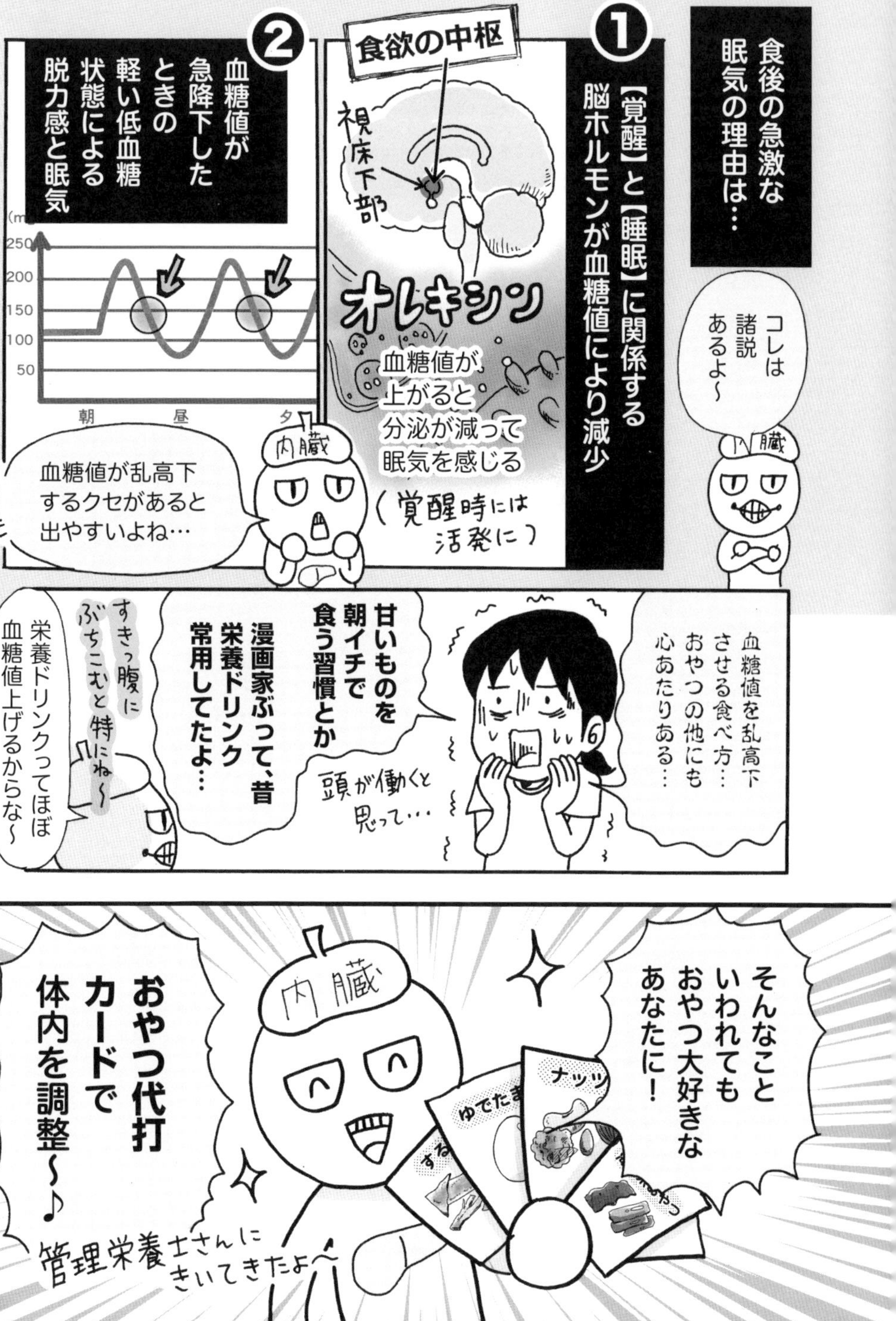
食後の急激な眠気の理由は…
コレは諸説あるよ~
内臓
①
【覚醒】と【睡眠】に関係する脳ホルモンが血糖値により減少
食欲の中枢
視床下部
オレキシン
血糖値が上がると分泌が減って眠気を感じる
(覚醒時には活発に)
②
血糖値が急降下したときの軽い低血糖状態による脱力感と眠気
250
200
150
100
50
朝
昼
夕
内臓
血糖値が乱高下するクセがあると出やすいよね…
どっちも
血糖値を乱高下させる食べ方…おやつの他にも心あたりある…
甘いものを朝イチで食う習慣とか
漫画家ぶって、昔栄養ドリンク常用してたよ…
頭が働くと思って…
すきっ腹にぶちこむと特にね~
栄養ドリンクってほぼ血糖値上げるからな~
そんなこといわれてもおやつ大好きなあなたに!
内臓
おやつ代打カードで体内を調整~♪
ナッツ
ゆでたま
する
管理栄養士さんにきいてきたよ~

おやつ代打カード

好きなおやつのラインナップに
お好みの代打カードをはさんで食べよう!
内臓やホルモンetcの体内バランスを調整するぞ♪
糖質が気になる人には食物繊維モノはマスト!!

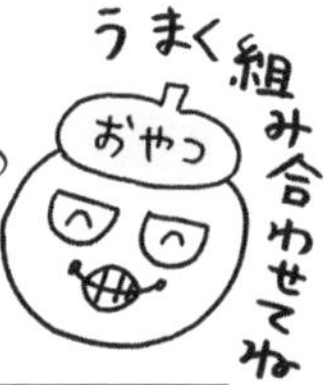

ナッツ類

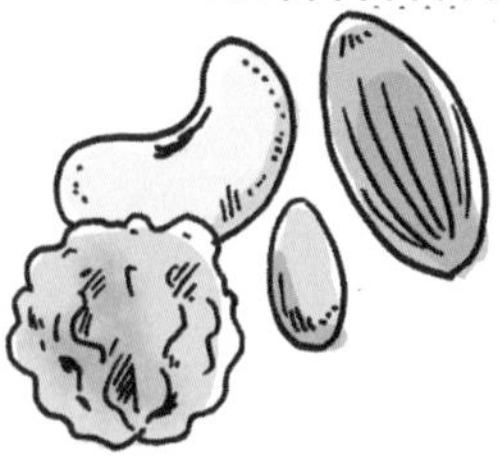

良い「**脂質**」でエネルギー補給!
糖質を急に減らすと頭が
働かなくなっちゃうぞ!
(塩気のないものがオススメ)

海藻系おやつ

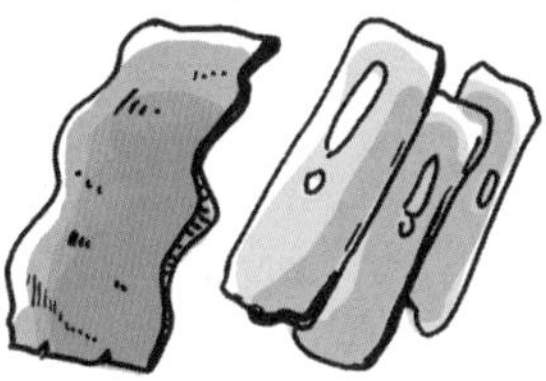

「**食物繊維**」がたっぷり!
糖質の吸収を穏やかにして
便通も整えるよ!
(塩気や濃い味つけに気をつけよう)

するめ

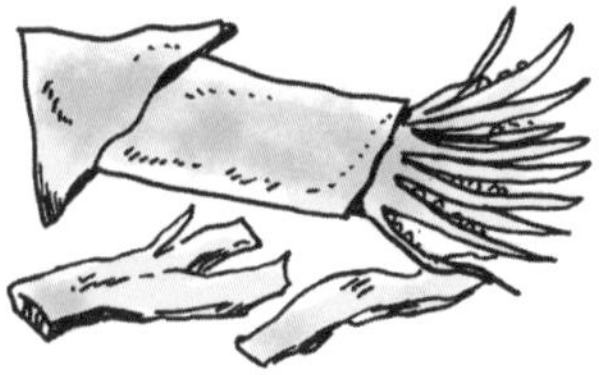

たっぷりの「**タンパク質**」と「**亜鉛**」は
元気の素&細胞をつくる助けに!
(マヨのつけすぎは胃が気持ち悪くなるし
脂質摂りすぎに。素で食べるのがオススメ)

チーズ

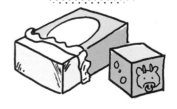

体のいろんなモノをつくる
「**タンパク質**」が入っているよ
エネルギーになる脂質もゲット!
(塩気や濃い味つけに気をつけよう)

ゆでたまご

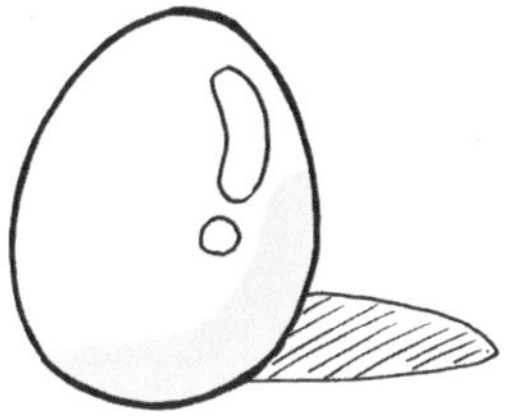

卵にはアミノ酸スコア100の
良質な「タンパク質」が！
ミネラル・ビタミンも多く
栄養価バツグン！腹もちよし！

にぼし

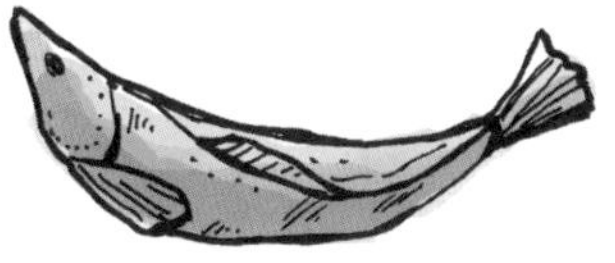

体をつくる「タンパク質」が豊富！
血液の材料になる鉄分もたっぷり
ビタミンDで免疫力UPも期待！
（加工されてないモノがオススメ）

飲みものはお茶やコーヒー炭酸水など

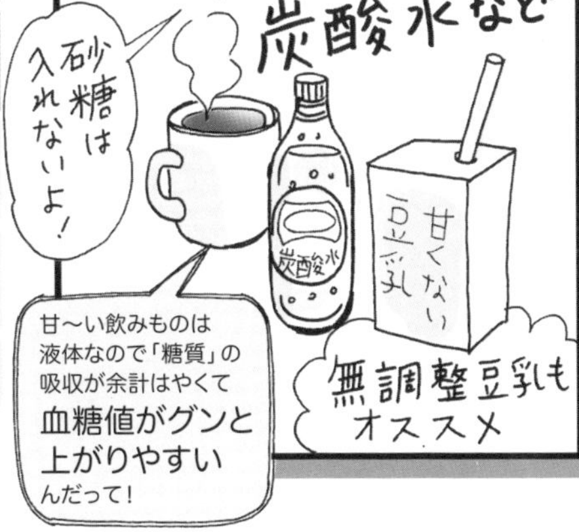
砂糖は入れないよ！
炭酸水
甘くない豆乳
無調整豆乳もオススメ
甘〜い飲みものは液体なので「糖質」の吸収が余計はやくて血糖値がグンと上がりやすいんだって！

ビタミンの多い果物

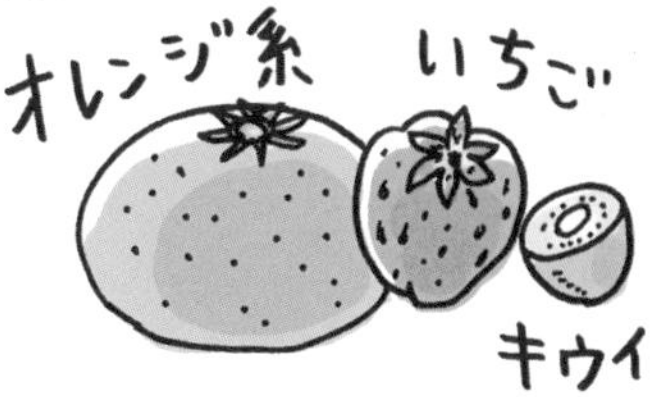
オレンジ系
いちご
キウイ

同じ甘味なら、色が濃くて
ビタミンCが多い果物をチョイス！
免疫力を高める手助けに。
「食物繊維」もゲットできるよ！

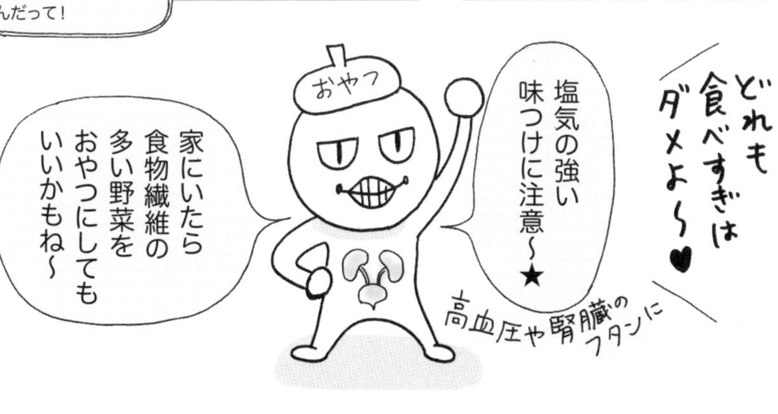
おやつ
塩気の強い味つけに注意〜★
高血圧や腎臓のフタンに
どれも食べすぎはダメよ〜♥
家にいたら食物繊維の多い野菜をおやつにしてもいいかもね〜

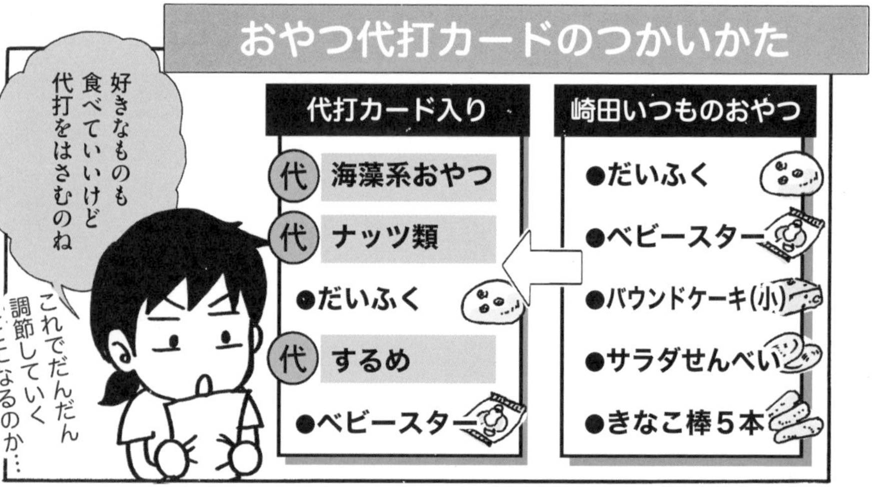

おやつ代打カードのつかいかた
好きなものも食べていいけど代打をはさむのね
これでだんだん調節していくことになるのか…
代打カード入り
代 海藻系おやつ
代 ナッツ類
●だいふく
代 するめ
●ベビースター
崎田いつものおやつ
●だいふく
●ベビースター
●パウンドケーキ(小)
●サラダせんべい
●きなこ棒５本

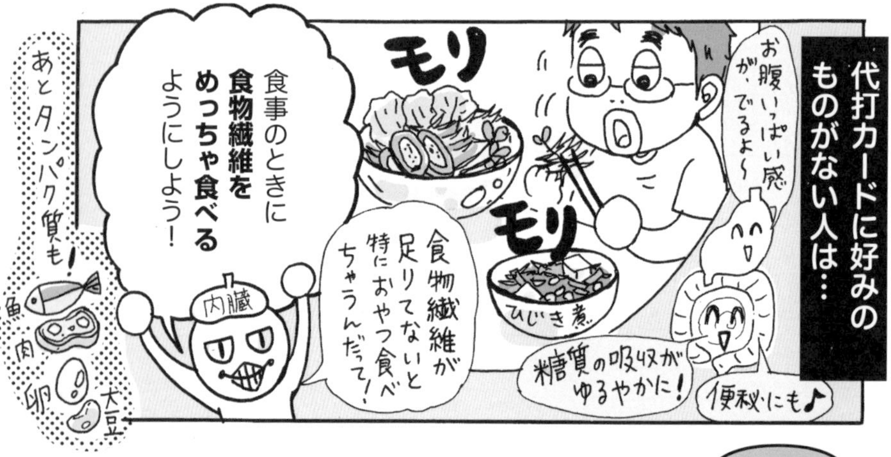

代打カードに好みのものがない人は…
お腹いっぱい感がでるよ～
モリ
食事のときに食物繊維をめっちゃ食べるようにしよう！
モリ
ひじき煮
食物繊維が足りてないと特におやつ食べちゃうんだって！
内臓
糖質の吸収がゆるやかに！
便秘にも♪
あとタンパク質も！
魚
肉
卵
大豆

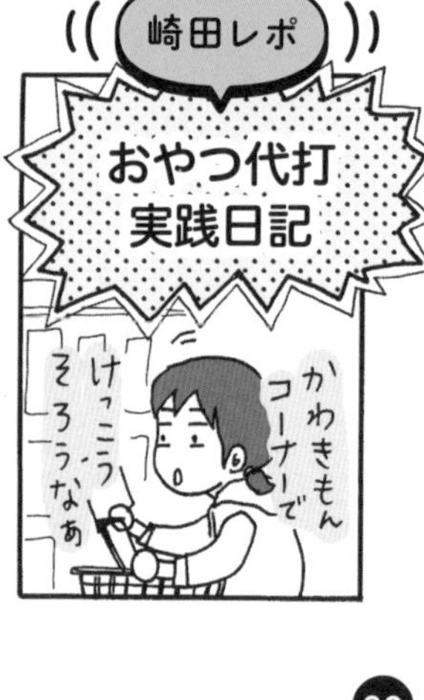

崎田レポ
おやつ代打実践日記
かわきもんコーナーで
けっこうそろうなあ

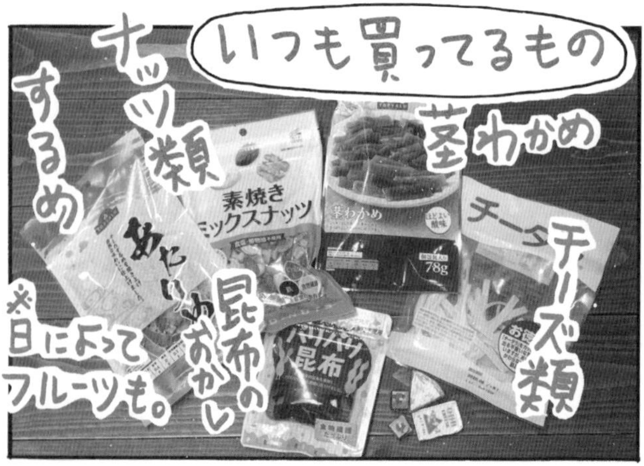

いつも買ってるもの
ナッツ類
するめ
茎わかめ
素焼きミックスナッツ
茎わかめ
78g
チーズ類
昆布のおかし
※日によってフルーツも。

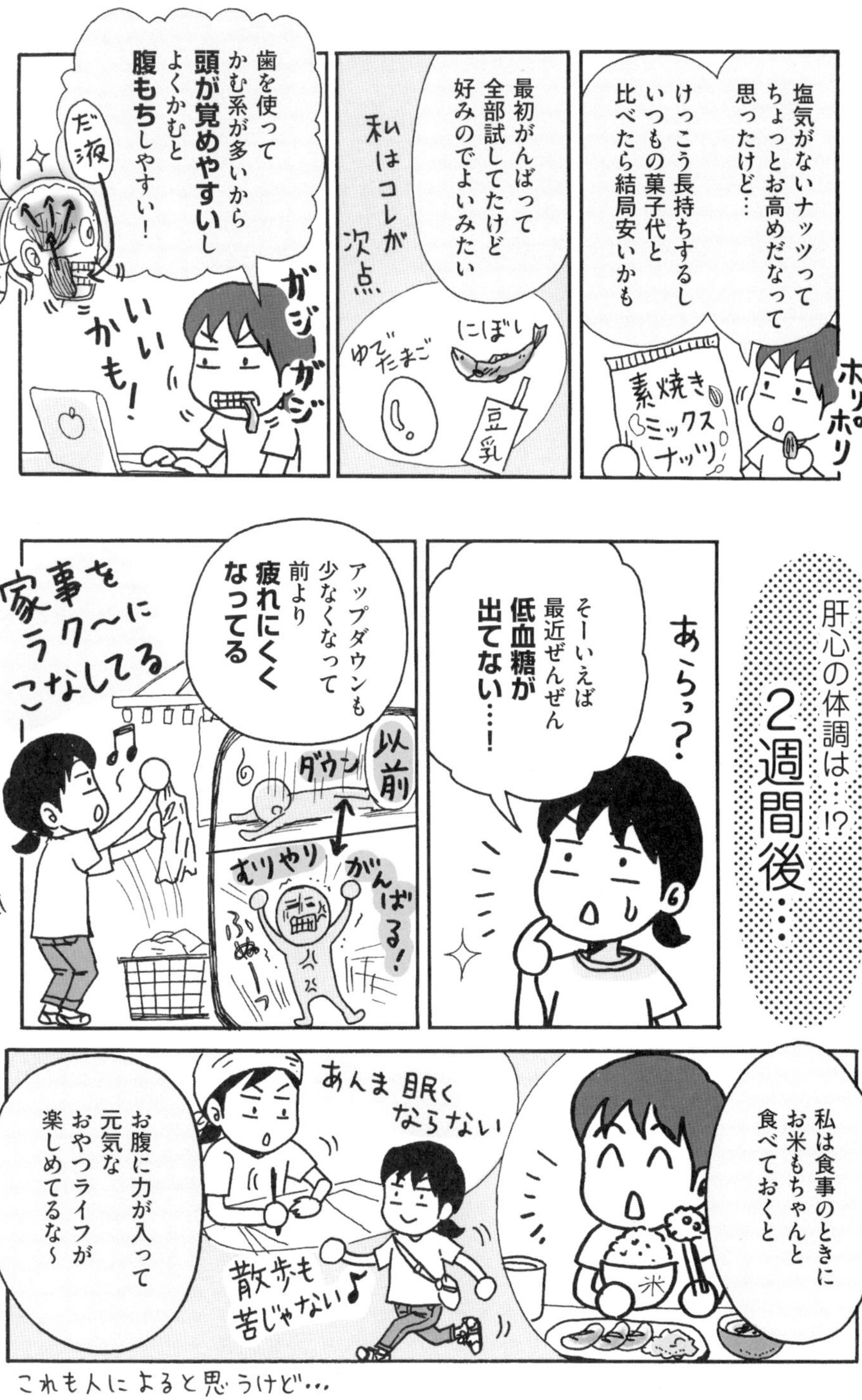
塩気がないナッツって
ちょっとお高めだなって
思ったけど…
けっこう長持ちするし
いつもの菓子代と
比べたら結局安いかも
ポリポリ
素焼きミックスナッツ
最初がんばって
全部試してたけど
好みのでよいみたい
私はコレが次点
にぼし
ゆでたまご
豆乳
歯を使って
かむ系が多いから
頭が覚めやすいし
よくかむと
腹もちしやすい！
だ液
血流
刺激
ガジガジ
いいかも！
肝心の体調は…!?
2週間後…
あらっ？
そーいえば
最近ぜんぜん
低血糖が
出てない…！
アップダウンも
少なくなって
前より
疲れにくく
なってる
家事をラク～にこなしてる
以前
ダウン
むりやりがんばる！
ふぬー
私は食事のときに
お米もちゃんと
食べておくと
あんま眠くならない
散歩も苦じゃない♪
お腹に力が入って
元気な
おやつライフが
楽しめてるな～

これも人によると思うけど…

2章 食事編 おやつ ゆる朝食 5大栄養素 お酒

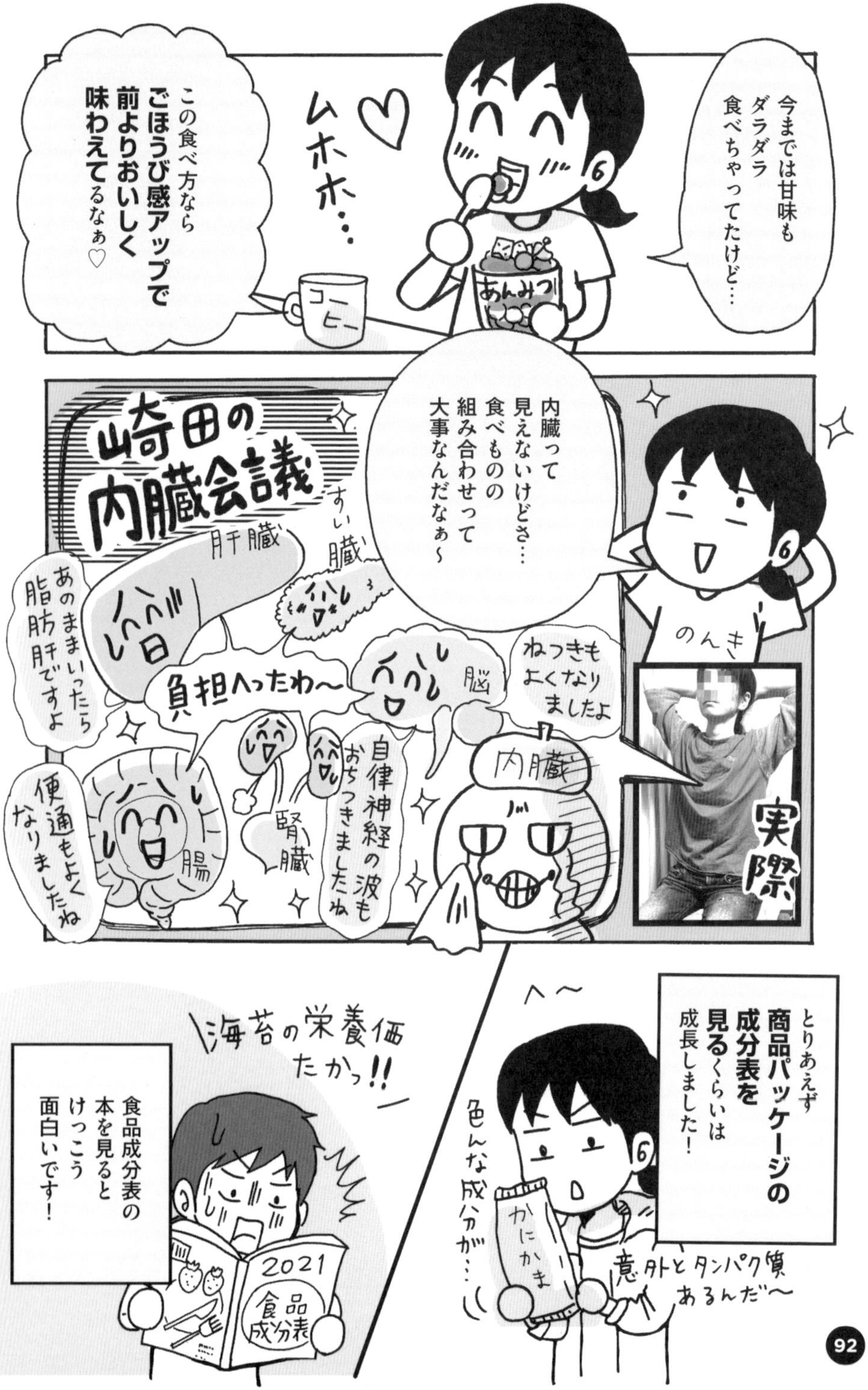
今までは甘味も
ダラダラ
食べちゃってたけど…
ムホホ…
あんみつ
コーヒー
この食べ方なら
ごほうび感アップで
前よりおいしく
味わえてるなぁ♡
内臓って
見えないけどさ…
食べものの
組み合わせって
大事なんだなぁ～
のんき
実際
崎田の内臓会議
肝臓
すい臓
あのままいったら
脂肪肝ですよ
負担へったわ～
脳
ねつきも
よくなり
ましたよ
内臓
自律神経の波も
おちつきましたね
腎臓
腸
便通もよく
なりましたね
へ～
とりあえず
商品パッケージの
成分表を
見るくらいは
成長しました！
色んな成分が…
かにかま
意外とタンパク質
あるんだ～
海苔の栄養価
たかっ!!
食品成分表の
本を見ると
けっこう
面白いです！
2021
食品成分表

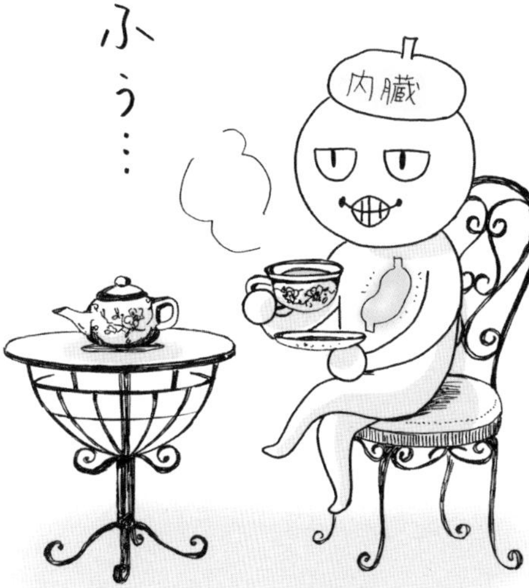
ふう…
内臓

2章
食事編

ヤセ癖つくる ゆる朝食

解説まんが「なぜ栄養素が大事なの?」
タンパク質の体内ルート!
● ヤセ癖つくる!ゆる朝食

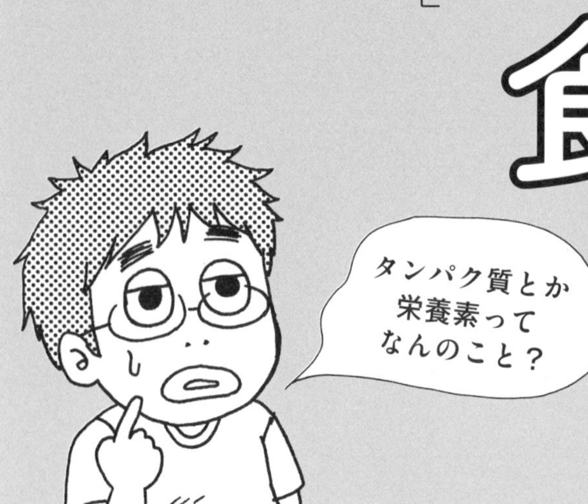

「なぜ栄養素が大事なの?」

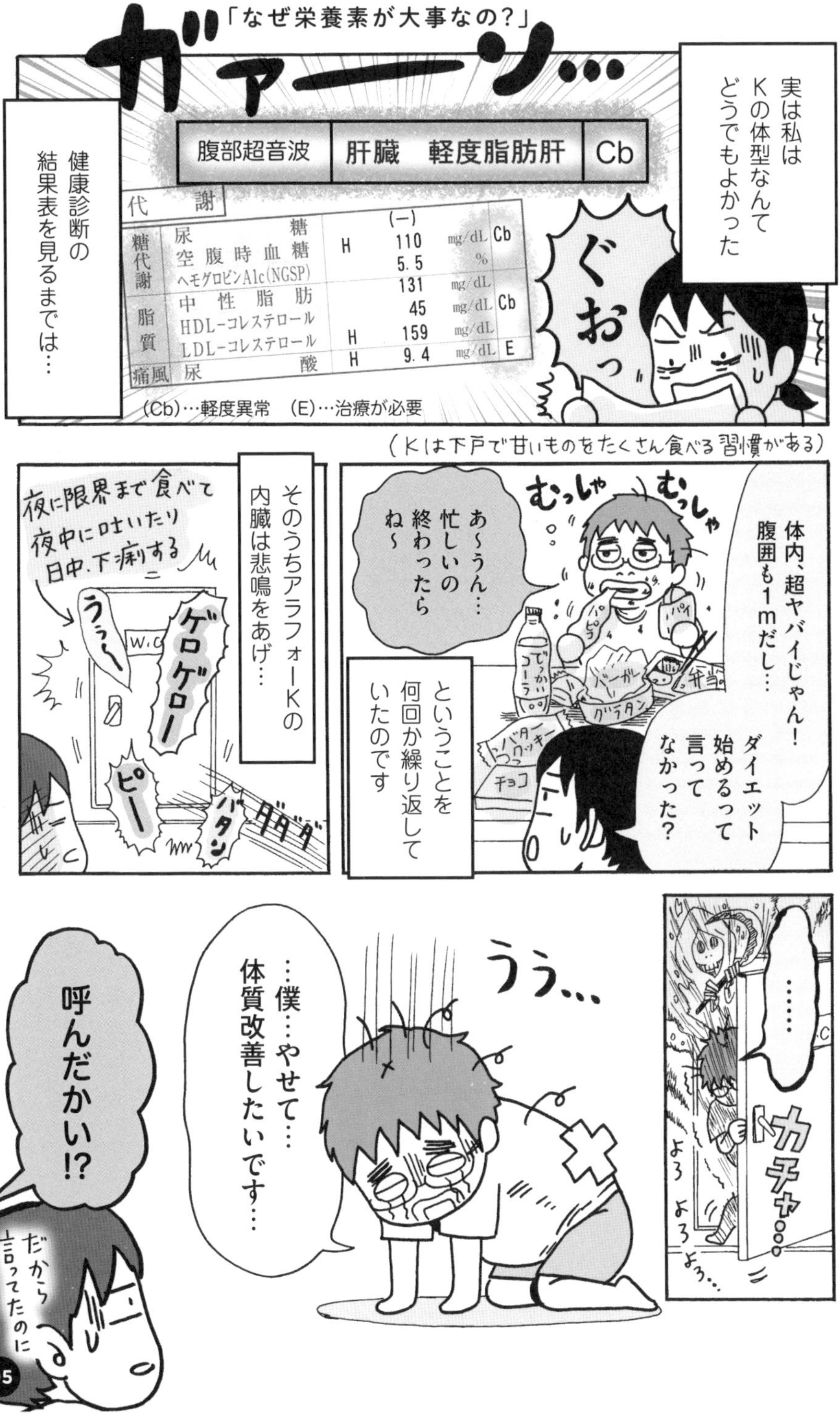
実は私は Kの体型なんて どうでもよかった
健康診断の結果表を見るまでは…
ガァーン…
ぐおっ
腹部超音波 肝臓 軽度脂肪肝 Cb
代謝
糖代謝 尿糖 (－)
空腹時血糖 H 110 mg/dL Cb
ヘモグロビンA1c(NGSP) 5.5 %
脂質 中性脂肪 131 mg/dL
HDL－コレステロール 45 mg/dL Cb
LDL－コレステロール H 159 mg/dL
痛風 尿酸 H 9.4 mg/dL E
(Cb)…軽度異常 (E)…治療が必要
(Kは下戸で甘いものをたくさん食べる習慣がある)
体内、超ヤバイじゃん! 腹囲も1mだし…
むっしゃ むっしゃ
あ~うん… 忙しいの 終わったら ね~
ダイエット 始めるって 言って なかった?
パイ
パピコ
でっかいコーラ
バーガー
グラタン
弁当
バタークッキー
チョコ
ということを 何回か繰り返して いたのです
そのうちアラフォーKの 内臓は悲鳴をあげ…
夜に限界まで食べて 夜中に吐いたり 日中、下痢する
W.C
うぅ~
ゲロゲロ~
ピー
バタン
ダダダ
……
W.C
カチャ…
よろ よろ よろ よろ…
うう…
…僕…やせて… 体質改善したいです…
呼んだかい!?
だから 言ってたのに

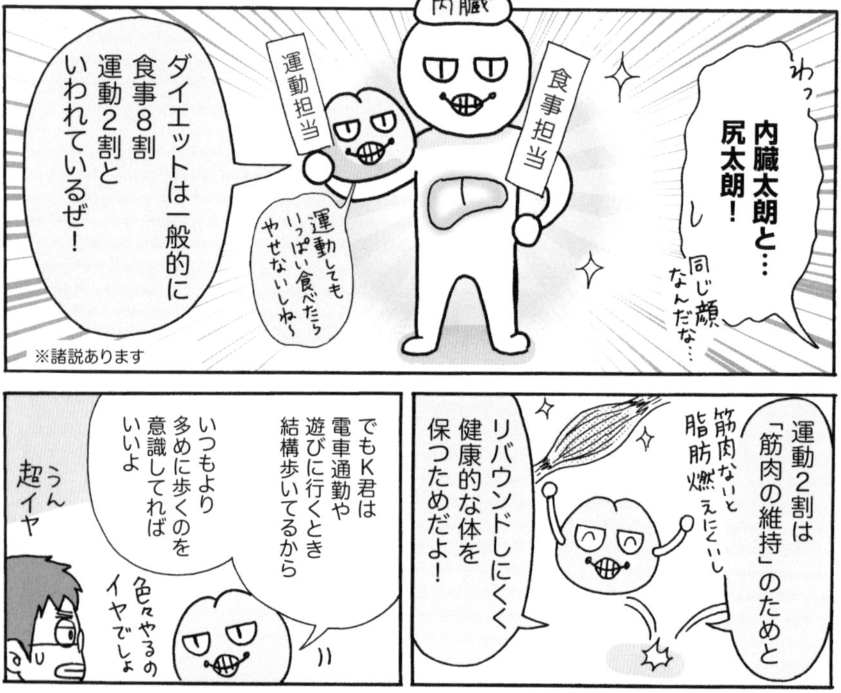

時間帯と食べる量

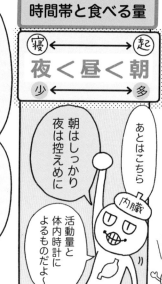

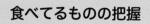

食べてるものの把握

Kの某1日

	起きる
朝	・微糖缶コーヒー
昼	・カツカレー弁当 ・微糖缶コーヒー ・チョコ1箱(おやつ)
夜	・カレードリア ・ペペロンチーノ ・からあげ弁当 ・チョコパイ1箱・キットカット ・みかん缶づめ(汁全部) ・コーラ500mℓ
	寝る

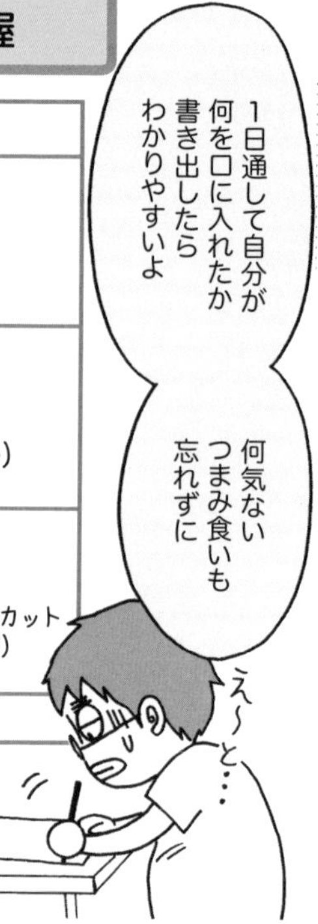

飲み物やアメもね

飲みものは糖質の吸収が速いし、ネックなところだよ(P89参照)

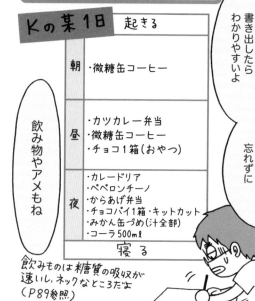

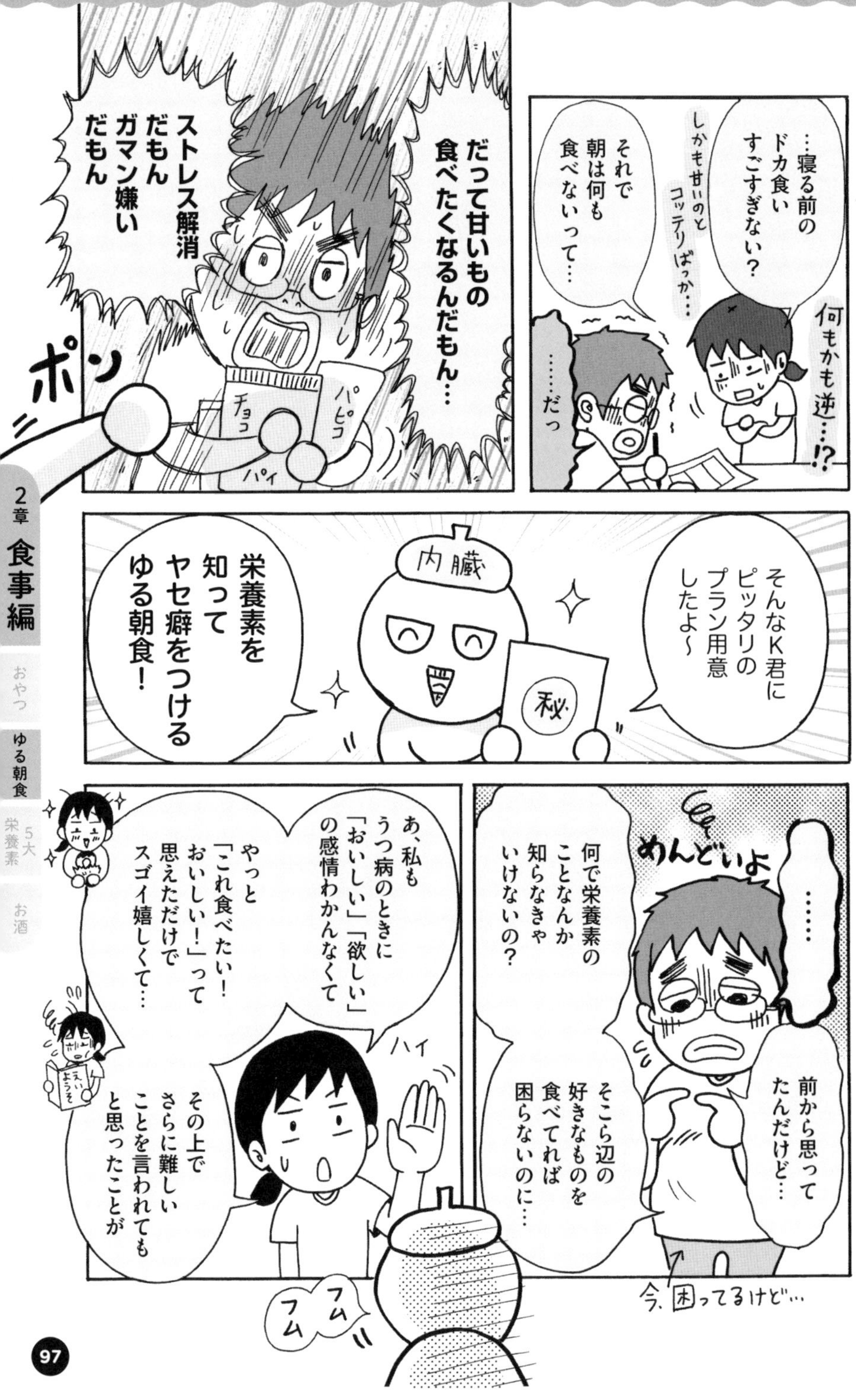
何もかも逆…!?
…寝る前のドカ食いすごすぎない？
しかも甘いのとコッテリばっか…
それで朝は何も食べないって…
……だっ
だって甘いもの食べたくなるんだもん…
ストレス解消だもん
ガマン嫌いだもん
ポン
チョコ
パピコ
パイ
そんなK君にピッタリのプラン用意したよ～
内臓
㊙
栄養素を知ってヤセ癖をつけるゆる朝食！
めんどいよ
……
何で栄養素のことなんか知らなきゃいけないの？
前から思ってたんだけど…
そこら辺の好きなものを食べてれば困らないのに…
今、困ってるけど…
あ、私もうつ病のときに「おいしい」「欲しい」の感情わかんなくて
やっと「これ食べたい！おいしい！」って思えただけでスゴイ嬉しくて…
ハイ
その上でさらに難しいことを言われてもと思ったことが
えいようそ
フムフム

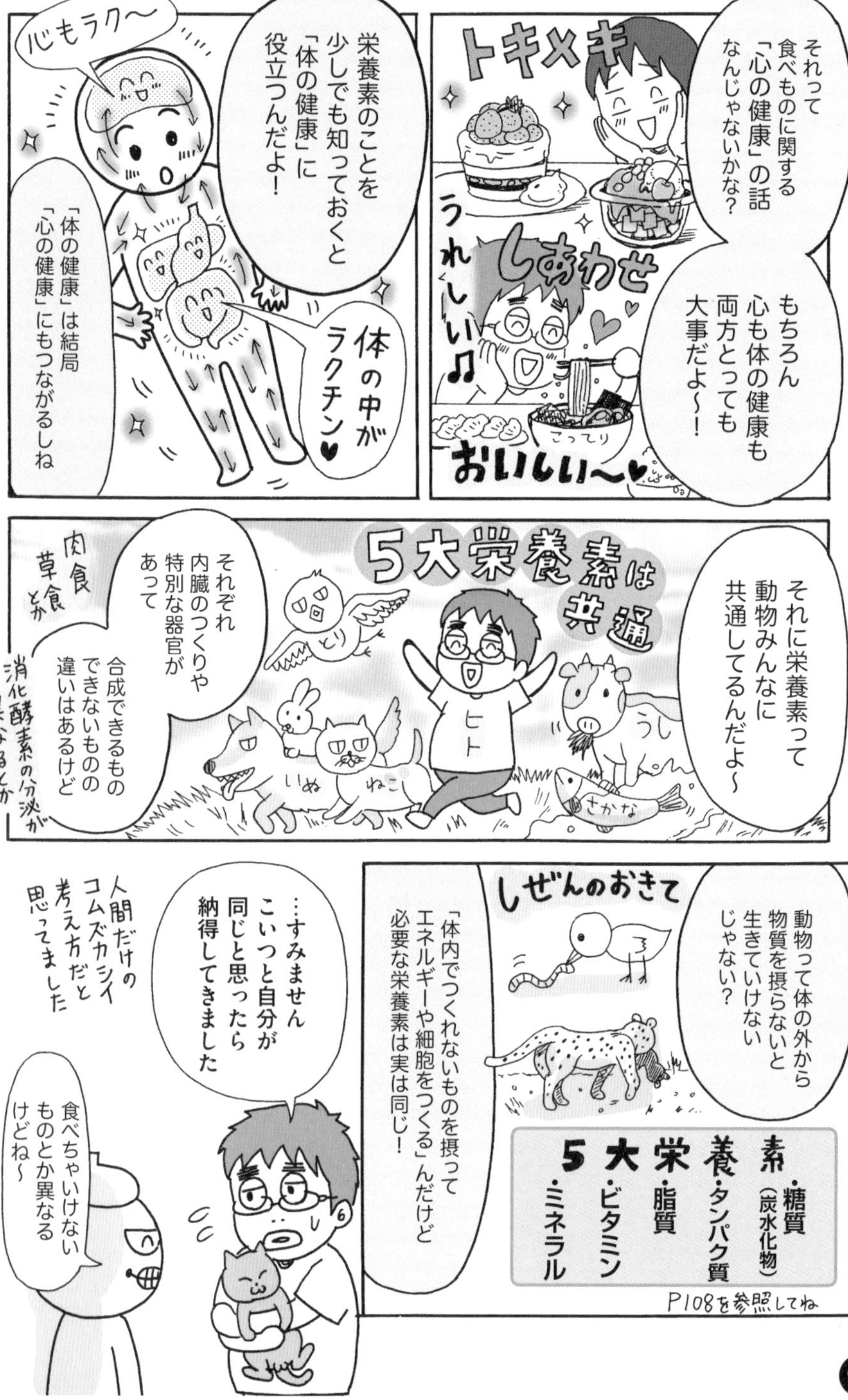

それって
食べものに関する
「心の健康」の話
なんじゃないかな？
トキメキ
うれしい♪
しあわせ
こってり
おいしい〜♥
もちろん
心も体の健康も
両方とっても
大事だよ〜！
栄養素のことを
少しでも知っておくと
「体の健康」に
役立つんだよ！
心もラク〜
体の中が
ラクチン♥
「体の健康」は結局
「心の健康」にもつながるしね
それに栄養素って
動物みんなに
共通してるんだよ〜
5大栄養素は共通
とり
ヒト
うし
さかな
ねこ
いぬ
それぞれ
内臓のつくりや
特別な器官が
あって
肉食
草食とか
合成できるもの
できないものの
違いはあるけど
消化酵素の分泌が異なるとか
しぜんのおきて
動物って体の外から
物質を摂らないと
生きていけない
じゃない？
「体内でつくれないものを摂って
エネルギーや細胞をつくる」んだけど
必要な栄養素は実は同じ！
5大栄養素
・糖質（炭水化物）
・タンパク質
・脂質
・ビタミン
・ミネラル
P108を参照してね
…すみません
こいつと自分が
同じと思ったら
納得してきました
人間だけの
コムズカシイ
考え方だと
思ってました
食べちゃいけない
ものとか異なる
けどね〜

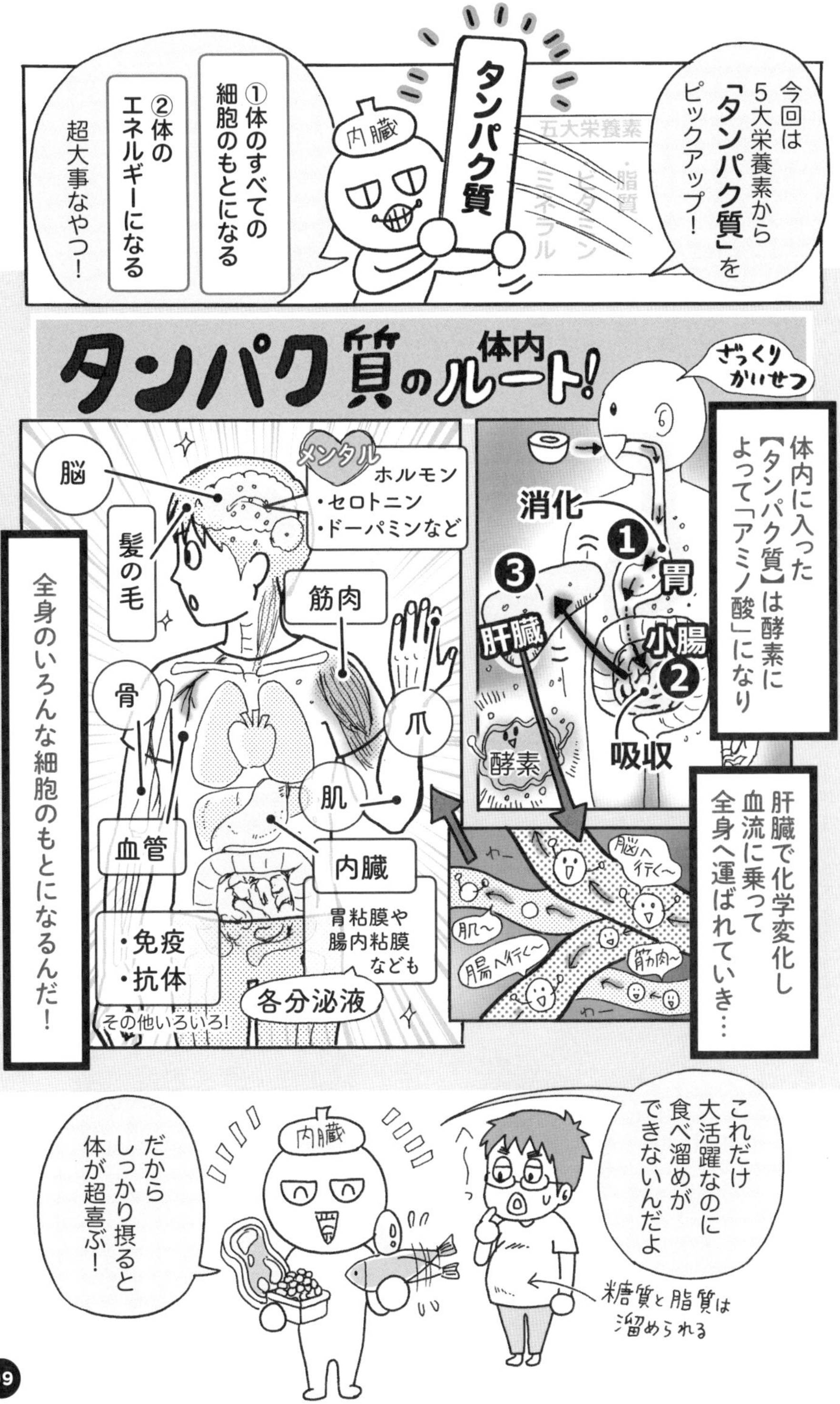
今回は5大栄養素から「タンパク質」をピックアップ!
タンパク質
五大栄養素
・脂質
・ビタミン
・ミネラル
内臓
①体のすべての細胞のもとになる
②体のエネルギーになる
超大事なやつ!
タンパク質の体内ルート!
ざっくりかいせつ
体内に入った【タンパク質】は酵素によって「アミノ酸」になり
消化
①
胃
②
小腸
③
肝臓
吸収
酵素
肝臓で化学変化し血流に乗って全身へ運ばれていき…
わー
脳へ行く〜
肌〜
腸へ行く〜
筋肉〜
わー
全身のいろんな細胞のもとになるんだ!
脳
メンタル
ホルモン
・セロトニン
・ドーパミンなど
髪の毛
筋肉
爪
骨
肌
血管
内臓
胃粘膜や腸内粘膜なども
・免疫
・抗体
その他いろいろ!
各分泌液
これだけ大活躍なのに食べ溜めができないんだよ
へ〜っ
糖質と脂質は溜められる
内臓
だからしっかり摂ると体が超喜ぶ!

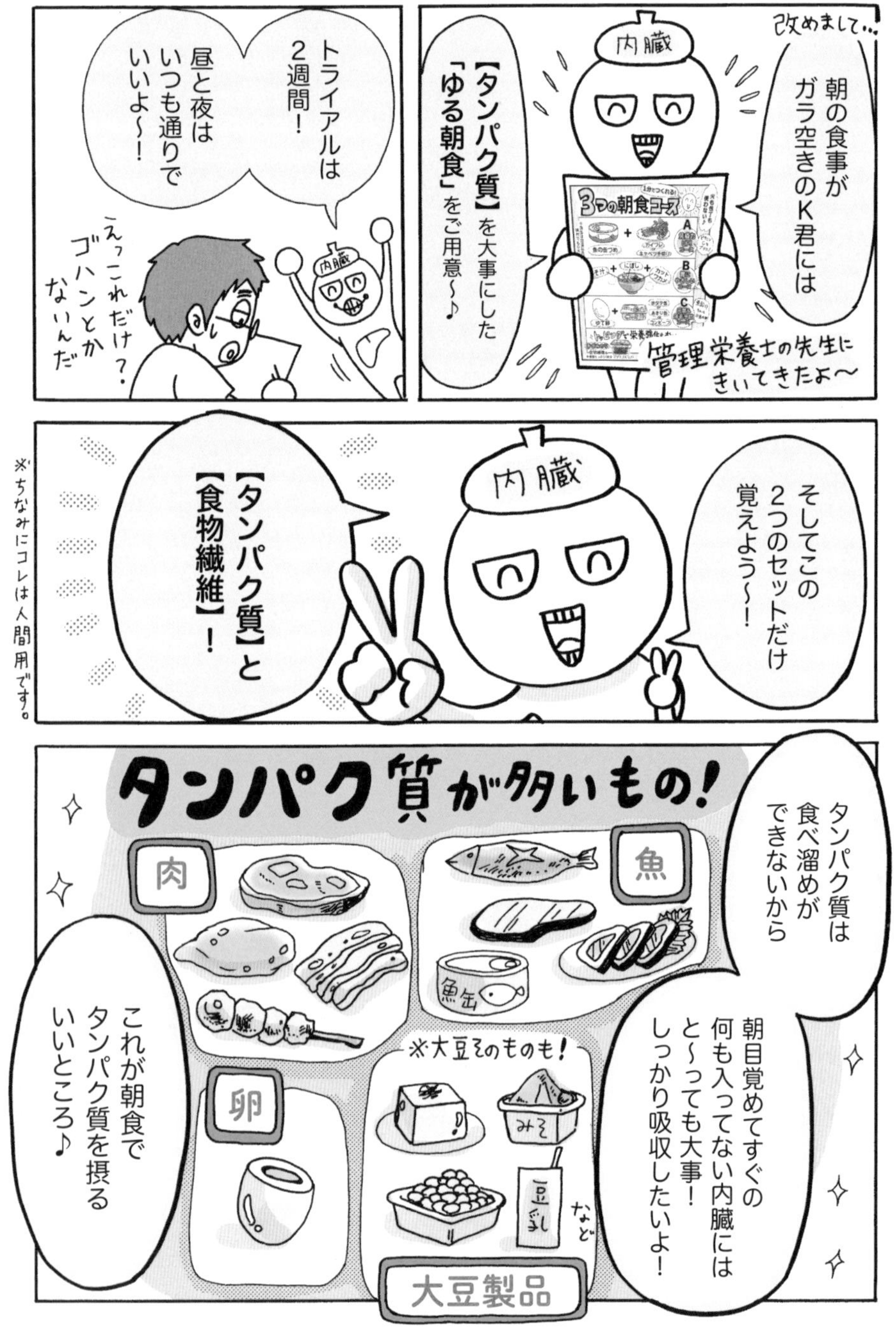
改めまして…
朝の食事がガラ空きのK君には
管理栄養士の先生にきいてきたよ～
内臓
【タンパク質】を大事にした「ゆる朝食」をご用意～♪
3つの朝食コース
トライアルは2週間！
昼と夜はいつも通りでいいよ～！
内臓
えっこれだけ？ゴハンとかないいんだ
内臓
そしてこの2つのセットだけ覚えよう～！
【タンパク質】と【食物繊維】！
※ちなみにコレは人間用です。
タンパク質が多いもの！
肉
魚
魚缶
卵
※大豆そのものも！
みそ
豆乳
など
大豆製品
タンパク質は食べ溜めができないから
朝目覚めてすぐの何も入ってない内臓にはと～っても大事！しっかり吸収したいよ！
これが朝食でタンパク質を摂るいいところ♪

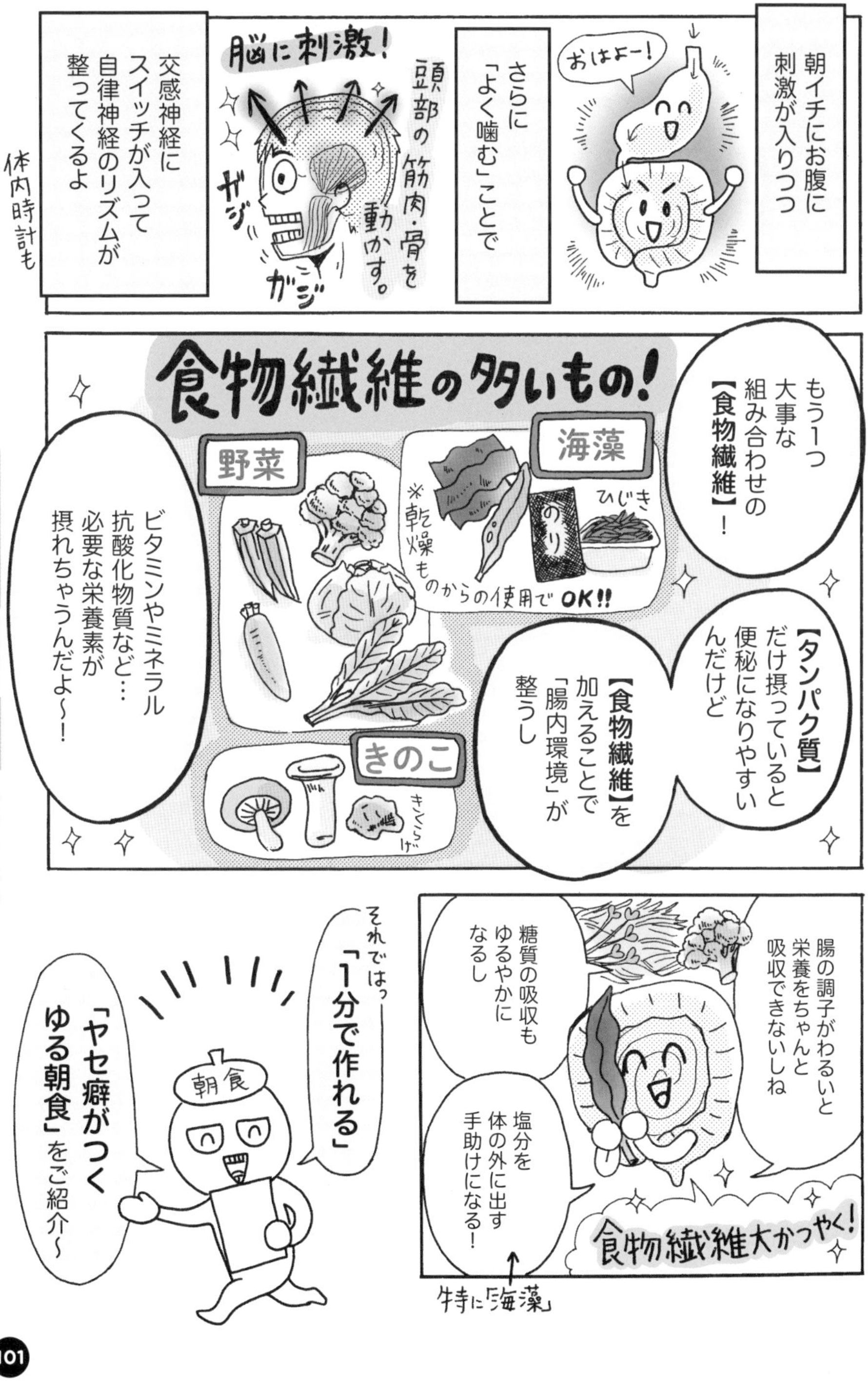
朝イチにお腹に刺激が入りつつ
おはよー!
さらに「よく噛む」ことで
脳に刺激!
頭部の筋肉・骨を動かす。
ガジ
ガジ
交感神経にスイッチが入って自律神経のリズムが整ってくるよ
体内時計も
もう1つ大事な組み合わせの【食物繊維】!
食物繊維の多いもの!
海藻
ひじき
のり
※乾燥ものからの使用でOK!!
野菜
きのこ
きくらげ
【タンパク質】だけ摂っていると便秘になりやすいんだけど
【食物繊維】を加えることで「腸内環境」が整うし
ビタミンやミネラル抗酸化物質など…必要な栄養素が摂れちゃうんだよ〜!
腸の調子がわるいと栄養をちゃんと吸収できないしね
糖質の吸収もゆるやかになるし
塩分を体の外に出す手助けになる!
特に「海藻」
食物繊維大かつやく!
それではっ「1分で作れる」
「ヤセ癖がつくゆる朝食」をご紹介〜
朝食

ヤセ癖つくる! ゆる朝食

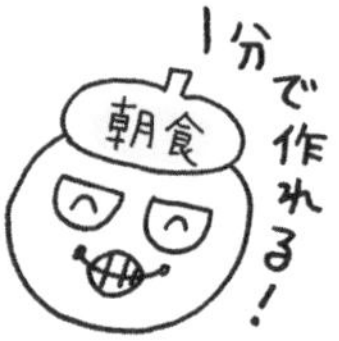

しっかり**「タンパク質」**＋**「食物繊維」**の
組み合わせが、健やかなダイエットへの道しるべさ!
内臓と自律神経のバランスも整えちゃうぞ♪
朝忙しいずぼらさんにピッタリの3コース!

A 免疫力UP!コース

ビタミンCを
プラスして
風邪ひきにくく!

Aコースでは、缶づめはシーチキン以外を食べてね。青魚はDHAやEPAの「良質な脂質」もゲット! キャベツorカイワレは手でワシッと掴めるくらいの量を食べよう♪

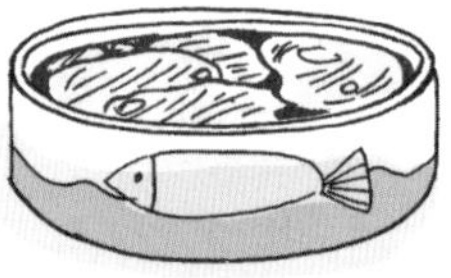

＋

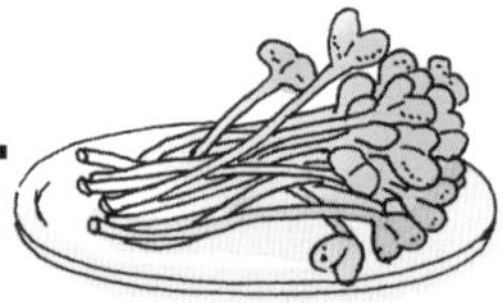

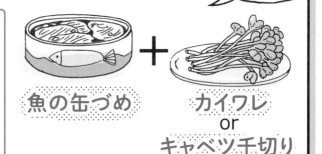

魚の缶づめ ＋ カイワレ or キャベツ千切り

B 胃にやさしいコース

発酵食品
(みそ)で
消化を助ける♡

発酵食品(みそ)は消化を助けて腸内環境も改善♪ にぼしをきもち多めに入れるか、豆腐をプラスして「タンパク質」をしっかりゲットしよう!(にぼしは加工されてないものがオススメ、塩気控えめに)

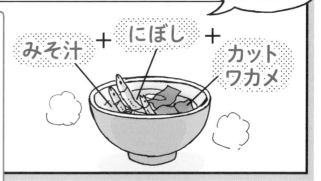

みそ汁 ＋ にぼし ＋ カットワカメ

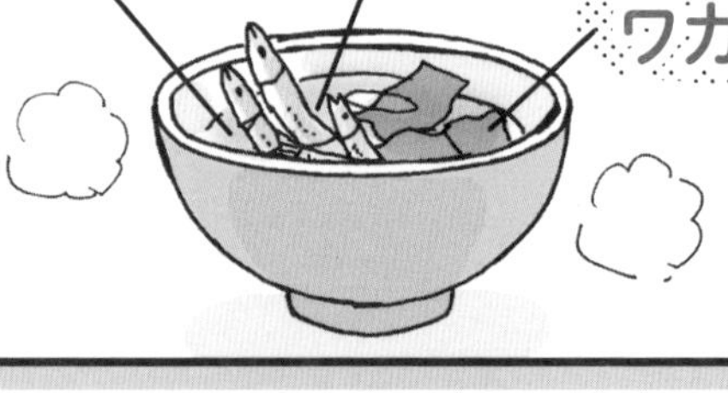

少しお高め♡
亜鉛をプラス
細胞分裂を促す！

C 元気＆薄毛予防コース

コンビーフ
or
ホタテ缶
or
あさり缶
＋
ゆで卵

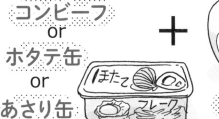

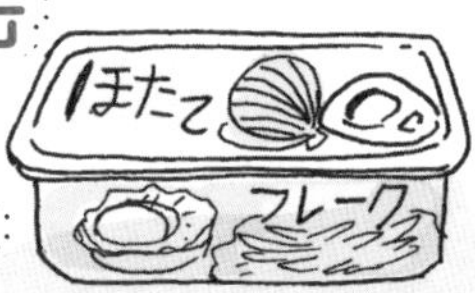
ほたて
フレーク

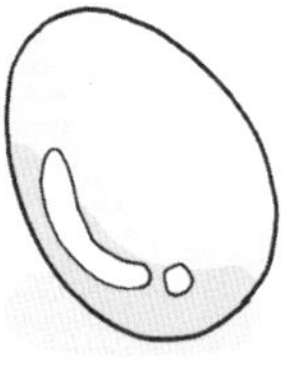

Cコースの「食物繊維」役は、トッピングでゲットしよう。ゆで卵や、缶づめの具の上にどっさりと「きざみのり」をのせて食べてね。キャベツなどの野菜でもOK。組み合わせは自由に♪

たのもしい お手軽 トッピングを一緒に

栄養強化＆おいしい！

きざみのり

食物繊維＆栄養価たっぷり（鉄分・ビタミンAなど）

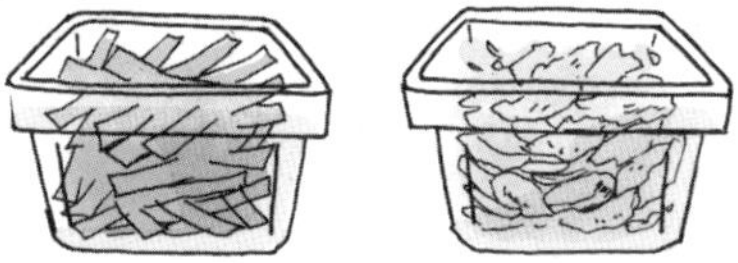

かつおぶし

タンパク質＆栄養価たっぷり（鉄分・ビタミンB_1、B_2など）

好みの組み合わせがなければ
タンパク質＋食物繊維で
自分好みに食べてみよう〜

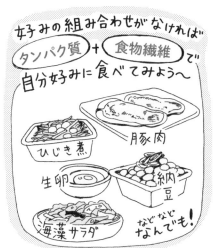

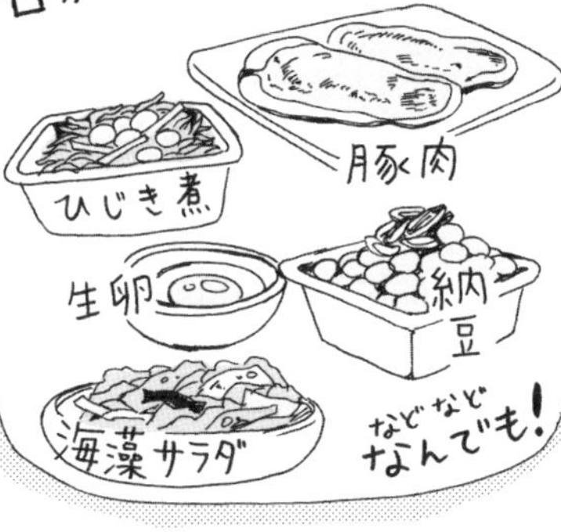
豚肉
ひじき煮
生卵
納豆
海藻サラダ
などなど
なんでも！

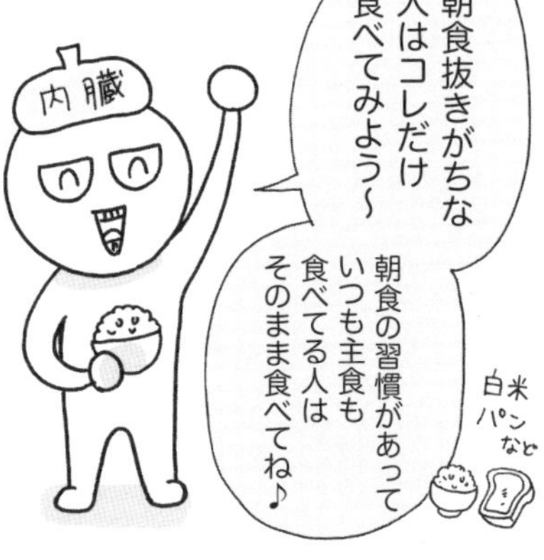
内臓
白米
パン
など

朝食抜きがちな人はコレだけ食べてみよう〜

朝食の習慣があっていつも主食も食べてる人はそのまま食べてね♪

ゆる朝食
2週間
実践日記

朝ギリギリまで寝てるKに、テーブルに朝食セットを用意!

ほい、キャベツとカイワレは冷蔵庫だぞ

その日の気分で好きなコースを!

C
汁気はきって1缶(100g前後)。

のりが食物繊維の役。ドサッとのせて食べる。

B
発酵みそにお湯を注ぐだけでOK。

顆粒だしもパラパラ…

にぼしはひとつまみ。味つけなしのものを。

A
ドレッシングはノンオイルで!

野菜は手でワシッとつかめるくらい。

Kのメモ

3/19火 A+ささみみり 95.5
※3/20水 B 95.1
C+かつぶし 94.6
A+のりかつおぶし 95.2
A+かり 94.6
A+のり 94.6
B 94.6
94.6
94.4
94.1

毎朝体重を量って食べたもの書いとこー

レコーディング(記録)はやる気の源だなぁ

もぐもぐ

Bのみそ汁なら寝る前におわんにセットして朝はお湯注ぐだけじゃん♫

カイワレとキャベツは混ぜても食べやすくていいよね〜

やせたいときはノンオイルのドレッシングか〜

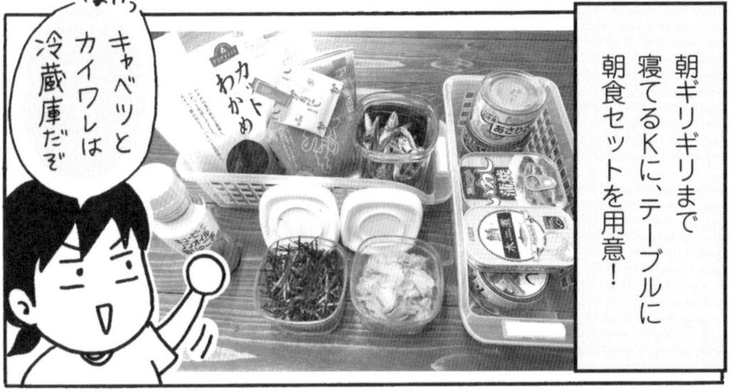

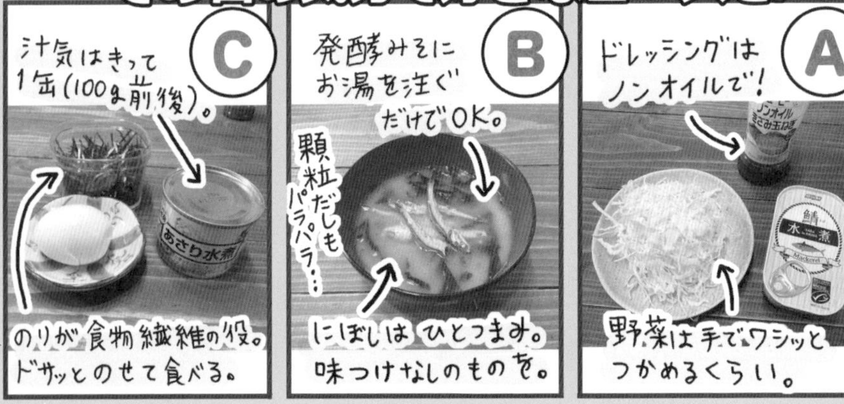

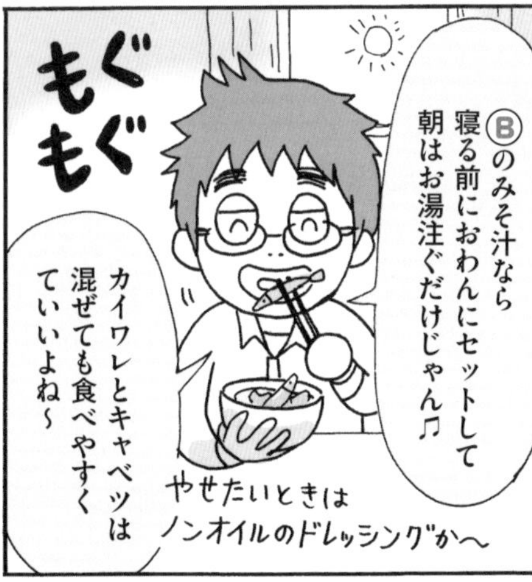

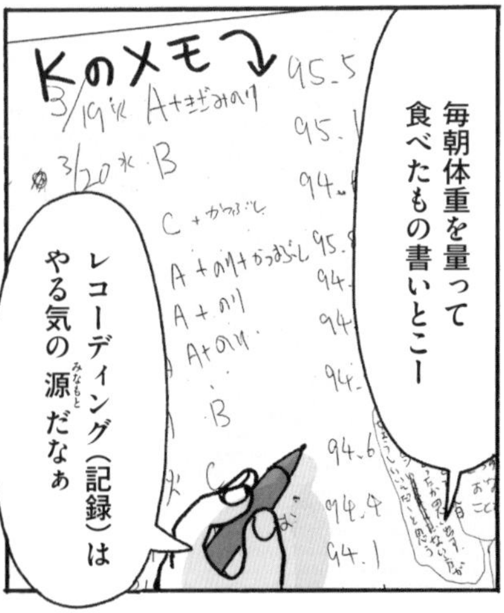

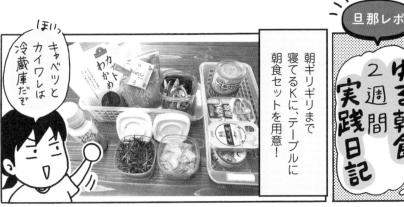

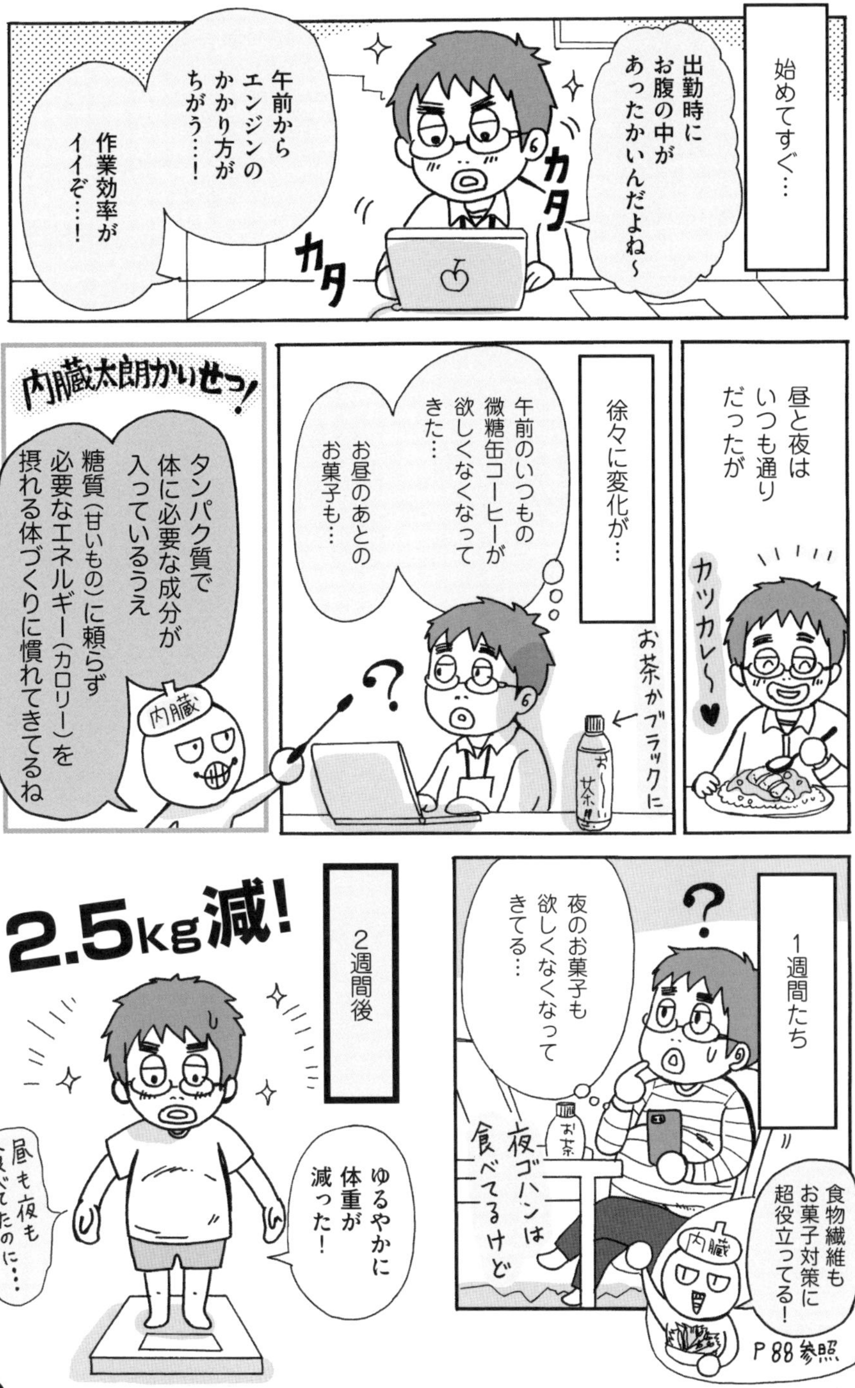
始めてすぐ…
出勤時にお腹の中があったかいんだよね～
カタ
カタ
午前からエンジンのかかり方がちがう…!
作業効率がイイぞ…!
昼と夜はいつも通りだったが
カツカレー～♥
徐々に変化が…
午前のいつもの微糖缶コーヒーが欲しくなくなってきた…
お昼のあとのお菓子も…
お茶かブラックに
お～い お茶
内臓太朗かいせつ!
タンパク質で体に必要な成分が入っているうえ糖質(甘いもの)に頼らず必要なエネルギー(カロリー)を摂れる体づくりに慣れてきてるね
内臓
1週間たち
夜のお菓子も欲しくなくなってきてる…
夜ゴハンは食べてるけど
お茶
食物繊維もお菓子対策に超役立ってる!
内臓
P88参照
2週間後
2.5kg減!
ゆるやかに体重が減った!
昼も夜も食べてたのに…

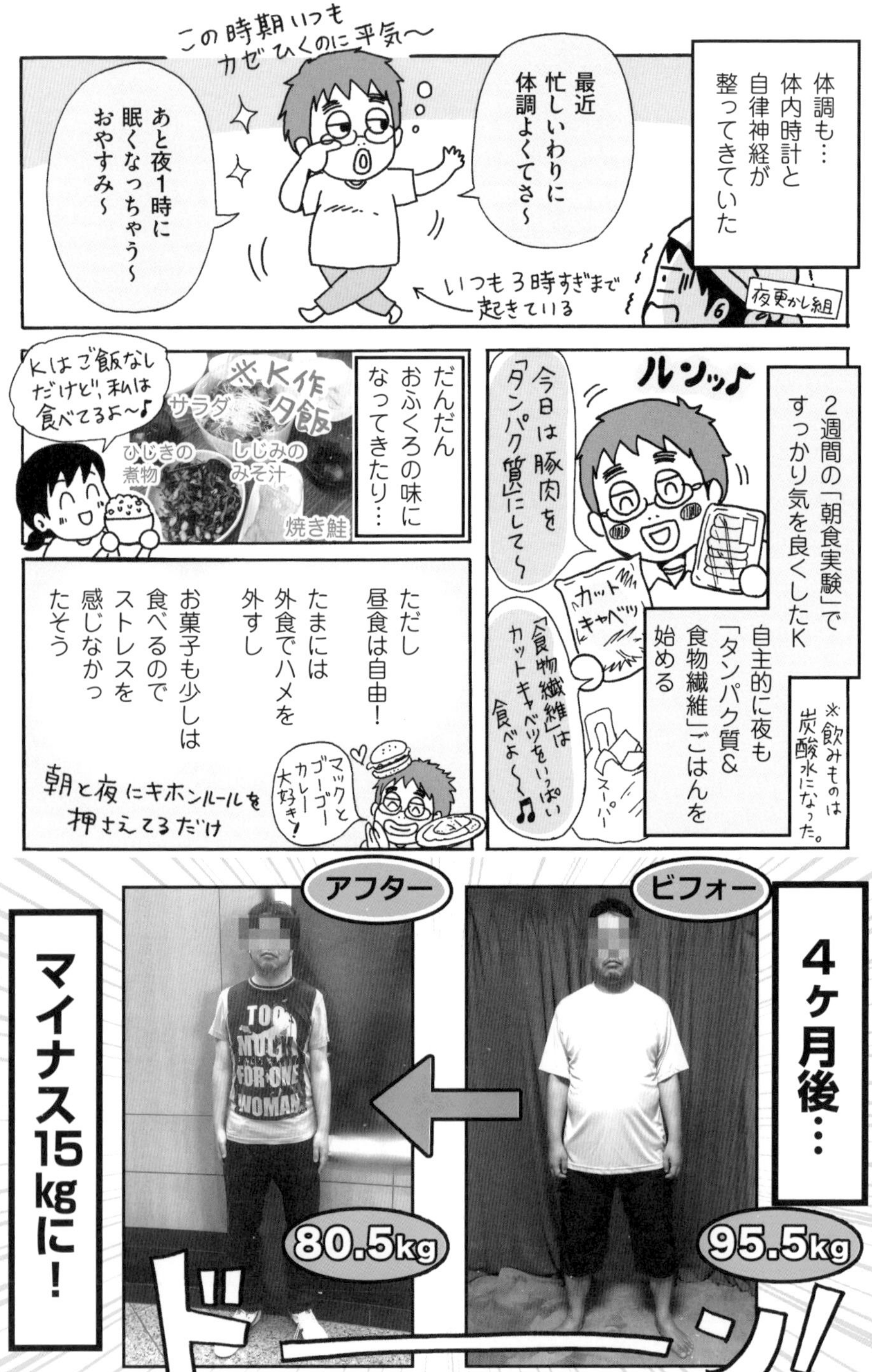
体調も…
体内時計と
自律神経が
整ってきていた
夜更かし組
いつも3時すぎまで起きている
最近
忙しいわりに
体調よくてさ～
この時期いつも
カゼひくのに平気～
あと夜1時に
眠くなっちゃう～
おやすみ～
2週間の「朝食実験」で
すっかり気を良くしたK
自主的に夜も
「タンパク質＆
食物繊維」ごはんを
始める
※飲みものは炭酸水になった。
ルンッ♪
今日は豚肉を
「タンパク質」にして～
「食物繊維」は
カットキャベツをいっぱい
食べよ～♪
カットキャベツ
スーパー
だんだん
おふくろの味に
なってきたり…
※K作
夕飯
サラダ
ひじきの
煮物
しじみの
みそ汁
焼き鮭
Kはご飯なし
だけど、私は
食べてるよ～♪
ただし
昼食は自由！
たまには
外食でハメを
外し
お菓子も少しは
食べるので
ストレスを
感じなかっ
たそう
マックと
ゴーゴー
カレー
大好き！
朝と夜にキホンルールを
押さえてるだけ
4ヶ月後…
ビフォー
95.5kg
アフター
TOO MUCH FOR ONE WOMAN
80.5kg
マイナス15kgに！
ドーーン！
※身長は176cm

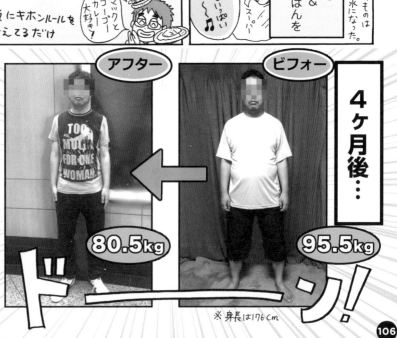

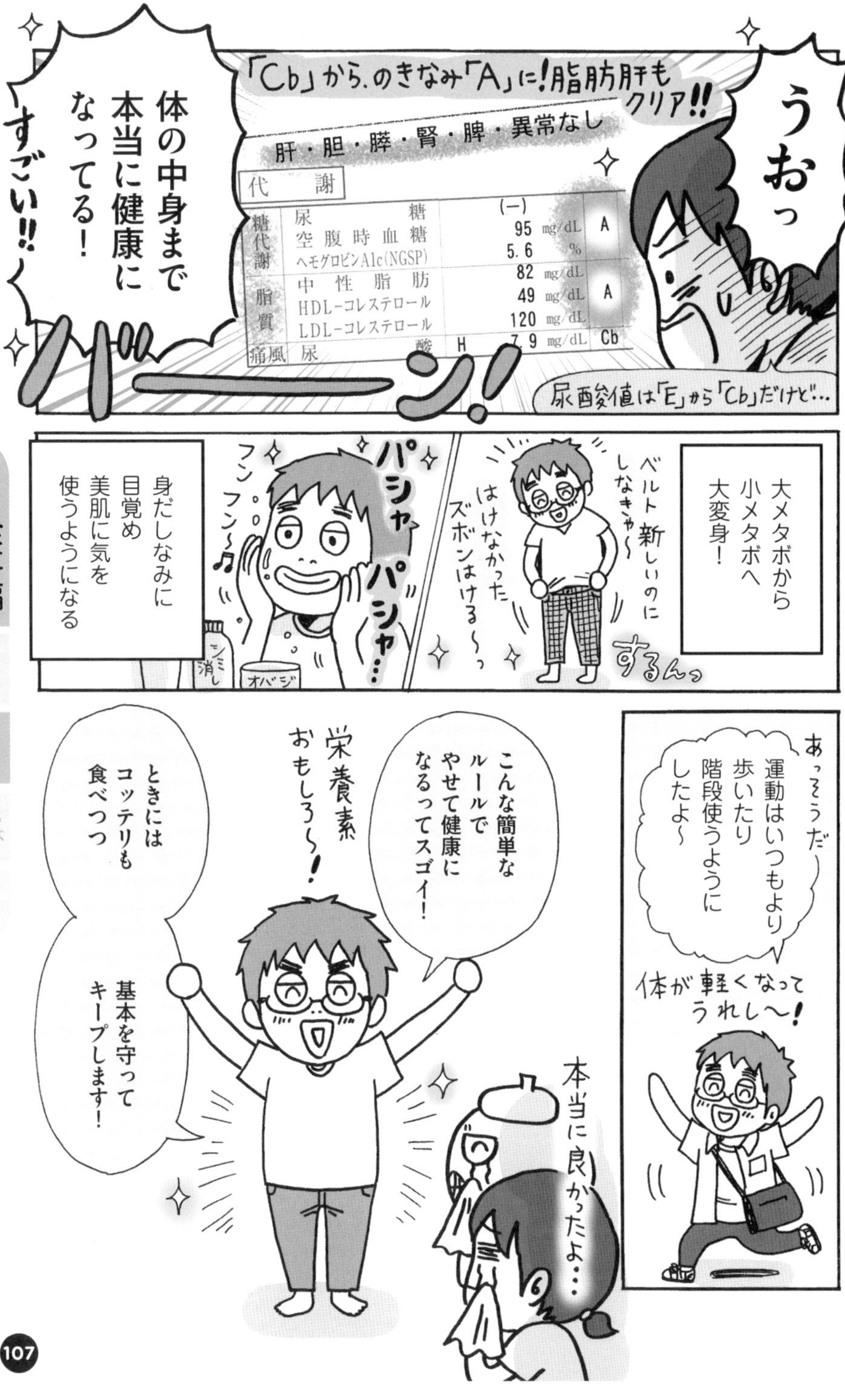
うおっ
「Cb」から、のきなみ「A」に!脂肪肝もクリア!!
肝・胆・膵・腎・脾・異常なし
代謝
糖代謝 尿糖 (−)
空腹時血糖 95 mg/dL A
ヘモグロビンA1c(NGSP) 5.6 %
脂質 中性脂肪 82 mg/dL
HDL−コレステロール 49 mg/dL A
LDL−コレステロール 120 mg/dL
痛風 尿酸 H 7.9 mg/dL Cb
尿酸値は「E」から「Cb」だけど…
バーーン!!
体の中身まで本当に健康になってる!
すごい!!
大メタボから小メタボへ大変身!
ベルト新しいのにしなきゃ~
はけなかったズボンはける~っ
するんっ
身だしなみに目覚め美肌に気を使うようになる
パシャパシャ…
フンフン~♪
シミ消し
オバジ
あっそうだ
運動はいつもより歩いたり階段使うようにしたよ~
体が軽くなってうれし~!
本当に良かったよ…
こんな簡単なルールでやせて健康になるってスゴイ!
栄養素おもしろ~!
ときにはコッテリも食べつつ
基本を守ってキープします!

2章
食事編

5大栄養素ってどういうもの？

解説まんが「栄養素っていろいろあるよ」

● ざっくり役割かいせつ　5大栄養素

「栄養素っていろいろあるよ」

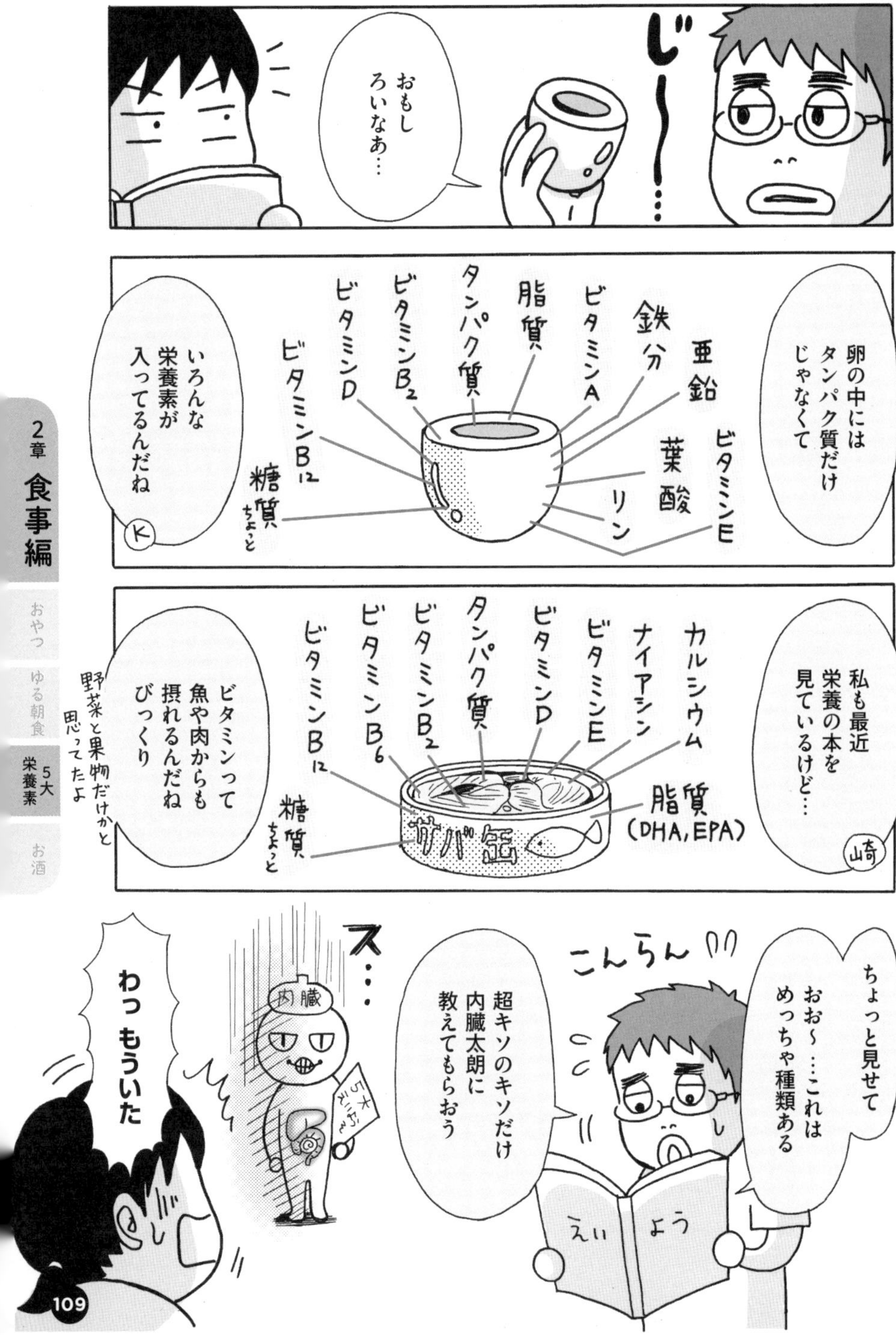

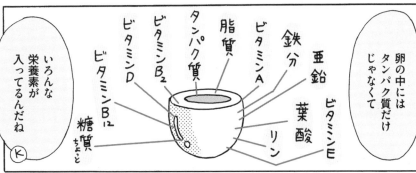

糖質・タンパク質・脂質を「3大栄養素」と呼ぶよ

ざっくり役割かいせつ

5大栄養素

速い ↑ エネルギーをつくる速さ ↓ 遅い

すばやいエネルギー！
頭と身体を動かすメインエネルギー
糖質
（炭水化物＝糖質＋食物繊維）

体のすべての「もと」になる！
筋肉・内臓・血管・ホルモンなど体の材料に
タンパク質

少しの量で大きなエネルギー！
細胞膜やホルモン、貯蔵エネルギーに
脂質

体内でつくれない微量栄養素

エネルギーと体づくりをサポート！
骨や肌をつくるサポート、抗酸化作用も
ビタミン

水溶性（水に溶ける）	脂溶性（水に溶けない）
ビタミンB群、ビタミンCなど	ビタミンD、A、K、E

体に必要な元素！
骨や歯や血をつくり、体液を調整する
ミネラル
ナトリウム、カリウム、カルシウム、マグネシウム、リン、鉄、亜鉛 など

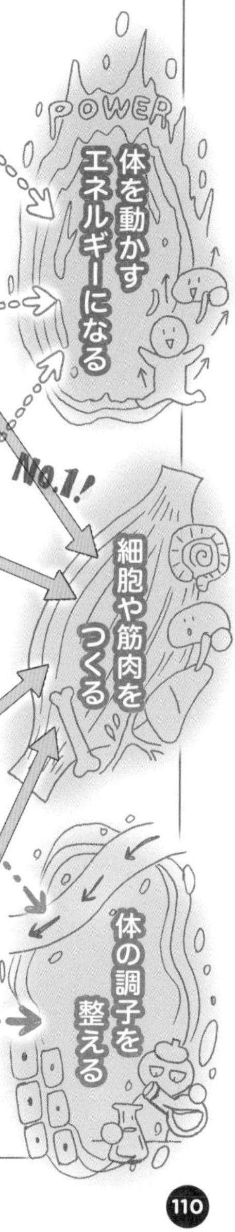

POWER
体を動かすエネルギーになる
No.1!
細胞や筋肉をつくる
体の調子を整える

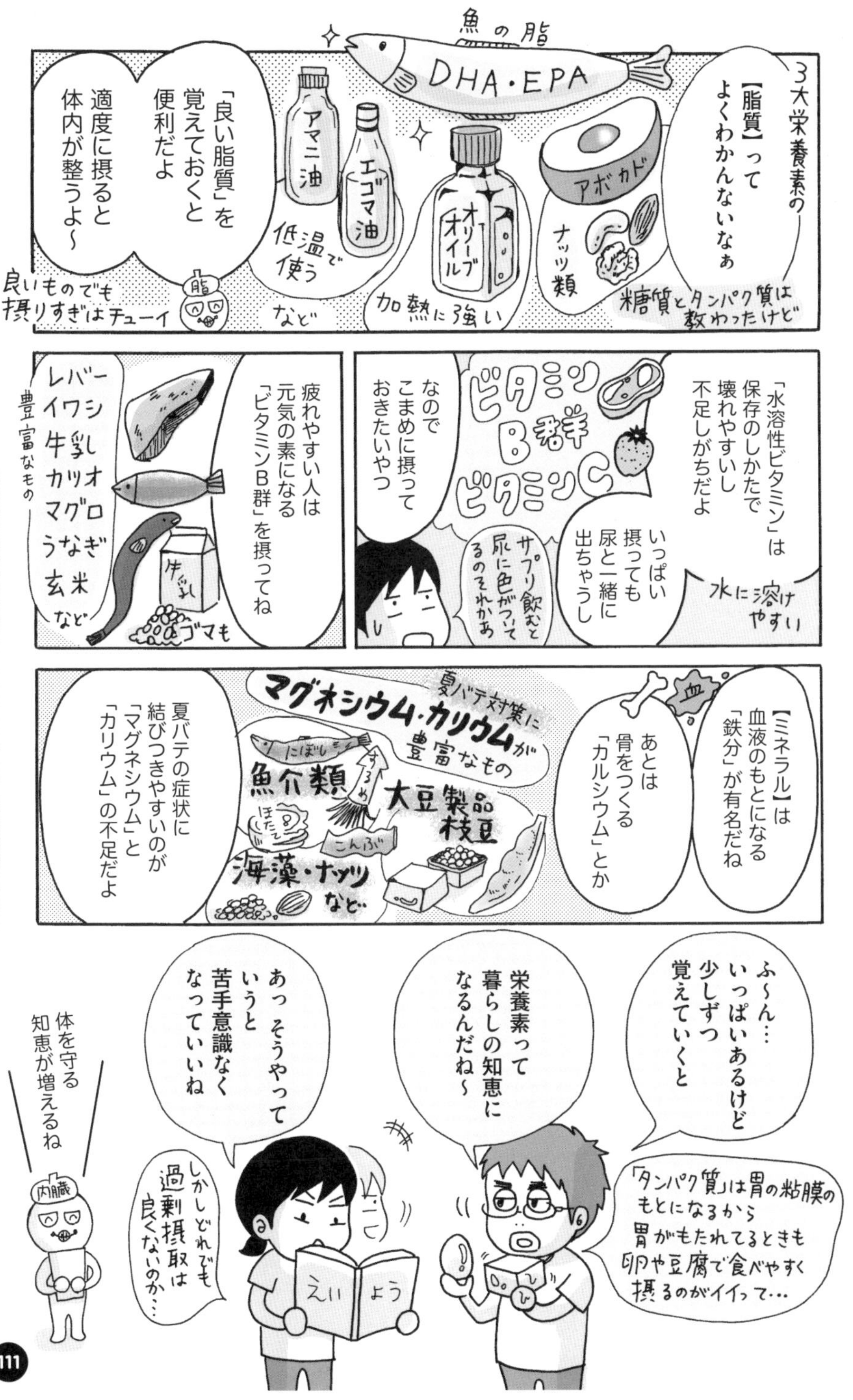
3大栄養素の【脂質】ってよくわかんないなぁ
糖質とタンパク質は教わったけど
アボカド
ナッツ類
オリーブオイル
加熱に強い
魚の脂
DHA・EPA
エゴマ油
アマニ油
低温で使う
など
「良い脂質」を覚えておくと便利だよ
適度に摂ると体内が整うよ～
脂
良いものでも摂りすぎはチューイ
「水溶性ビタミン」は保存のしかたで壊れやすいし不足しがちだよ
水に溶けやすい
ビタミンB群
ビタミンC
いっぱい摂っても尿と一緒に出ちゃうし
サプリ飲むと尿に色がついてるのそれかぁ
なのでこまめに摂っておきたいやつ
疲れやすい人は元気の素になる「ビタミンB群」を摂ってね
豊富なもの
レバー
イワシ
牛乳
カツオ
マグロ
うなぎ
玄米
など
牛乳
ゴマも
【ミネラル】は血液のもとになる「鉄分」が有名だね
血
あとは骨をつくる「カルシウム」とか
夏バテ対策に
マグネシウム・カリウムが豊富なもの
魚介類
にぼし
するめ
ほたて
大豆製品
枝豆
こんぶ
海藻・ナッツ
など
夏バテの症状に結びつきやすいのが「マグネシウム」と「カリウム」の不足だよ
ふ～ん… いっぱいあるけど少しずつ覚えていくと
栄養素って暮らしの知恵になるんだね～
「タンパク質」は胃の粘膜のもとになるから胃がもたれてるときも卵や豆腐で食べやすく摂るのがイイって…
あっ そうやっていうと苦手意識なくなっていいね
しかしどれでも過剰摂取は良くないのか…
えいよう
体を守る知恵が増えるね
内臓

2章 食事編

お酒と食べもの

解説まんが「お酒で健康を保つには？」
● アルコールからお腹を守る食べもの

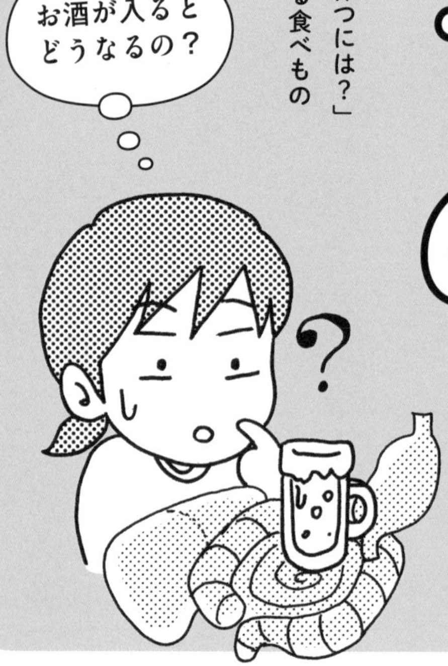
お酒が入ると
どうなるの？

「お酒で健康を保つには?」

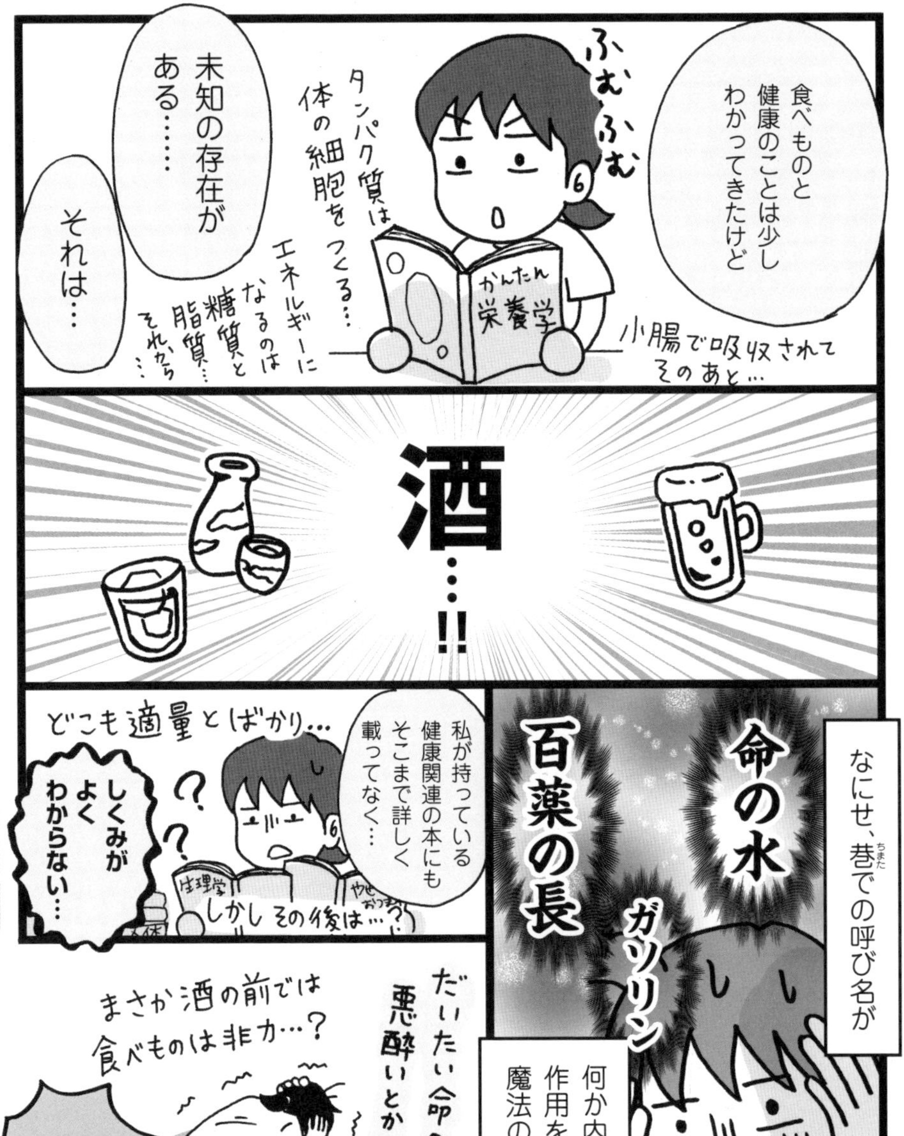
食べものと健康のことは少しわかってきたけど
ふむふむ
かんたん栄養学
小腸で吸収されてそのあと…
タンパク質は体の細胞をつくる…
エネルギーになるのは糖質と脂質…それから…
未知の存在がある……
それは…
酒…!!
なにせ、巷《ちまた》での呼び名が
命の水
百薬の長
ガソリン
ネーミングが神々しすぎる…
何か内臓自体に特別な作用をもたらす魔法の物質なのか!?
私が持っている健康関連の本にもそこまで詳しく載ってなく…
どこも適量とばかり…
生理学
しかしその後は…?
しくみがよくわからない…
だいたい命の水なのに悪酔いとか2日酔いとか…
まさか酒の前では食べものは非力…?
わからない…
わからない…
ぼくにおまかせ!

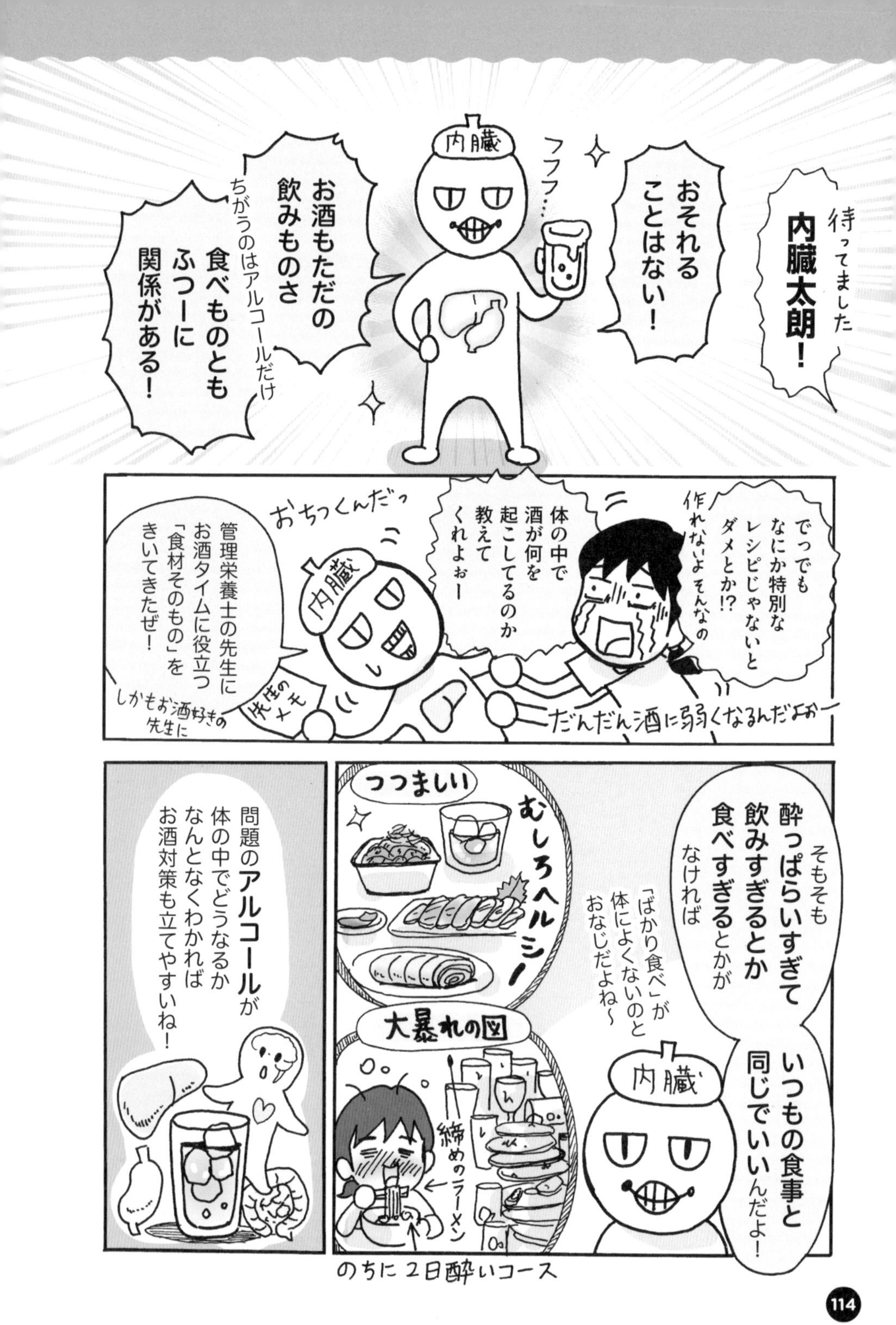

待ってました
内臓太朗！
おそれることはない！
フフフ…
内臓
お酒もただの飲みものさ
ちがうのはアルコールだけ
食べものともふつーに関係がある！
でっでもなにか特別なレシピじゃないとダメとか!?
作れないよそんなの
体の中で酒が何を起こしてるのか教えてくれよぉー
だんだん酒に弱くなるんだよぉー
おちつくんだっ
内臓
管理栄養士の先生にお酒タイムに役立つ「食材そのもの」をきいてきたぜ！
しかもお酒好きの先生に
先生のメモ
そもそも酔っぱらいすぎてとか飲みすぎるとか食べすぎるとかがなければ
いつもの食事と同じでいいんだよ！
「ばかり食べ」が体によくないのとおなじだよね～
内臓
つつましい
むしろヘルシー！
大暴れの図
締めのラーメン
問題のアルコールが体の中でどうなるかなんとなくわかればお酒対策も立てやすいね！
のちに2日酔いコース

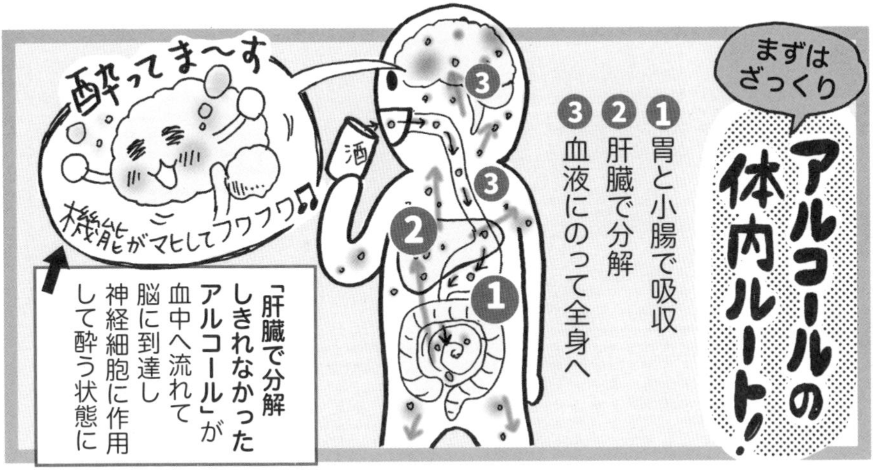
まずはざっくり
アルコールの体内ルート!
1 胃と小腸で吸収
2 肝臓で分解
3 血液にのって全身へ
酒
「肝臓で分解しきれなかったアルコール」が血中へ流れて脳に到達し神経細胞に作用して酔う状態に
酔ってま～す
機能がマヒしてフワフワ♫

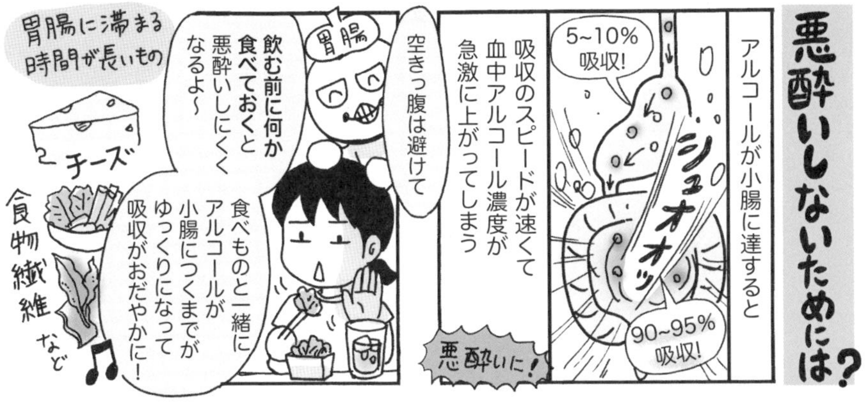
悪酔いしないためには?
アルコールが小腸に達すると
5~10% 吸収!
シュオオオッ
90~95% 吸収!
吸収のスピードが速くて血中アルコール濃度が急激に上がってしまう
悪酔いに!
空きっ腹は避けて
胃腸
飲む前に何か食べておくと悪酔いしにくくなるよ～
食べものと一緒にアルコールが小腸につくまでがゆっくりになって吸収がおだやかに!
胃腸に滞まる時間が長いもの
チーズ
食物繊維
など

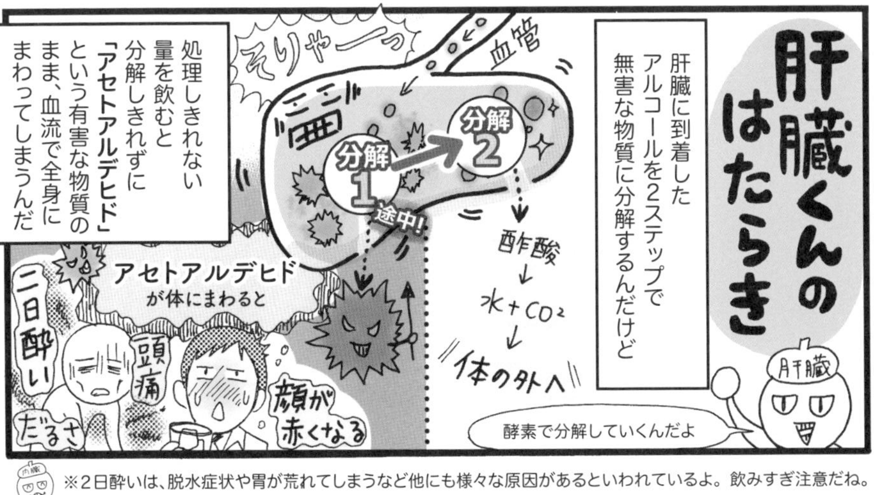
肝臓くんのはたらき
肝臓に到着したアルコールを2ステップで無害な物質に分解するんだけど
血管
そりゃーっ
分解1
分解2
途中!
酢酸
水+CO_2
体の外へ
処理しきれない量を飲むと分解しきれずに「アセトアルデヒド」という有害な物質のまま、血流で全身にまわってしまうんだ
アセトアルデヒドが体にまわると
二日酔い
頭痛
顔が赤くなる
だるさ
肝臓
酵素で分解していくんだよ

※2日酔いは、脱水症状や胃が荒れてしまうなど他にも様々な原因があるといわれているよ。飲みすぎ注意だね。

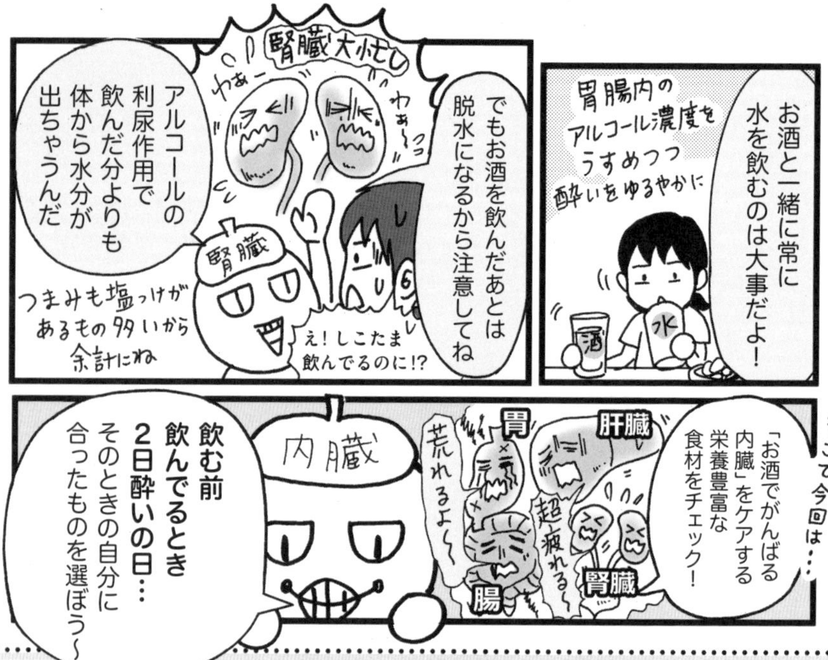
お酒と一緒に常に水を飲むのは大事だよ!
胃腸内のアルコール濃度をうすめつつ酔いをゆるやかに
水
酒
でもお酒を飲んだあとは脱水になるから注意してね
腎臓大忙し
わぁ~
わぁ~
アルコールの利尿作用で飲んだ分よりも体から水分が出ちゃうんだ
腎臓
え!しこたま飲んでるのに!?
つまみも塩っけがあるもの多いから余計にね
そこで今回は…
「お酒でがんばる内臓」をケアする栄養豊富な食材をチェック!
肝臓
超疲れる~
腎臓
胃
荒れるよ~
腸
内臓
飲む前
飲んでるとき
2日酔いの日…
そのときの自分に合ったものを選ぼう~

アルコールから
お腹を守る食べもの

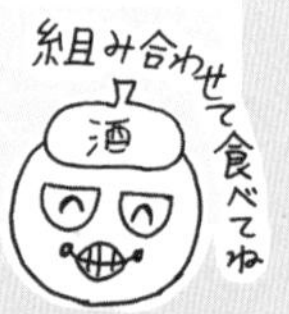
酒
組み合わせて食べてね

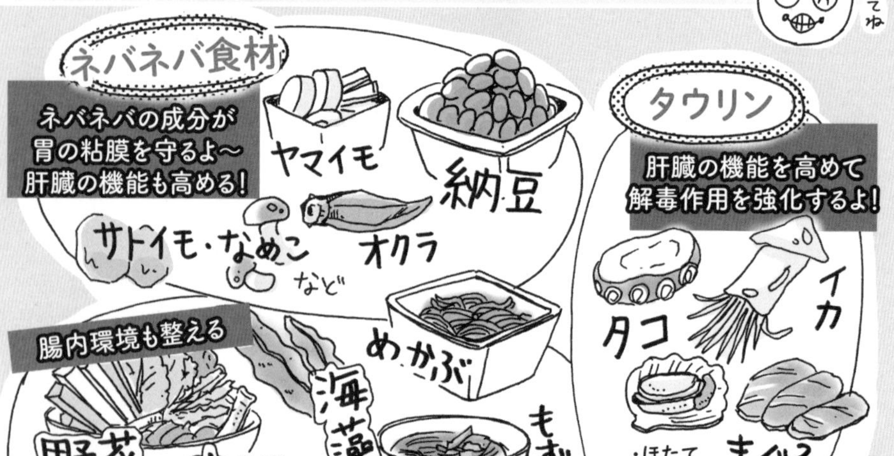
ネバネバ食材
ネバネバの成分が胃の粘膜を守るよ~肝臓の機能も高める!
ヤマイモ
納豆
オクラ
サトイモ・なめこ
など
めかぶ
腸内環境も整える
海藻類
もずく
野菜
きのこ
食物繊維
アルコールの吸収を穏やかにしておこう!
タウリン
肝臓の機能を高めて解毒作用を強化するよ!
タコ
イカ
まぐろ
・ほたて
・さば
・かに
・さざえ
など
魚介類に多い!

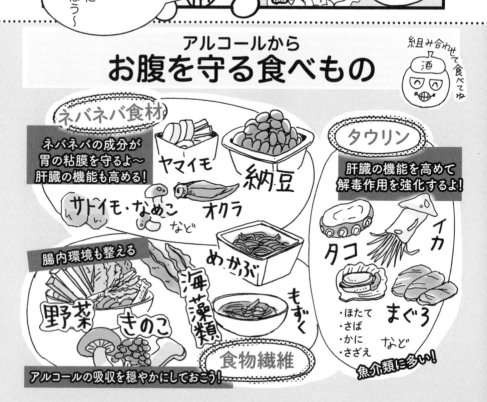

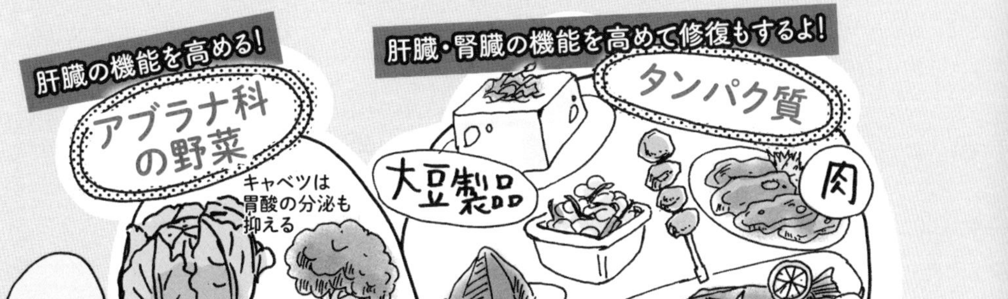

肝臓の機能を高める！
アブラナ科の野菜
キャベツは胃酸の分泌も抑える
キャベツ
ブロッコリー
白菜
カブ
小松菜
・カリフラワー
・チンゲンサイ
・菜の花
・大根
など
肝臓・腎臓の機能を高めて修復もするよ！
タンパク質
大豆製品
肉
魚介類
卵
お酒とおつまみ交互に味わうと悪酔いしにくいね
内臓
ほろ酔いしつつ内臓ケアを♥
食材がわかると組み合わせとか好みでできるしいいね～！
まぐろ納豆とか他にも…

2日酔いには消化の良い食材を！

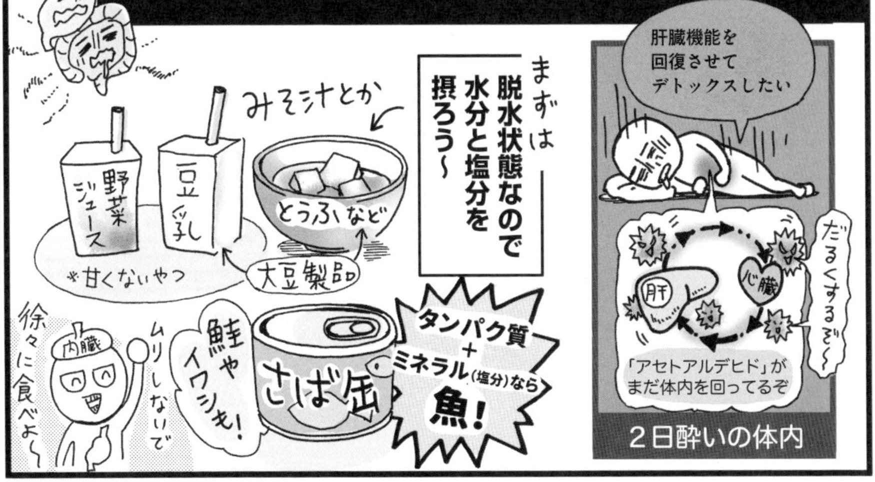

まずは脱水状態なので水分と塩分を摂ろう～
みそ汁とか
とうふなど
野菜ジュース
豆乳
※甘くないやつ
大豆製品
鮭やイワシも！
さば缶
タンパク質＋ミネラル(塩分)なら魚！
徐々に食べよ～
ムリしないで
内臓
肝臓機能を回復させてデトックスしたい
だるくするぞ～
肝
心臓
「アセトアルデヒド」がまだ体内を回ってるぞ
2日酔いの体内

2章 食事編
おやつ
ゆる朝食
5大栄養素
お酒

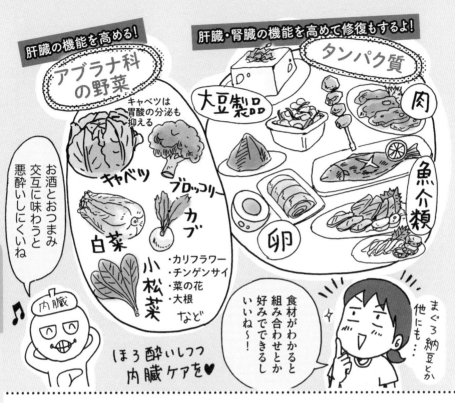

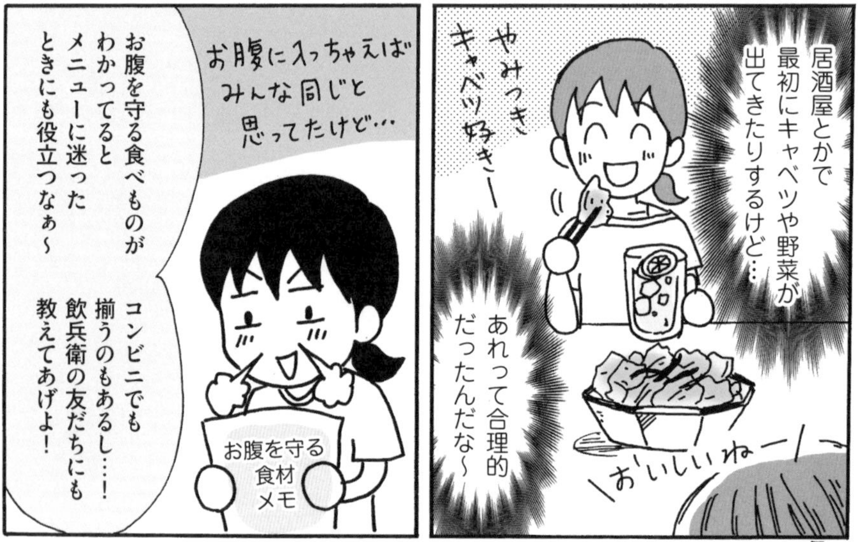

居酒屋とかで
最初にキャベツや野菜が
出てきたりするけど…
やみつき
キャベツ好き～
あれって合理的
だったんだな～
おいしいねー
お腹に入っちゃえば
みんな同じと
思ってたけど…
お腹を守る食べものが
わかってると
メニューに迷った
ときにも役立つなぁ～
コンビニでも
揃うのもあるし…！
飲兵衛の友だちにも
教えてあげよ！
お腹を守る
食材
メモ

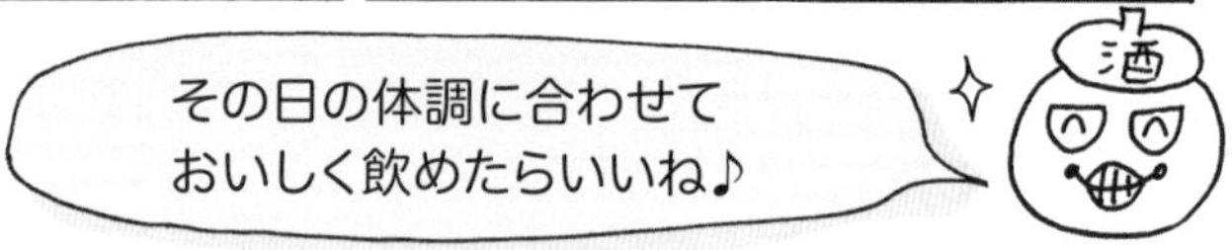

その日の体調に合わせて
おいしく飲めたらいいね♪
酒

お酒のカロリー豆ちしき

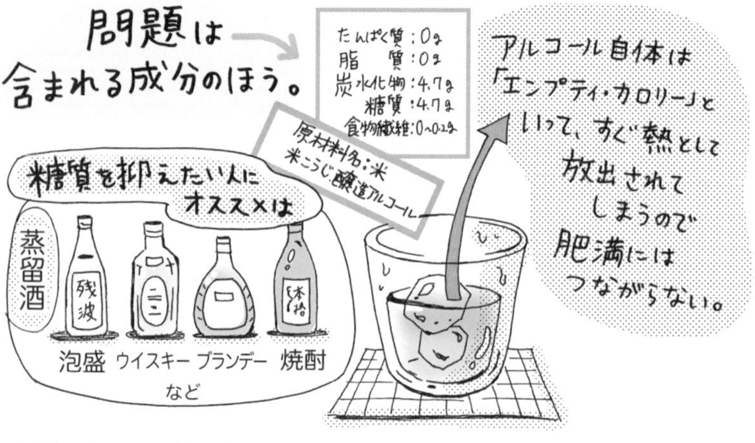

問題は
含まれる成分のほう。
たんぱく質：0g
脂　質：0g
炭水化物：4.7g
糖質：4.7g
食物繊維：0〜0.2g
原材料名：米
米こうじ 醸造アルコール
アルコール自体は
「エンプティ・カロリー」と
いって、すぐ熱として
放出されて
しまうので
肥満には
つながらない。
糖質を抑えたい人に
オススメは
蒸留酒
残波
本格
泡盛
ウイスキー
ブランデー
焼酎
など

●醸造酒だと、ワイン（白・赤）、日本酒の辛口は血糖値が上がりにくいといわれている。

COLUMN

下戸と暮らしてると
たまに外で飲みすぎます。

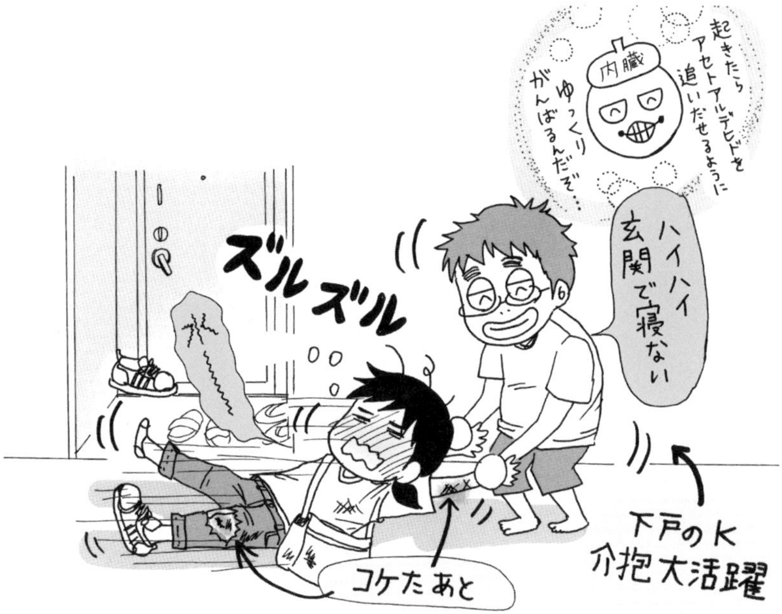
内臓
起きたら
アセトアルデヒドを
追いだせるように
ゆっくり
がんばるんだぞ…
ズルズル
ハイハイ
玄関で寝ない
下戸のK
介抱大活躍
コケたあと

ほぼ家飲みしなくなっちゃったんですよね…

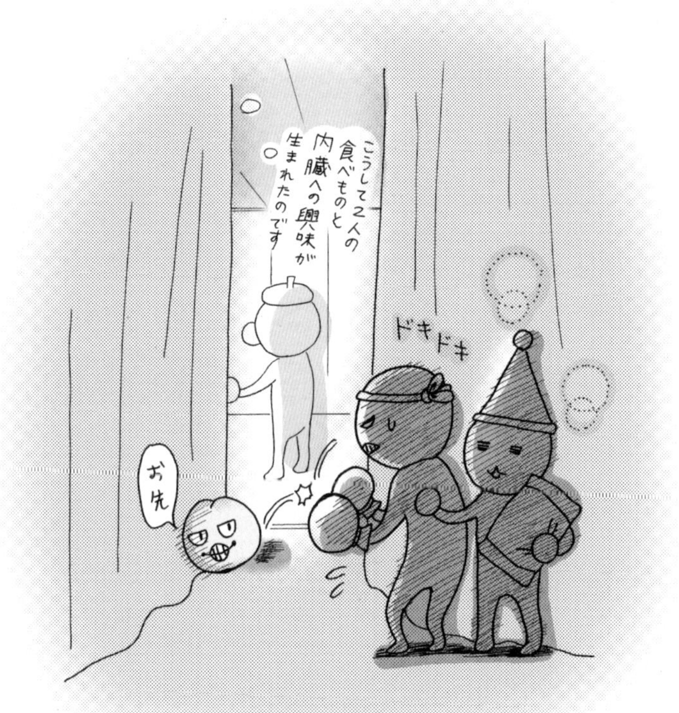
こうして2人の
食べものと
内臓への興味が
生まれたのです
ドキドキ
お先

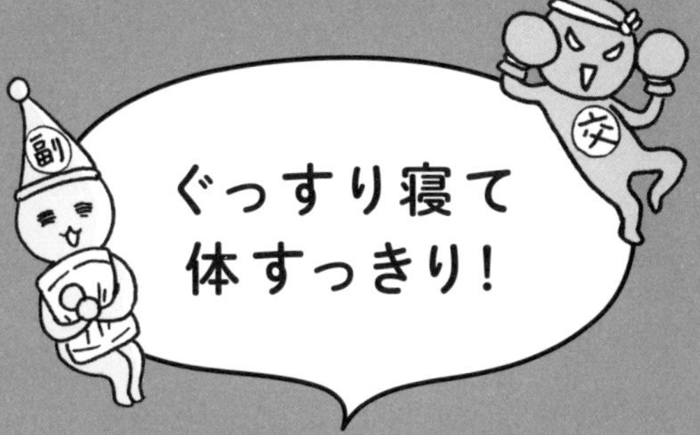
ぐっすり寝て
体すっきり!

3章
睡眠編

「寝ても疲れがとれないのは、なぜ？」

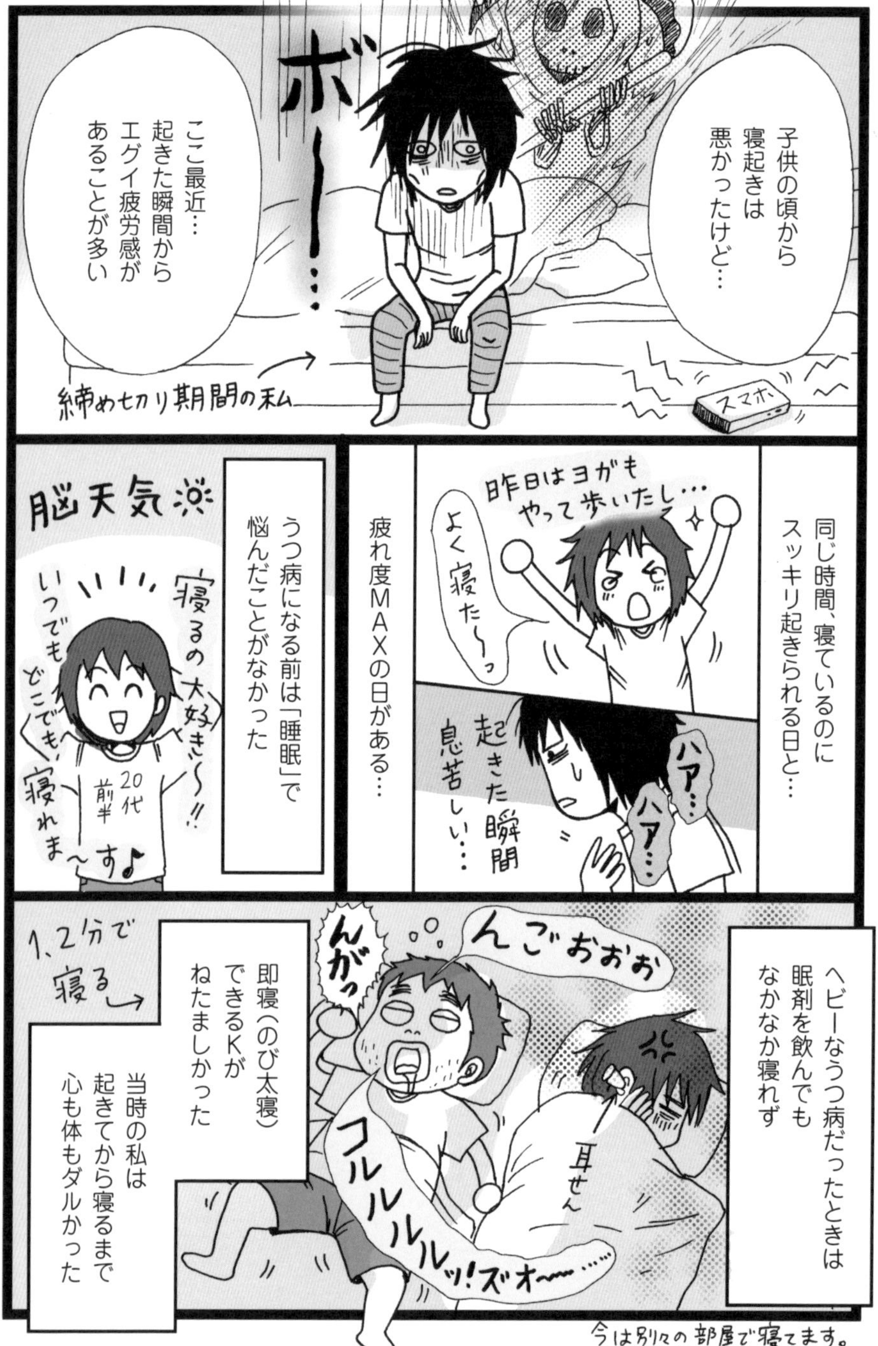

子供の頃から寝起きは悪かったけど…
ボー…
ここ最近…起きた瞬間からエグイ疲労感があることが多い
締め切り期間の私
スマホ
同じ時間、寝ているのにスッキリ起きられる日と…
昨日はヨガもやって歩いたし…
よく寝た〜っ
起きた瞬間息苦しい…
ハア…
ハア…
疲れ度MAXの日がある…
うつ病になる前は「睡眠」で悩んだことがなかった
脳天気
寝るの大好き〜!!
いつでもどこでも寝れま〜す♪
20代前半
ヘビーなうつ病だったときは眠剤を飲んでもなかなか寝れず
耳せん
んごおおお
んがっ
コルルルルッ!ズオ〜……
即寝（のび太寝）できるKがねたましかった
1、2分で寝る
当時の私は起きてから寝るまで心も体もダルかった
今は別々の部屋で寝てます。

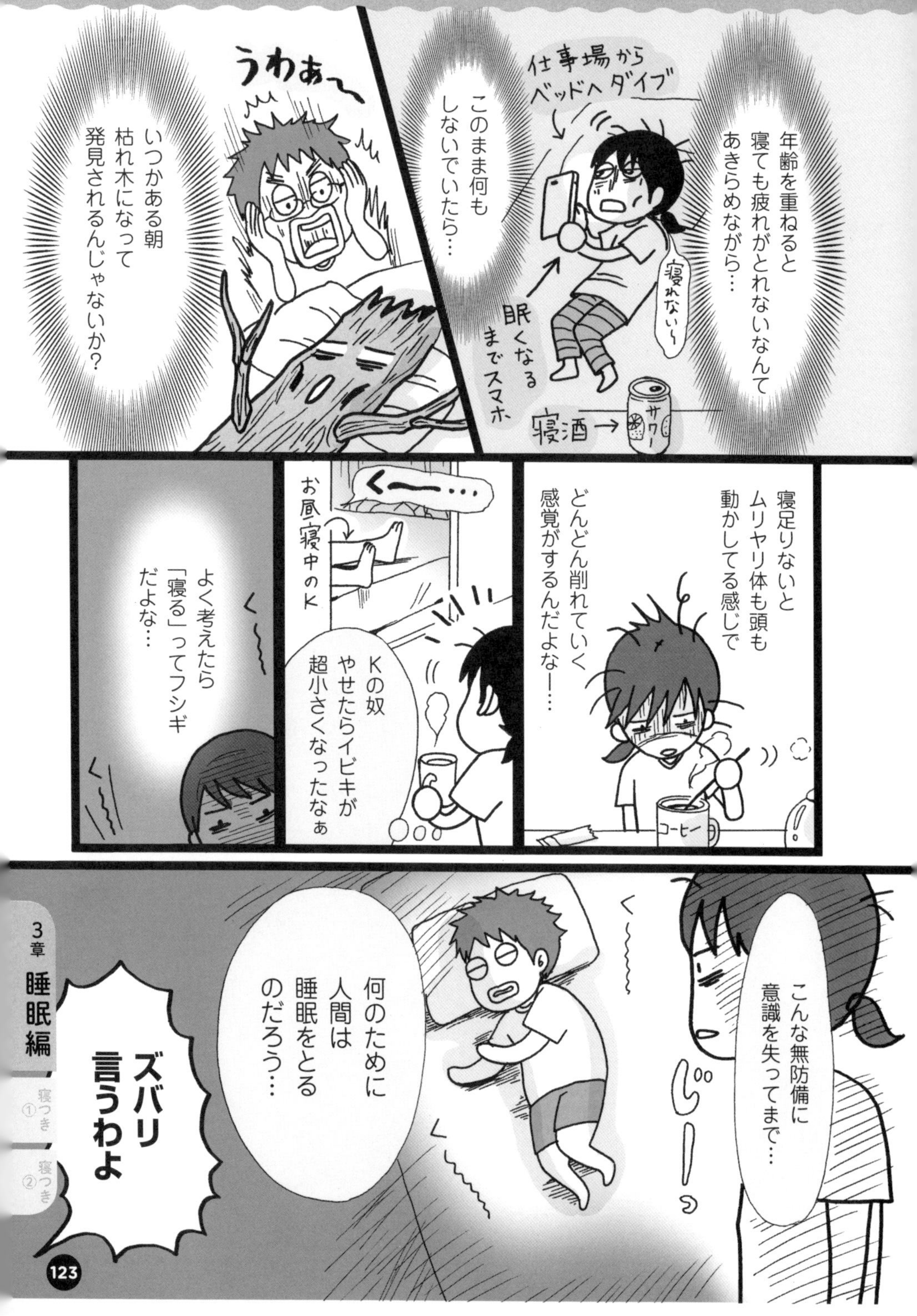
年齢を重ねると寝ても疲れがとれないなんてあきらめながら…
仕事場からベッドへダイブ
このまま何もしないでいたら…
寝れない～
眠くなるまでスマホ
寝酒→
サワー
うわあ～
いつかある朝枯れ木になって発見されるんじゃないか？
寝足りないとムリヤリ体も頭も動かしてる感じで
どんどん削れていく感覚がするんだよなー…
コーヒー
くー…
お昼寝中のK
Kの奴やせたらイビキが超小さくなったなぁ
くー
よく考えたら「寝る」ってフシギだよな…
くー
こんな無防備に意識を失ってまで…
じーっ
くー
何のために人間は睡眠をとるのだろう…
ズバリ言うわよ

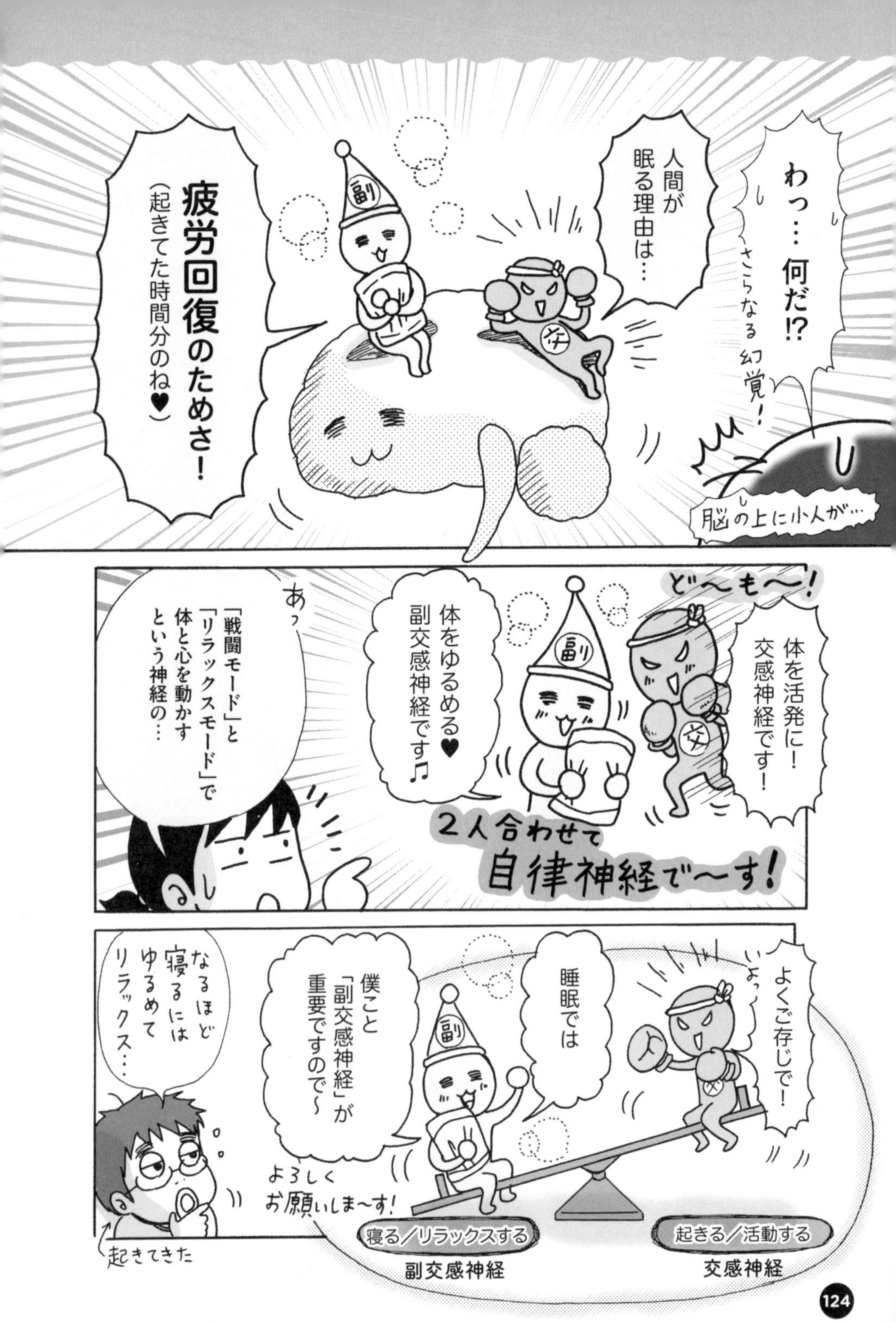
わっ…何だ!?
さらなる幻覚！
脳の上に小人が…
人間が眠る理由は…
疲労回復のためさ！
（起きてた時間分のね♥）
ど〜も〜！
体を活発に！交感神経です！
体をゆるめる♥副交感神経です♫
あっ
「戦闘モード」と「リラックスモード」で体と心を動かすという神経の…
2人合わせて
自律神経で〜す！
いよっ
よくご存じで！
睡眠では
僕こと「副交感神経」が重要ですので〜
よろしくお願いしま〜す！
なるほど寝るにはゆるめてリラックス…
起きてきた
起きる／活動する
交感神経
寝る／リラックスする
副交感神経

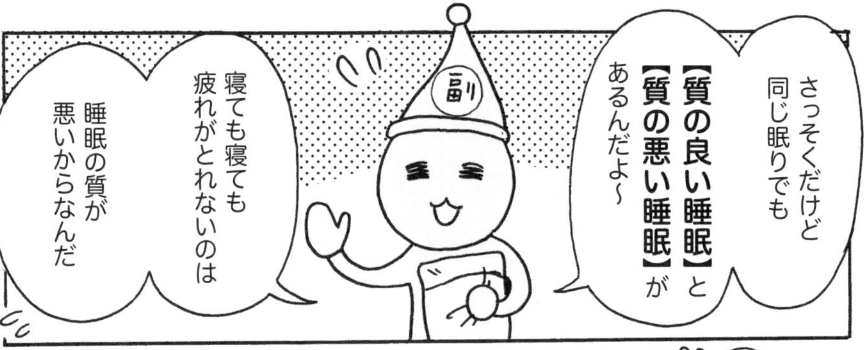
さっそくだけど
同じ眠りでも
【質の良い睡眠】と
【質の悪い睡眠】が
あるんだよ～
副
寝ても寝ても
疲れがとれないのは
睡眠の質が
悪いからなんだ

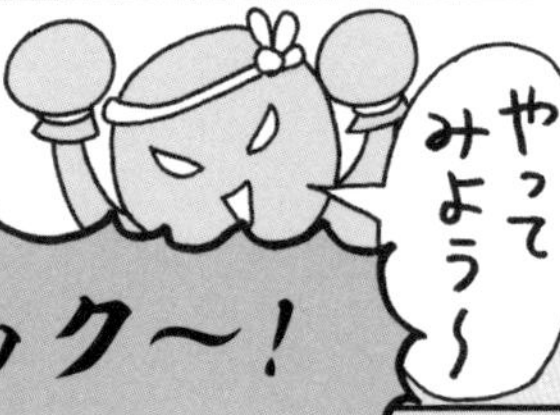
やってみよう～

実はちゃんと眠れてないかも？

イケてない睡眠チェック～！

【質の悪い睡眠サイン10】

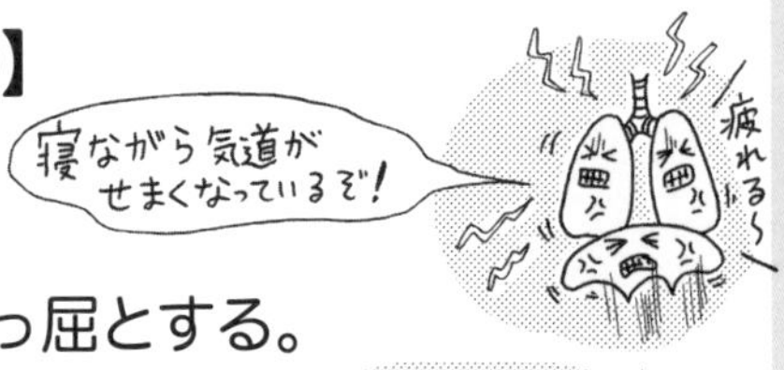
寝ながら気道がせまくなっているぞ！
疲れる～

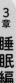

- □ いびきをかいている。
- □ 日中にやる気がなく、うっ屈とする。
- □ 注意力散漫で、ミスが多い。

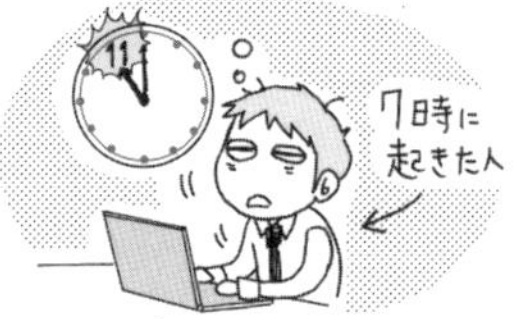
7時に起きた人

- □ 起床して4時間後に眠くなる。※1
- □ 風邪をひきやすい。（免疫力が低下している）
- □ 休日に昼すぎまで寝ている。
- □ うたた寝をよくする。（日中に眠気がすごい）
- □ ベッドに入るとすぐに眠れる！
- □ 寝汗がすごい。※2
- □ 起きたときに体が痛い。

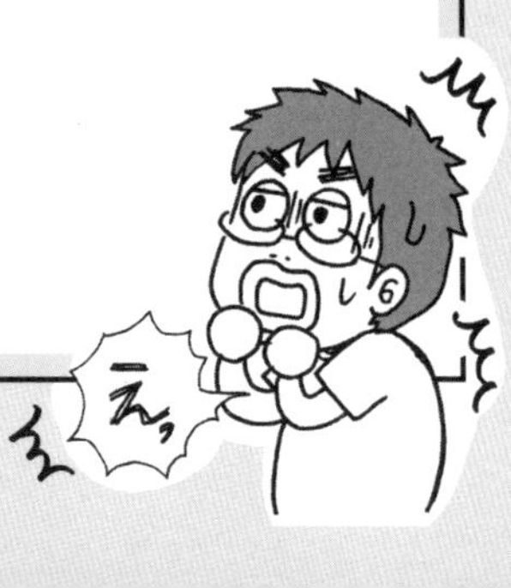

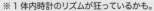

※１ 体内時計のリズムが狂っているかも。
※２ 睡眠中に自律神経を酷使してしまっている。

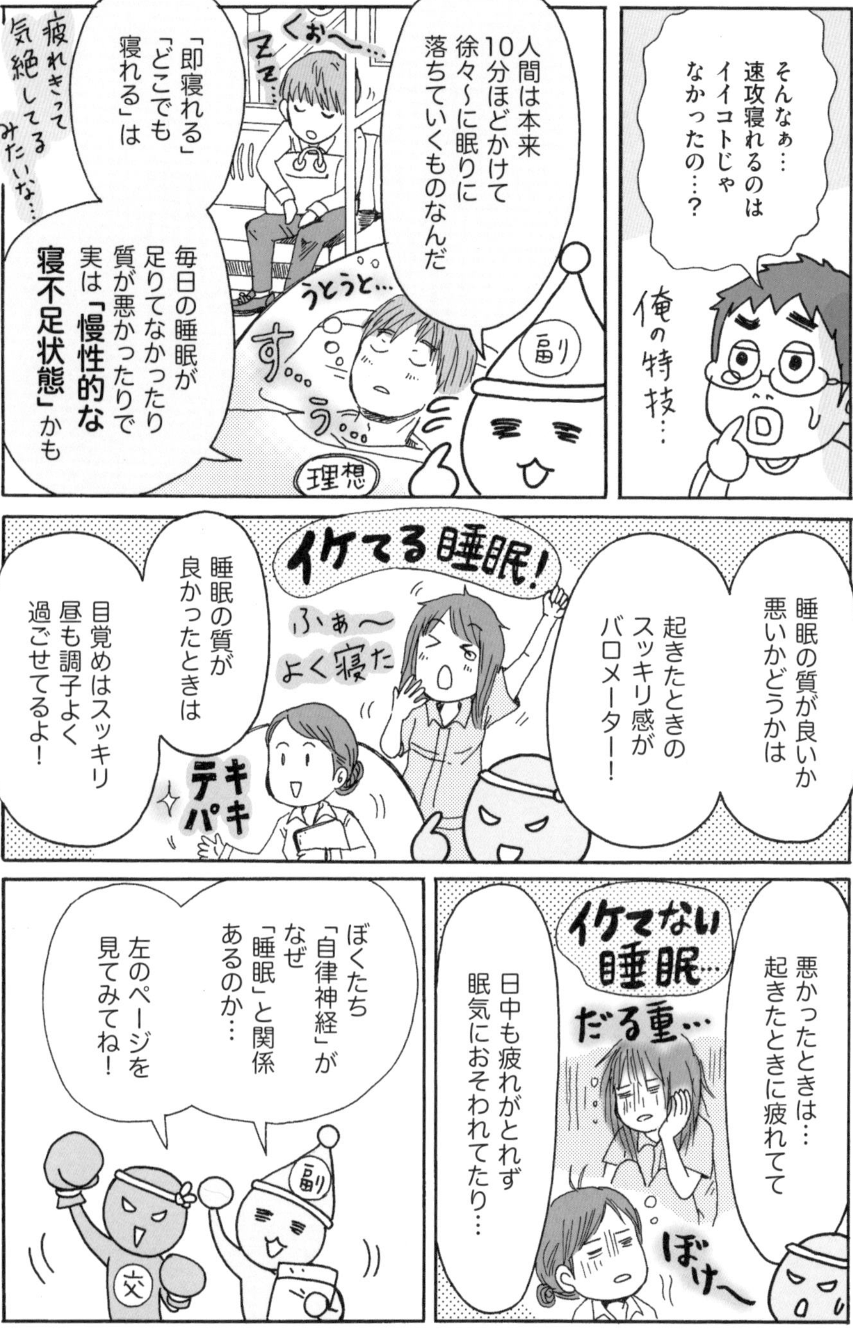

そんなぁ…
速攻寝れるのは
イイコトじゃ
なかったの…？
俺の特技…
人間は本来
10分ほどかけて
徐々〜に眠りに
落ちていくものなんだ
くぉ〜…
うとうと…
す…
う…
副
理想
「即寝れる」
「どこでも
寝れる」は
毎日の睡眠が
足りてなかったり
質が悪かったりで
実は「慢性的な
寝不足状態」かも
疲れきって
気絶してる
みたいな…
睡眠の質が良いか
悪いかどうかは
起きたときの
スッキリ感が
バロメーター！
イケてる睡眠！
ふぁ〜
よく寝た
睡眠の質が
良かったときは
目覚めはスッキリ
昼も調子よく
過ごせてるよ！
テキパキ
悪かったときは…
起きたときに疲れてて
イケてない
睡眠…
だる重…
日中も疲れがとれず
眠気におそわれてたり…
ぼけ〜
ぼくたち
「自律神経」が
なぜ
「睡眠」と関係
あるのか…
左のページを
見てみてね！
副
交

睡眠の3大要素・脳内MAP!

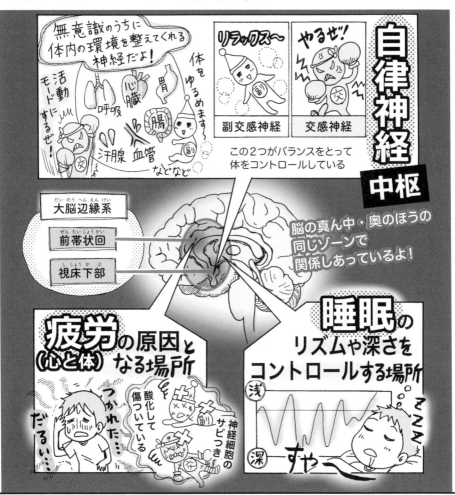

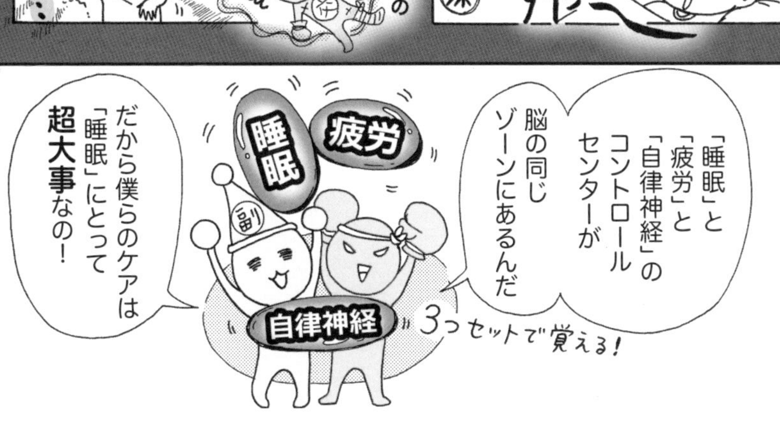

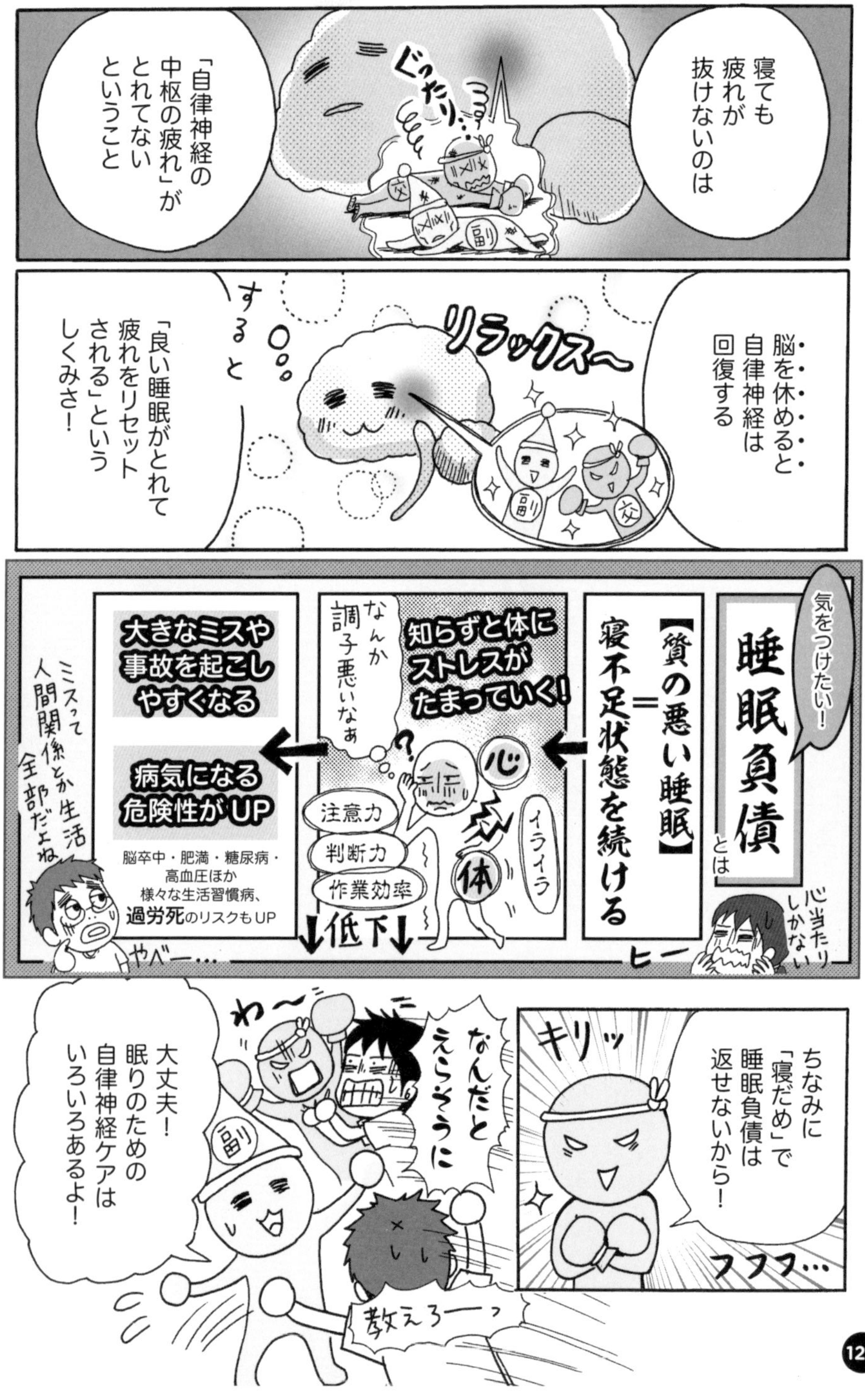

寝ても疲れが抜けないのは
ぐったり…
「自律神経の中枢の疲れ」がとれてないということ
脳を休めると・・・自律神経は回復する
リラックス〜
すると
「良い睡眠がとれて疲れをリセットされる」というしくみさ！
睡眠負債とは
気をつけたい！
心当たりしかない
ヒー
【質の悪い睡眠】＝寝不足状態を続ける
知らずと体にストレスがたまっていく！
心
体
イライラ
なんか調子悪いなぁ
注意力
判断力
作業効率
↓低下↓
大きなミスや事故を起こしやすくなる
病気になる危険性がUP
脳卒中・肥満・糖尿病・高血圧ほか様々な生活習慣病、過労死のリスクもUP
ミスって人間関係とか生活全部だよね
やべー…
ちなみに「寝だめ」で睡眠負債は返せないから！
キリッ
フフフ…
なんだとえらそうに
わ〜
大丈夫！眠りのための自律神経ケアはいろいろあるよ！
教えろーっ

3章
睡眠編

寝つきを良くするカード①

- 湯ぶねに浸かる
- 背骨ストレッチ
- 足の先テクニック
- さよならスマホ
- カフェインにご注意
- 部屋セッティング

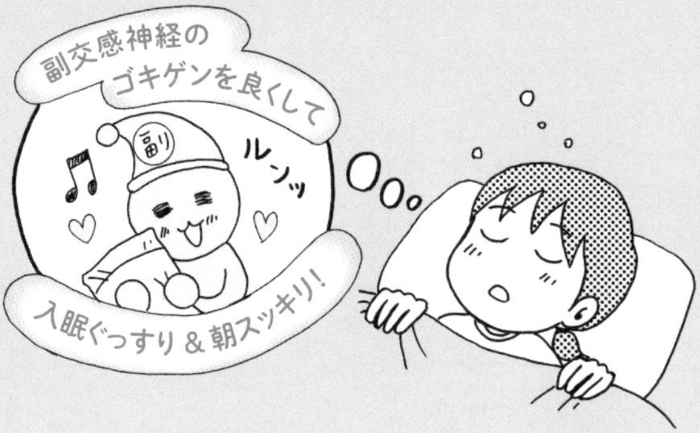
副交感神経のゴキゲンを良くして
副
ル〜ンッ
入眠ぐっすり＆朝スッキリ！

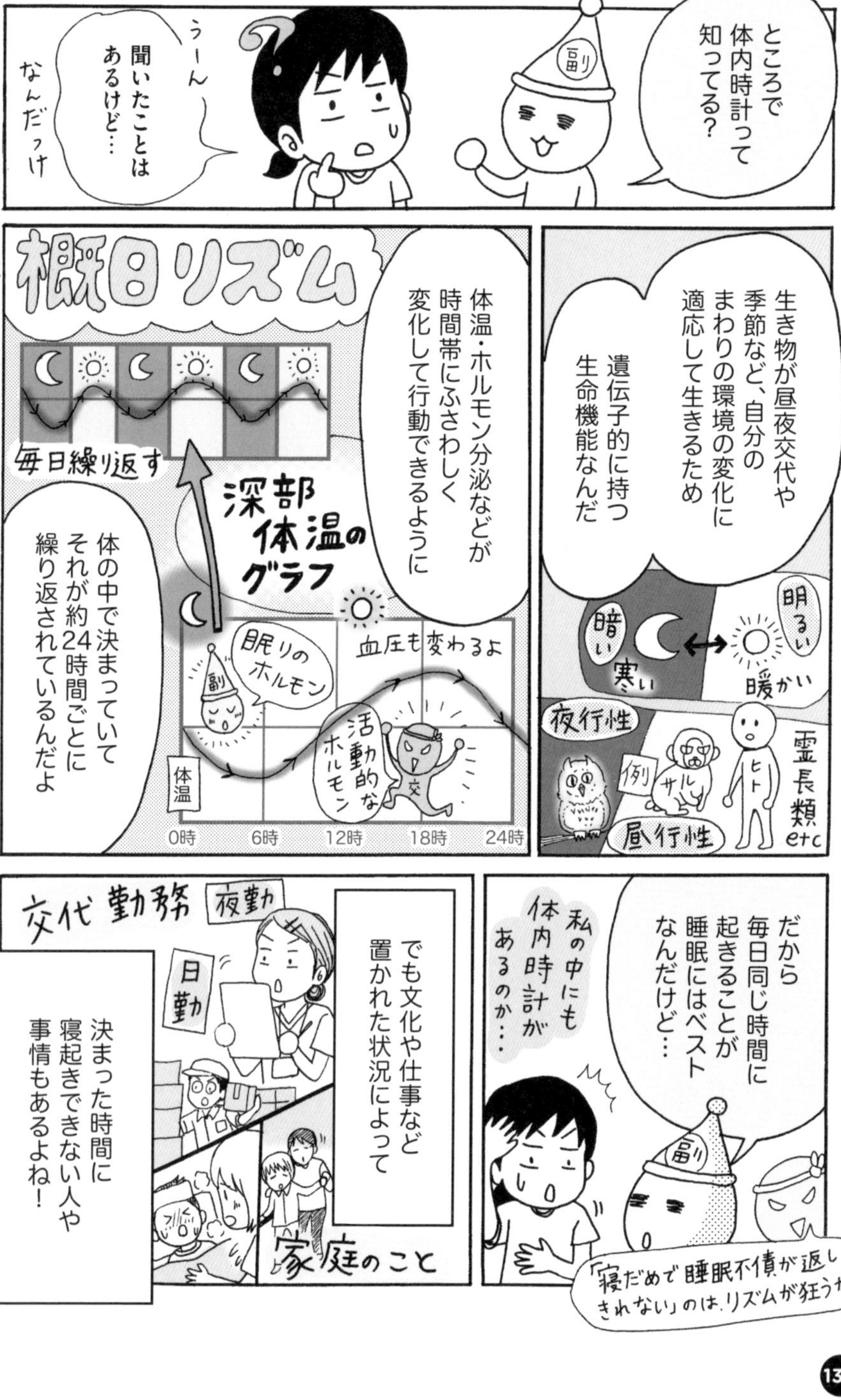
ところで体内時計って知ってる?
うーん
聞いたことはあるけど…
なんだっけ
生き物が昼夜交代や季節など、自分のまわりの環境の変化に適応して生きるため
遺伝子的に持つ生命機能なんだ
明るい
暗い
寒い
暖かい
夜行性
昼行性
例
サル
ヒト
霊長類 etc
概日リズム
体温・ホルモン分泌などが時間帯にふさわしく変化して行動できるように
毎日繰り返す
深部体温のグラフ
血圧も変わるよ
眠りのホルモン
活動的なホルモン
体温
0時
6時
12時
18時
24時
体の中で決まっていてそれが約24時間ごとに繰り返されているんだよ
だから毎日同じ時間に起きることが睡眠にはベストなんだけど…
私の中にも体内時計があるのか…
「寝だめで睡眠不債が返しきれない」のは、リズムが狂うからさ
でも文化や仕事など置かれた状況によって
交代勤務
夜勤
日勤
家庭のこと
決まった時間に寝起きできない人や事情もあるよね!

※概日リズムの時間帯には個人差があるよ（大きくて6時間）

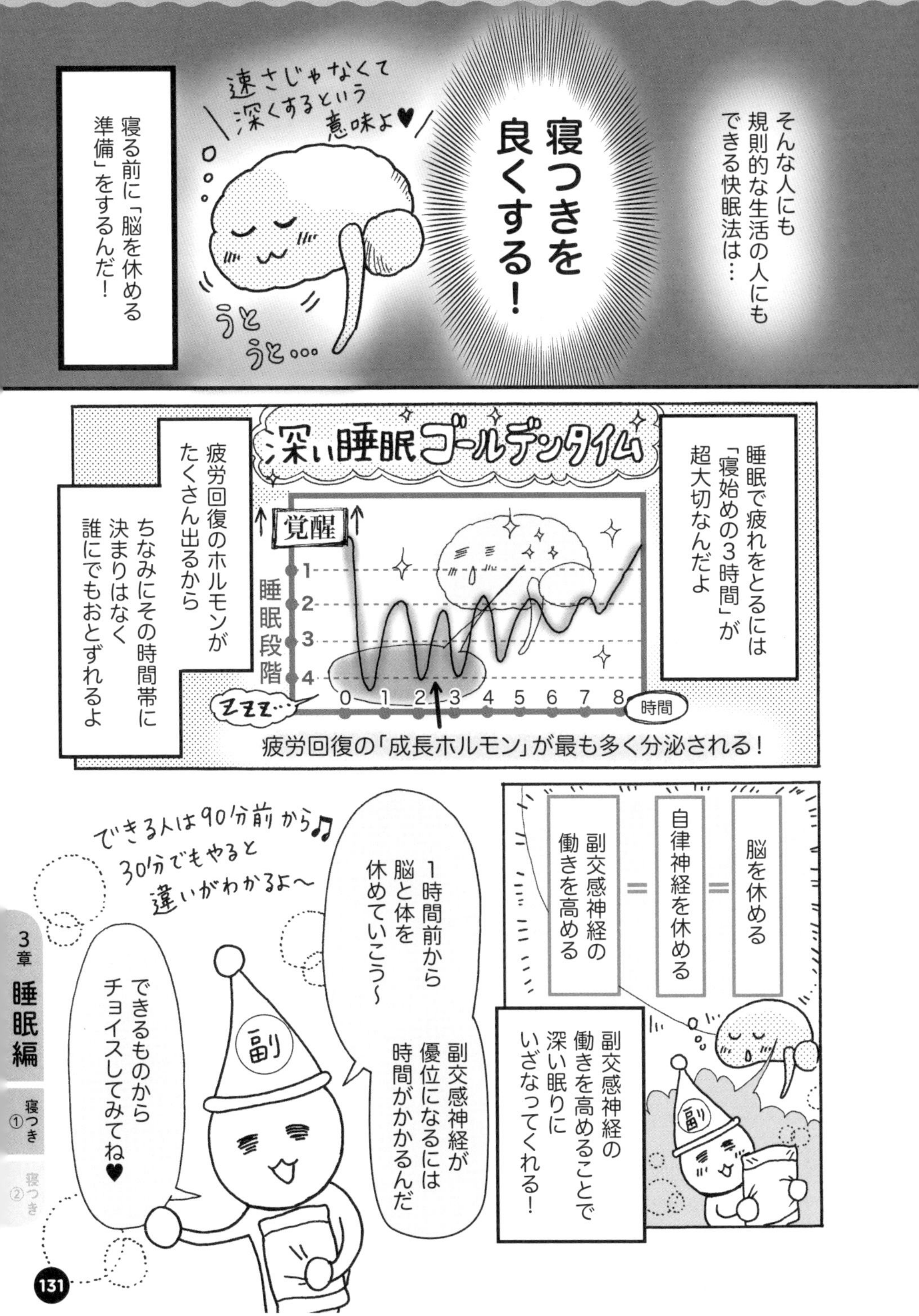
そんな人にも
規則的な生活の人にも
できる快眠法は…
寝つきを良くする！
速さじゃなくて深くするという意味よ♥
寝る前に「脳を休める準備」をするんだ！
うとうと…
睡眠で疲れをとるには「寝始めの3時間」が超大切なんだよ
深い睡眠ゴールデンタイム
覚醒
睡眠段階
1
2
3
4
0 1 2 3 4 5 6 7 8
時間
ZZZ…
疲労回復の「成長ホルモン」が最も多く分泌される！
疲労回復のホルモンがたくさん出るから
ちなみにその時間帯に決まりはなく誰にでもおとずれるよ
脳を休める
＝
自律神経を休める
＝
副交感神経の働きを高める
副交感神経の働きを高めることで深い眠りにいざなってくれる！
副
副交感神経が優位になるには時間がかかるんだ
1時間前から脳と体を休めていこう～
できるものからチョイスしてみてね♥
できる人は90分前から♫
30分でもやると違いがわかるよ～
副

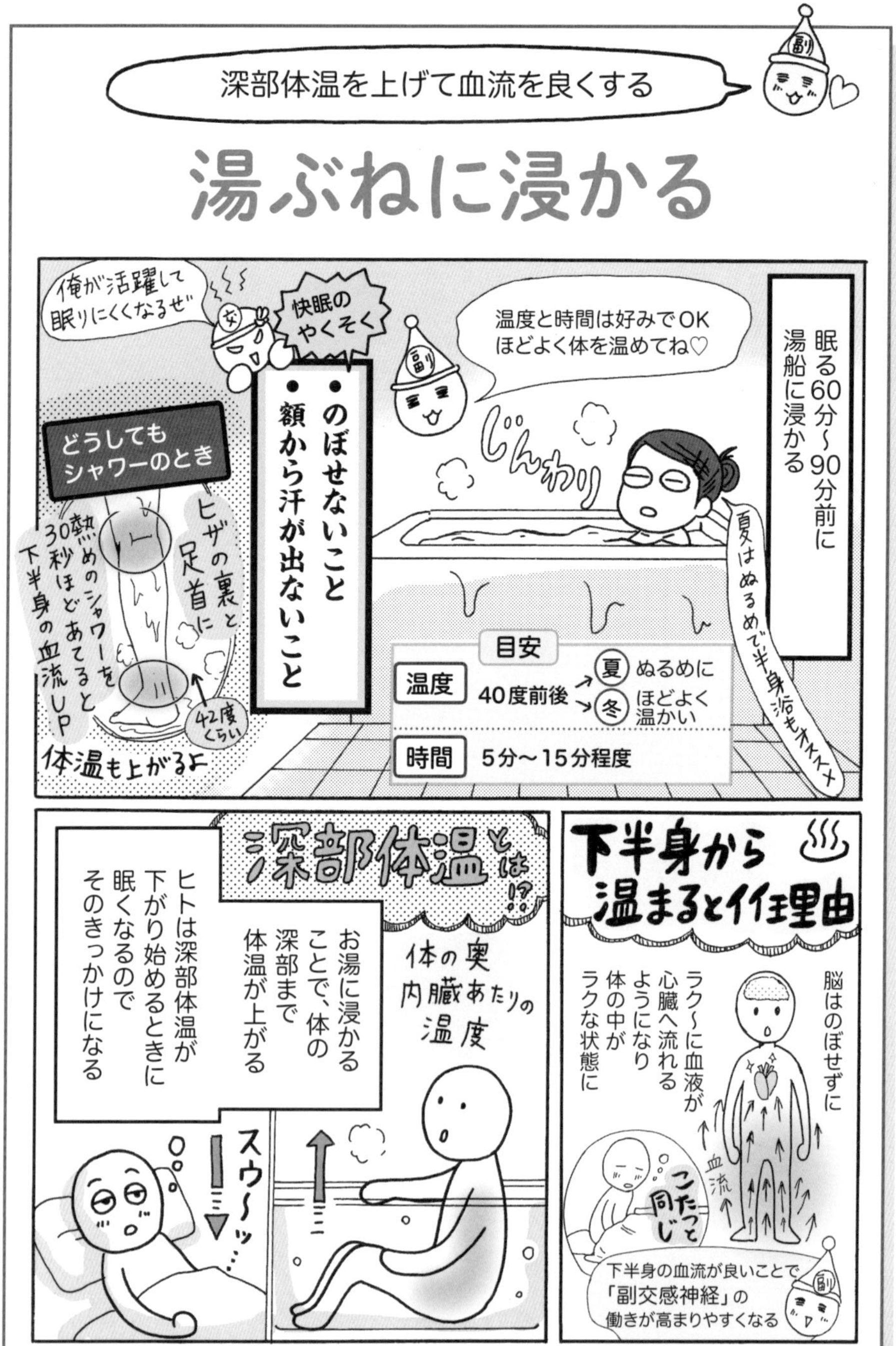

深部体温を上げて血流を良くする
湯ぶねに浸かる
俺が活躍して眠りにくくなるぜ
快眠のやくそく
・のぼせないこと
・額から汗が出ないこと
温度と時間は好みでOK ほどよく体を温めてね♡
眠る60分〜90分前に湯船に浸かる
じんわり
夏はぬるめで半身浴もオススメ
目安
温度 40度前後 夏 ぬるめに 冬 ほどよく温かい
時間 5分〜15分程度
どうしてもシャワーのとき
ヒザの裏と足首に
熱めのシャワーを30秒ほどあてると下半身の血流UP
42度くらい
体温も上がるよ
深部体温とは!?
体の奥 内臓あたりの温度
お湯に浸かることで、体の深部まで体温が上がる
ヒトは深部体温が下がり始めるときに眠くなるのでそのきっかけになる
スウ〜ッ…
下半身から温まるとイイ理由
脳はのぼせずに
ラク〜に血液が心臓へ流れるようになり体の中がラクな状態に
血流
こたつと同じ
下半身の血流が良いことで「副交感神経」の働きが高まりやすくなる

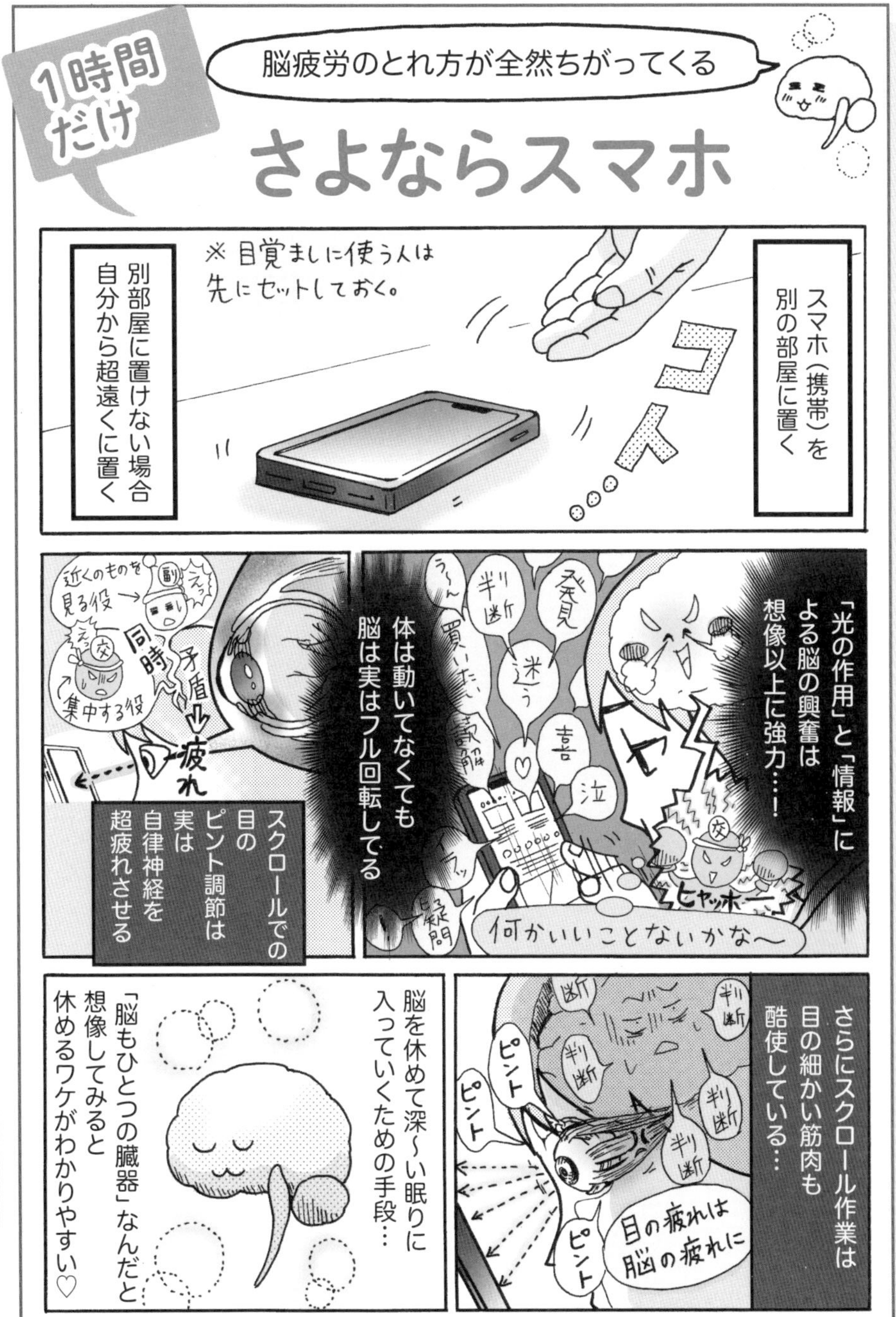
1時間だけ
さよならスマホ
脳疲労のとれ方が全然ちがってくる
スマホ(携帯)を別の部屋に置く
コト
※目覚ましに使う人は先にセットしておく。
別部屋に置けない場合自分から超遠くに置く
「光の作用」と「情報」による脳の興奮は想像以上に強力…!
ヒャッホー
発見
判断
迷う
喜
泣
買いたい
う〜ん
節約
疑問
体は動いていなくても脳は実はフル回転してる
何かいいことないかな〜
近くのものを見る役
副
交
集中する役
同時
矛盾
疲れ
スクロールでの目のピント調節は実は自律神経を超疲れさせる
さらにスクロール作業は目の細かい筋肉も酷使している…
判断
判断
判断
判断
ピント
ピント
ピント
目の疲れは脳の疲れに
脳を休めて深〜い眠りに入っていくための手段…
「脳もひとつの臓器」なんだと想像してみると休めるワケがわかりやすい♡

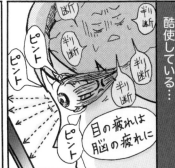

首・背中・腰の1日の緊張をほぐす

背骨ストレッチ

Ⓐ猫のポーズ　Ⓑ子どものポーズ

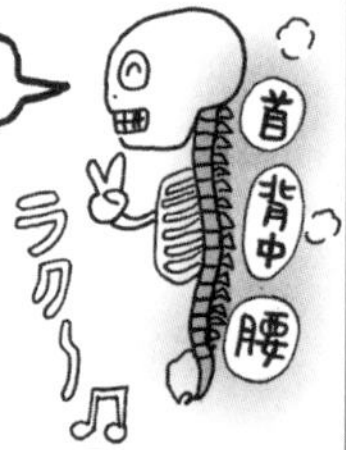

首
背中
腰
ラク〜♫

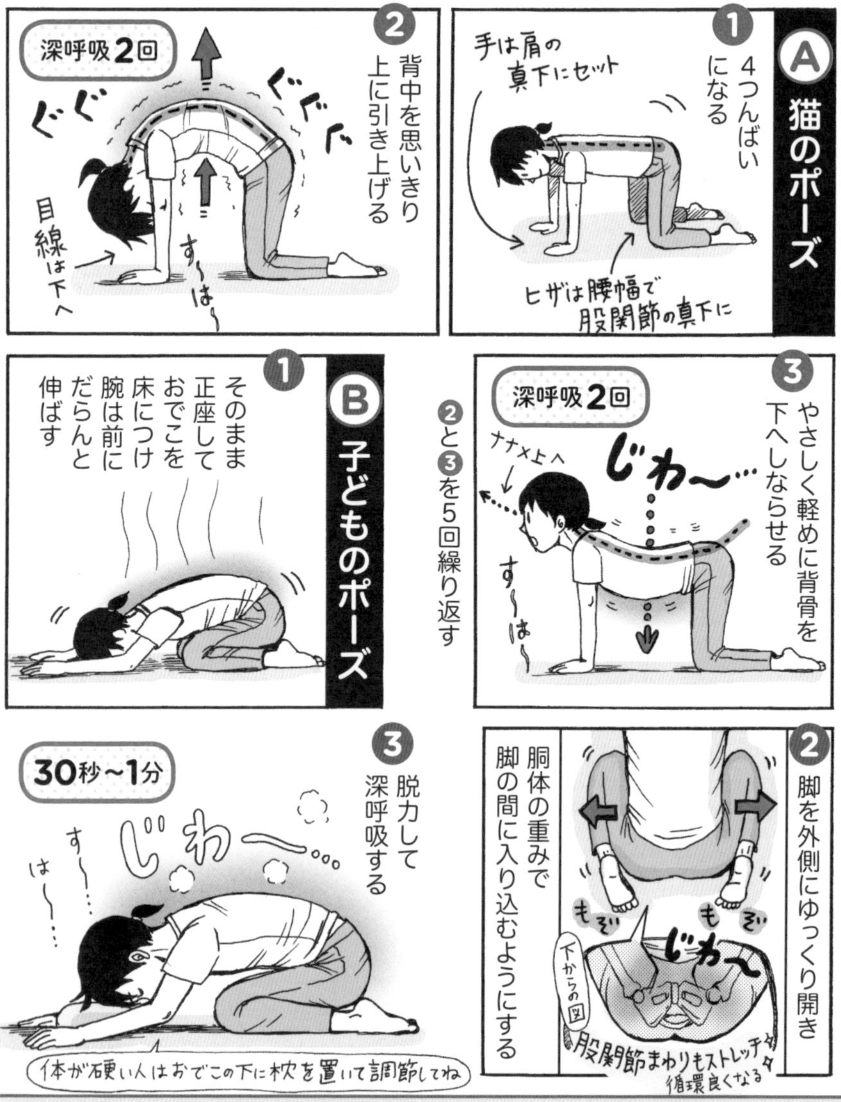

Ⓐ 猫のポーズ
① 4つんばいになる
手は肩の真下にセット
ヒザは腰幅で股関節の真下に
② 背中を思いきり上に引き上げる
深呼吸2回
ぐぐ
ぐぐぐ
目線は下へ
す〜は〜
③ やさしく軽めに背骨を下へしならせる
深呼吸2回
じわ〜…
ナナメ上へ
す〜は〜
②と③を5回繰り返す
Ⓑ 子どものポーズ
① そのまま正座しておでこを床につけ腕は前にだらんと伸ばす
② 脚を外側にゆっくり開き
胴体の重みで脚の間に入り込むようにする
もぞもぞ
じわ〜
下からの図
股関節まわりもストレッチ☆
循環良くなる
③ 脱力して深呼吸する
30秒〜1分
じわ〜…
す〜…
は〜…
体が硬い人はおでこの下に枕を置いて調節してね

※寝る直前の、筋トレなどの激しめの運動は交感神経が刺激されて、寝つきが悪くなる場合があるよ。

カフェインにご注意

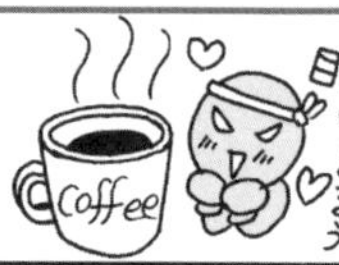
Coffee
目が覚めるぅ

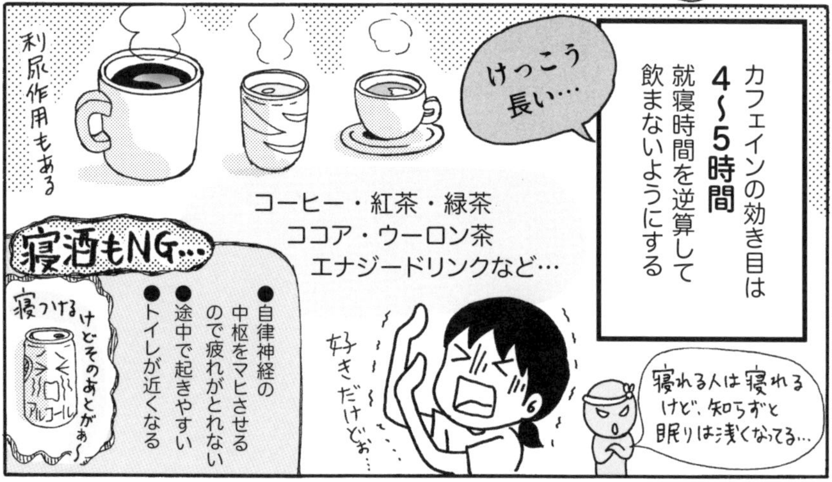
カフェインの効き目は
4~5時間
就寝時間を逆算して
飲まないようにする
けっこう長い…
利尿作用もある
コーヒー・紅茶・緑茶
ココア・ウーロン茶
エナジードリンクなど…
寝酒もNG…
●自律神経の中枢をマヒさせるので疲れがとれない
●途中で起きやすい
●トイレが近くなる
寝つけるけどそのあとがぁ~
アルコール
好きだけどぉ…
寝れる人は寝れるけど、知らずと眠りは浅くなってる…

足の先テクニック

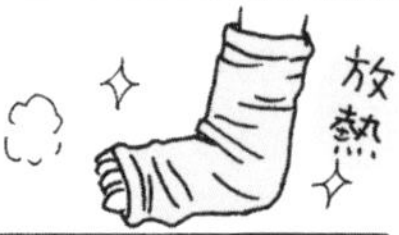
放熱

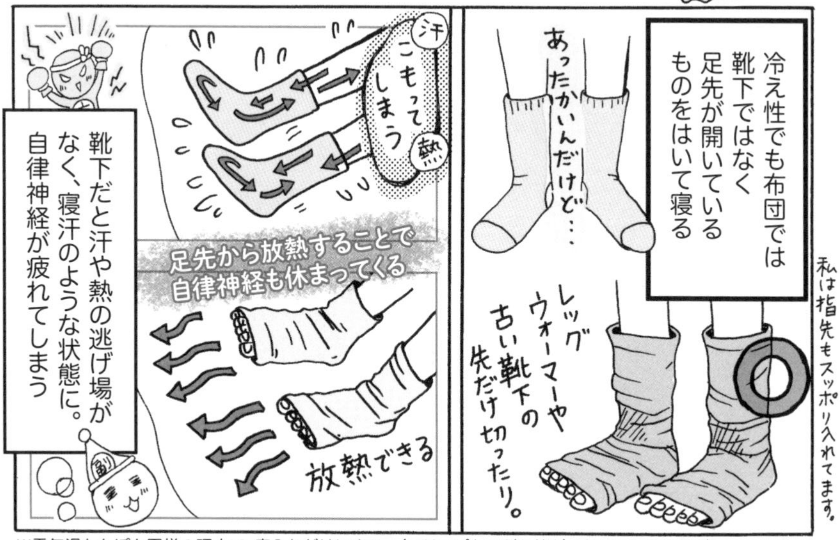
靴下だと汗や熱の逃げ場がなく、寝汗のような状態に。自律神経が疲れてしまう
汗
こもってしまう
熱
足先から放熱することで自律神経も休まってくる
放熱できる
冷え性でも布団では靴下ではなく足先が開いているものをはいて寝る
あったかいんだけど…
レッグウォーマーや古い靴下の先だけ切ったり。
私は指先もスッポリ入れてます。

※電気湯たんぽも同様の理由で、寝入りだけにする。(つけっぱなしだと熱がこもってしまうので)

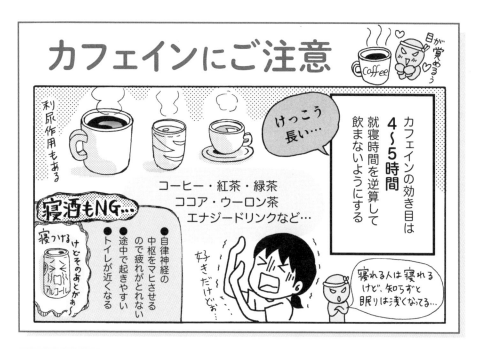

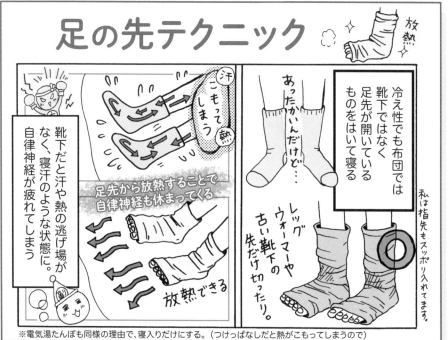

深い眠りを作る寝床まわりに

部屋セッティング

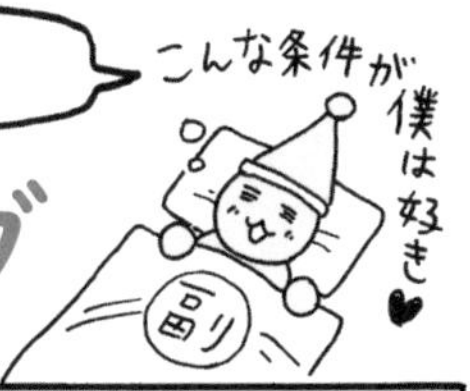
こんな条件が僕は好き♥

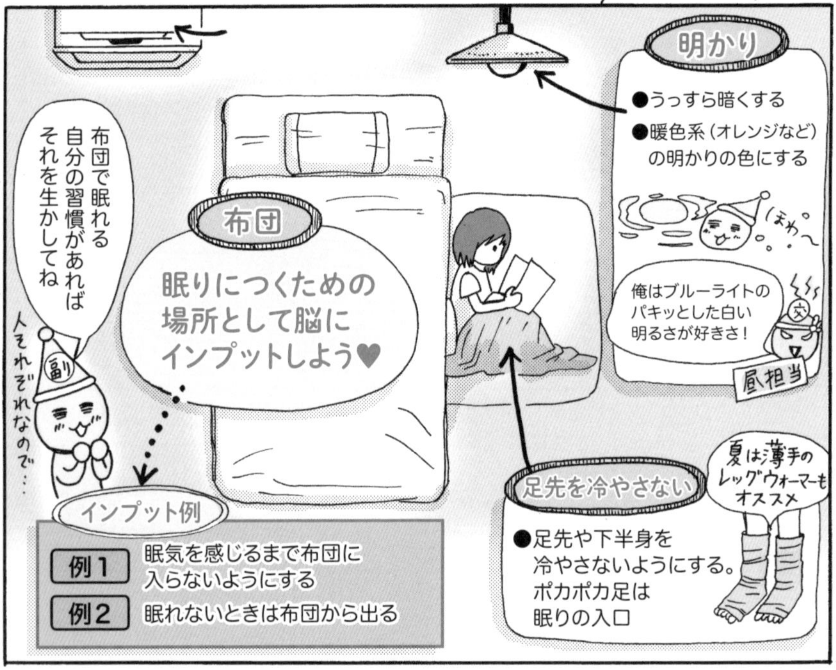

（おまけ）

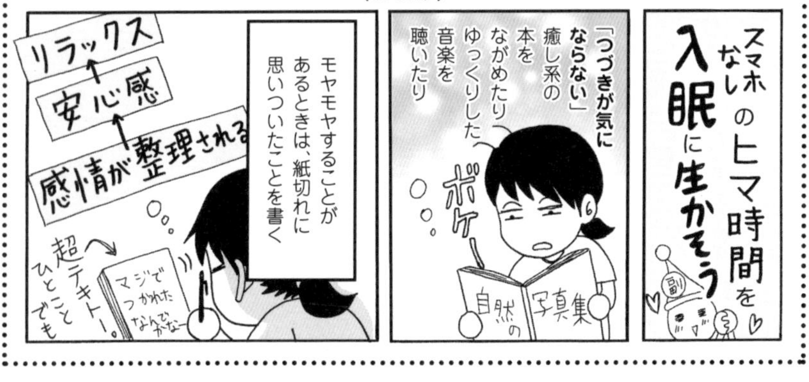
スマホなしのヒマ時間を入眠に生かそう
「つづきが気にならない」癒し系の本をながめたりゆっくりした音楽を聴いたり
ボケ～
自然の写真集
モヤモヤすることがあるときは、紙切れに思いついたことを書く
リラックス
安心感
感情が整理される
超テキトー！
ひとことでも
マジでつかれたなんでかな～

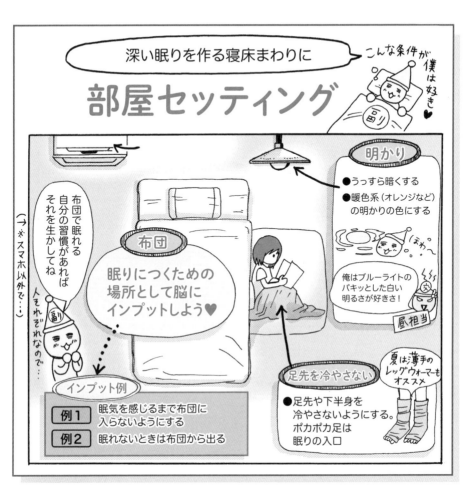

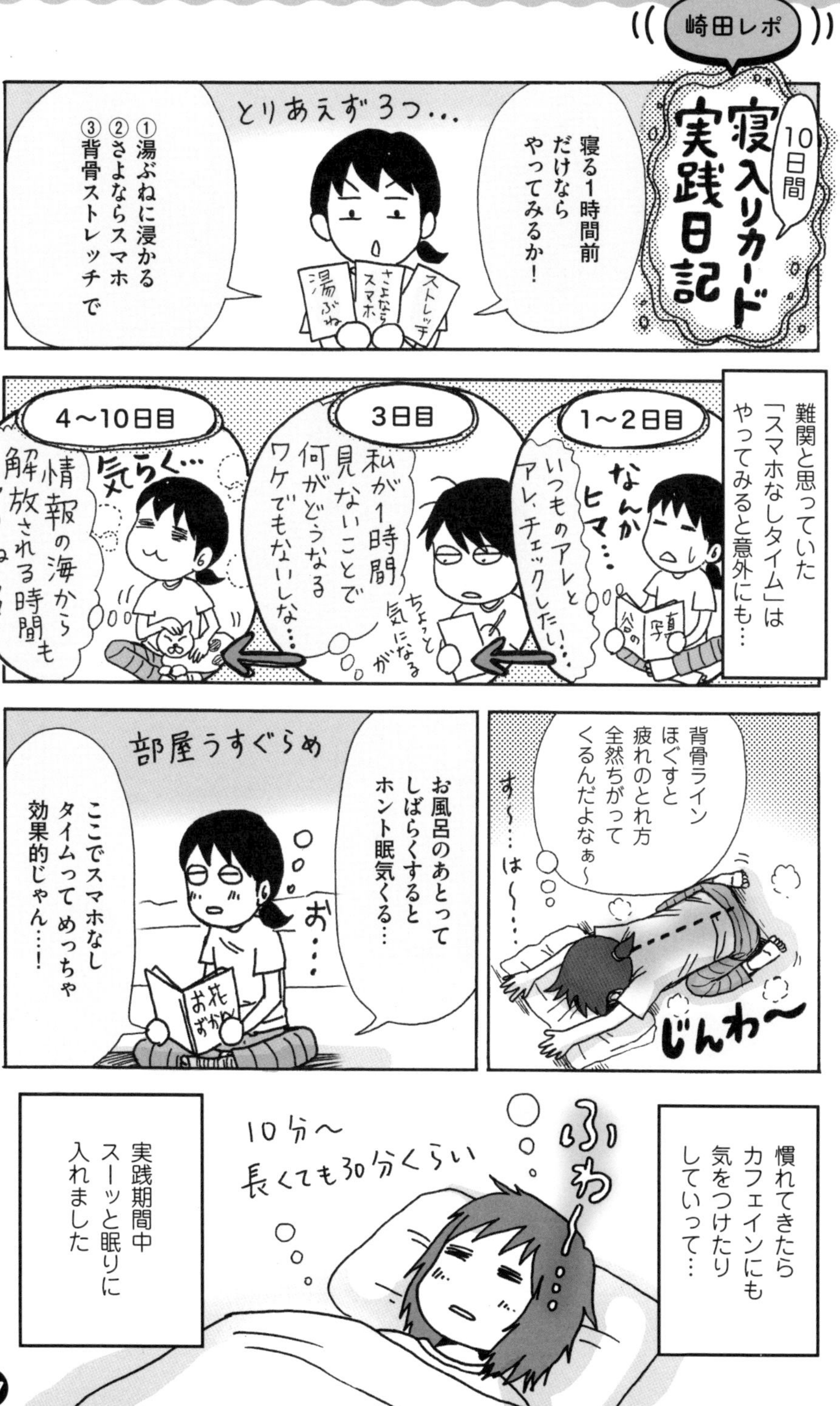
崎田レポ
10日間
寝入りカード実践日記
寝る1時間前だけならやってみるか!
とりあえず3つ…
①湯ぶねに浸かる
②さよならスマホ
③背骨ストレッチ
で
湯ぶね
さよならスマホ
ストレッチ
難関と思っていた「スマホなしタイム」はやってみると意外にも…
1〜2日目
なんかヒマ…
いつものアレとアレ、チェックしたい…
3日目
私が1時間見ないことで何がどうなるワケでもないしな…
ちょっと気になるが
4〜10日目
気らく…
情報の海から解放される時間もアリね〜
背骨ラインほぐすと疲れのとれ方全然ちがってくるんだよなぁ〜
す〜…は〜…
じんわ〜
お風呂のあとってしばらくするとホント眠気くる…
お…
部屋うすぐらめ
ここでスマホなしタイムってめっちゃ効果的じゃん…!
お花ずかん
慣れてきたらカフェインにも気をつけたりしていって…
ふわ〜
10分〜長くても30分くらい
実践期間中スーッと眠りに入れました

3章 睡眠編
寝つき①
寝つき②

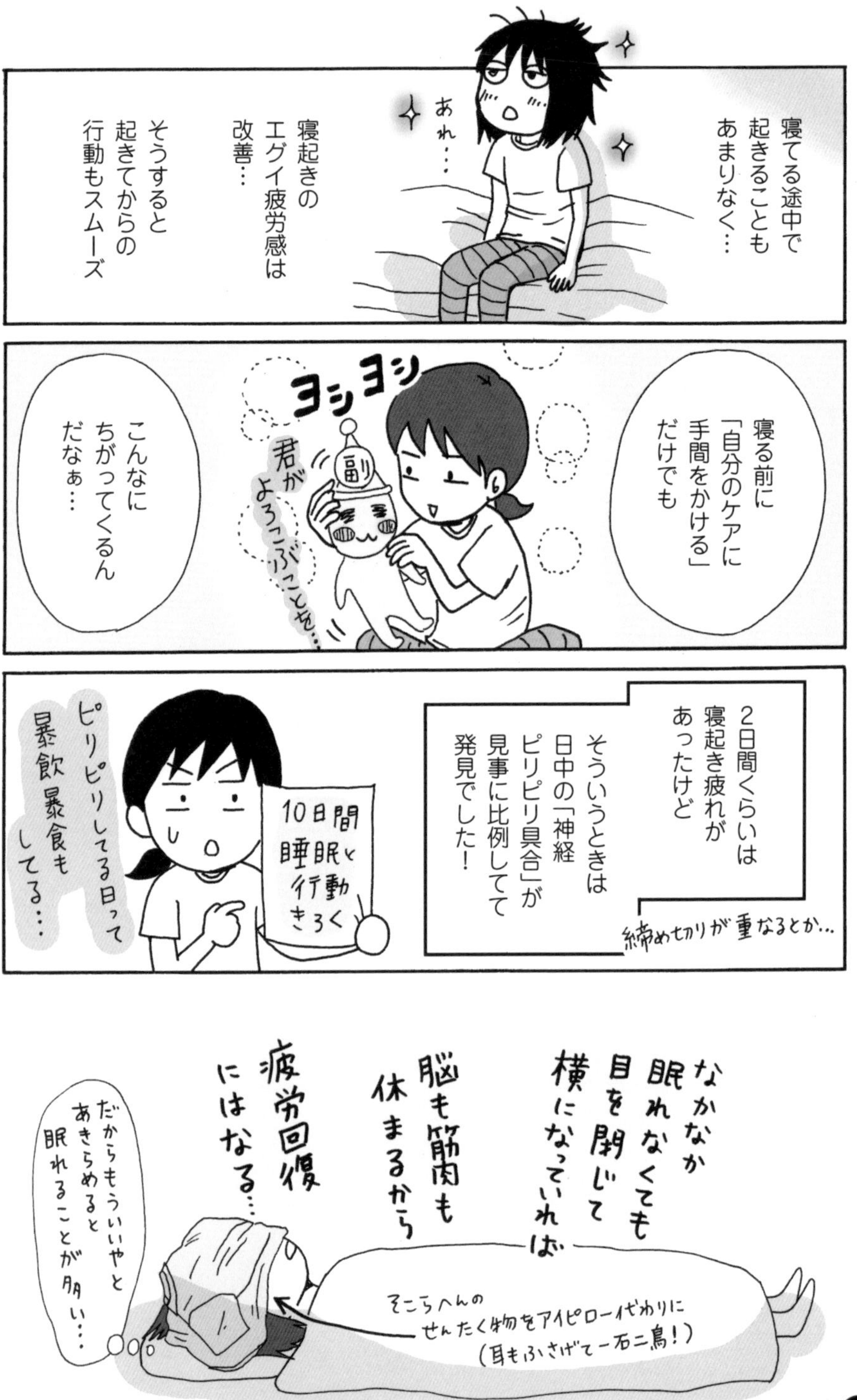
寝てる途中で起きることもあまりなく…
あれ…
寝起きのエグイ疲労感は改善…
そうすると起きてからの行動もスムーズ
寝る前に「自分のケアに手間をかける」だけでも
ヨシヨシ
副
君がよろこぶことを…
こんなにちがってくるんだなぁ…
2日間くらいは寝起き疲れがあったけど
そういうときは日中の「神経ピリピリ具合」が見事に比例してて発見でした!
締め切りが重なるとか…
10日間睡眠と行動きろく
ピリピリしてる日って暴飲暴食もしてる…
なかなか眠れなくても目を閉じて横になっていれば
脳も筋肉も休まるから
疲労回復にはなる…
そこらへんのせんたく物をアイピロー代わりに
(耳もふさげて一石二鳥!)
だからもういいやとあきらめると眠れることが多い…

COLUMN

1人1人、睡眠特性はちがう

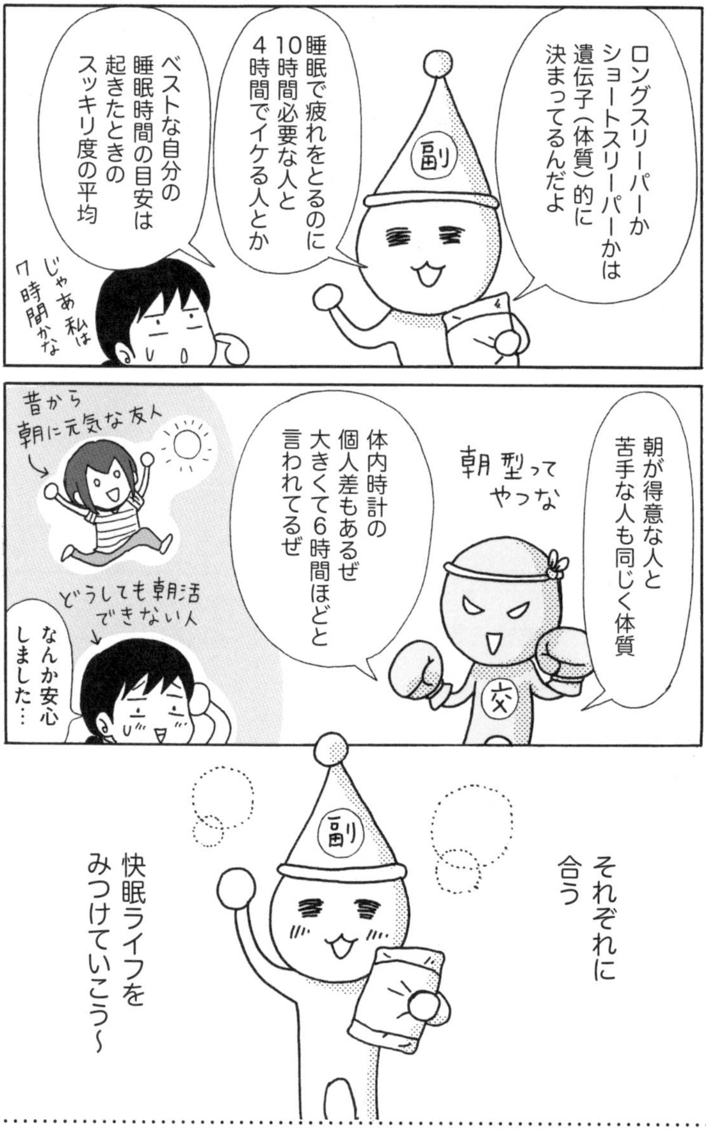
ロングスリーパーかショートスリーパーかは遺伝子(体質)的に決まってるんだよ
副
睡眠で疲れをとるのに10時間必要な人と4時間でイケる人とか
ベストな自分の睡眠時間の目安は起きたときのスッキリ度の平均
じゃあ私は7時間かな
朝が得意な人と苦手な人も同じく体質
朝型ってやつな
体内時計の個人差もあるぜ大きくて6時間ほどと言われてるぜ
昔から朝に元気な友人
どうしても朝活できない人
なんか安心しました…
それぞれに合う
快眠ライフをみつけていこう～

3章 睡眠編
寝つき①
寝つき②

COLUMN

崎田がよくやる

リラックス枕入眠法

メイン枕の他に
もう１つ→
サブ枕を用意

軽めの枕で（安いのでOK）

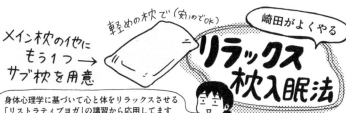

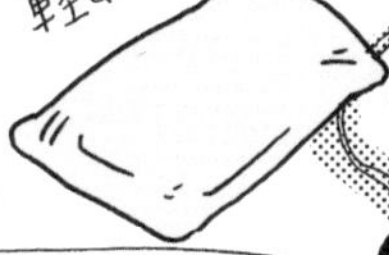

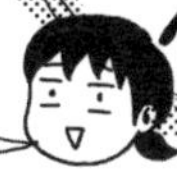
身体心理学に基づいて心と体をリラックスさせる
「リストラティブヨガ」の講習から応用してます

横向き　抱き枕

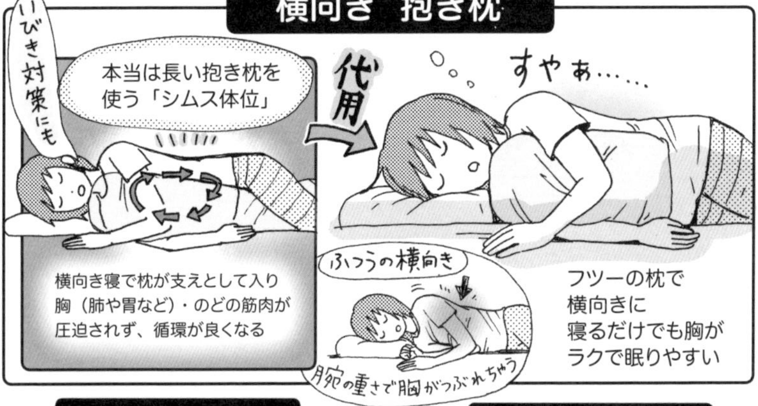
いびき対策にも
本当は長い抱き枕を
使う「シムス体位」
横向き寝で枕が支えとして入り
胸（肺や胃など）・のどの筋肉が
圧迫されず、循環が良くなる
代用
すやぁ……
ふつうの横向き
腕の重さで胸がつぶれちゃう
フツーの枕で
横向きに
寝るだけでも胸が
ラクで眠りやすい

ヒザの下枕

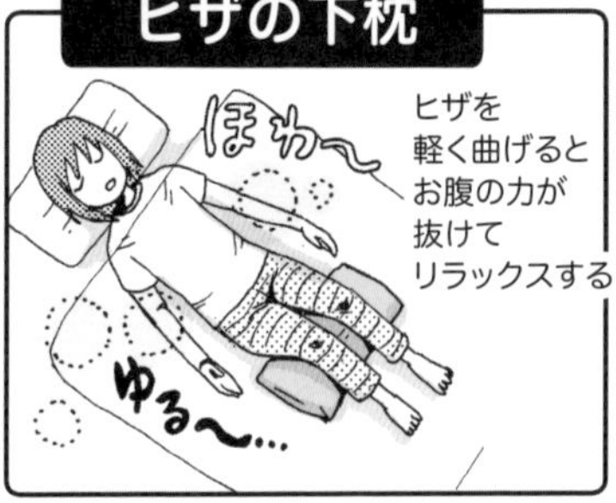
ほわ〜
ゆる〜…
ヒザを
軽く曲げると
お腹の力が
抜けて
リラックスする

胸の上枕

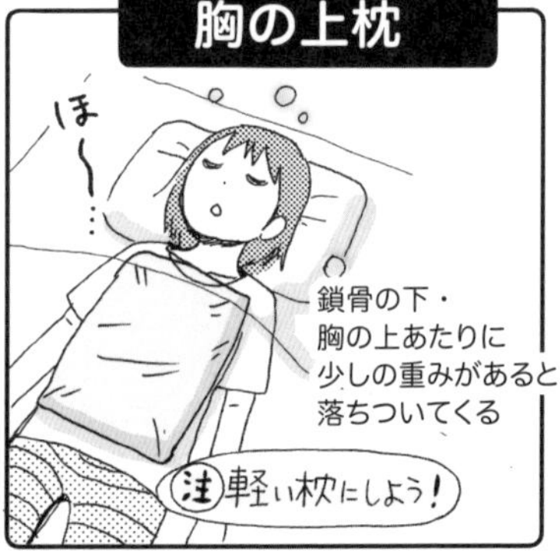
ほ〜…
鎖骨の下・
胸の上あたりに
少しの重みがあると
落ちついてくる
注 軽い枕にしよう！

そのときの気分でやってます

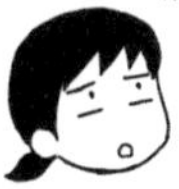
寝てるときに、だいたい何回か寝返りをするので
起きたらサブ枕はどっか行ってます…

3章
睡眠編

寝つきを良くするカード②

- 家着からパジャマに
- 白湯を飲む
- ホットアイマスク

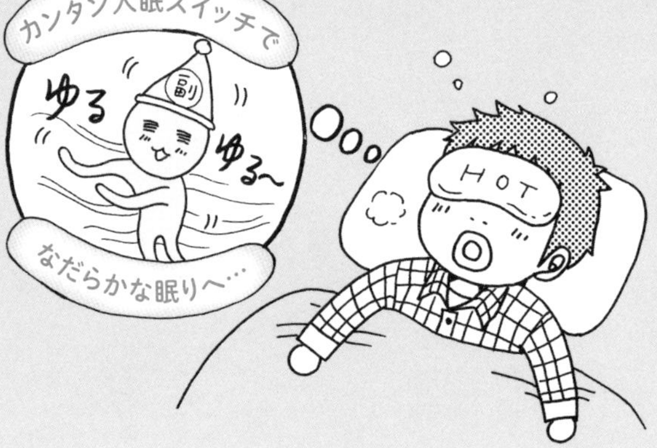
カンタン入眠スイッチで
副
ゆる
ゆる〜
HOT
なだらかな眠りへ…

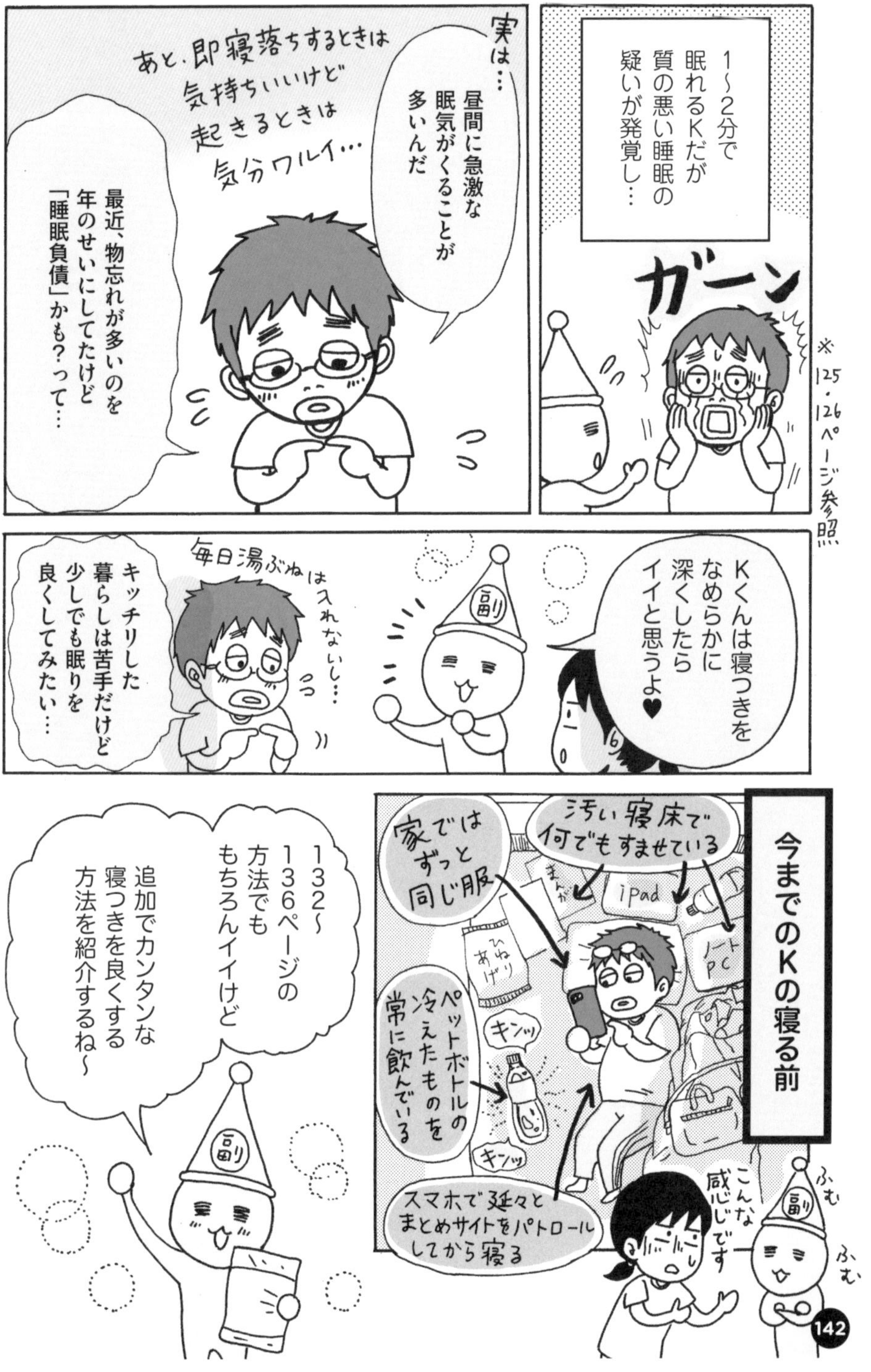

1〜2分で眠れるKだが質の悪い睡眠の疑いが発覚し…
ガーン
※125・126ページ参照
実は…昼間に急激な眠気がくることが多いんだ
あと、即寝落ちするときは気持ちいいけど起きるときは気分ワルイ…
最近、物忘れが多いのを年のせいにしてたけど「睡眠負債」かも?って…
Kくんは寝つきをなめらかに深くしたらイイと思うよ♥
毎日湯ぶねは入れないし…
キッチリした暮らしは苦手だけど少しでも眠りを良くしてみたい…
今までのKの寝る前
汚い寝床で何でもすませている
家ではずっと同じ服
まんが
iPad
ひねりあげ
ノートPC
ペットボトルの冷えたものを常に飲んでいる
キンッ
キンッ
スマホで延々とまとめサイトをパトロールしてから寝る
こんな感じです
ふむ
ふむ
132〜136ページの方法でもちろんイイけど
追加でカンタンな寝つきを良くする方法を紹介するね〜

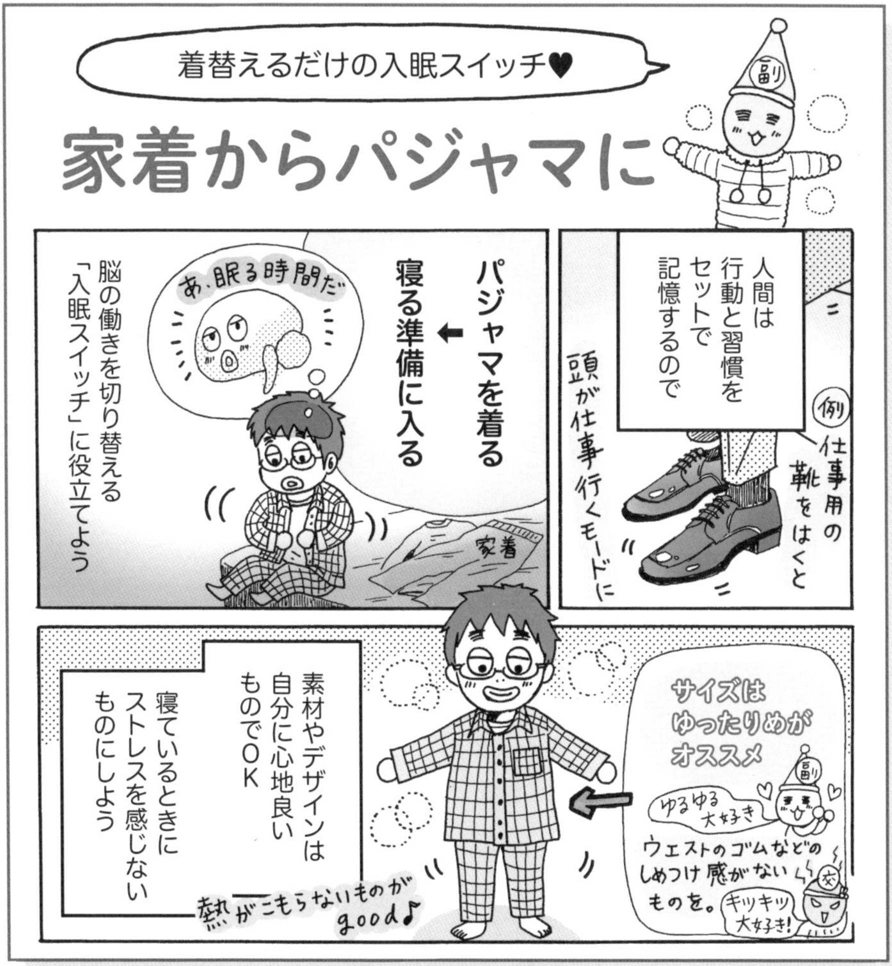
着替えるだけの入眠スイッチ♥
家着からパジャマに
副
人間は行動と習慣をセットで記憶するので
例 仕事用の靴をはくと
頭が仕事行くモードに
パジャマを着る
←
寝る準備に入る
あ、眠る時間だ
脳の働きを切り替える「入眠スイッチ」に役立てよう
家着
サイズはゆったりめがオススメ
ゆるゆる大好き
ウェストのゴムなどのしめつけ感がないものを。
キツキツ大好き!
素材やデザインは自分に心地良いものでOK
寝ているときにストレスを感じないものにしよう
熱がこもらないものがgood♪

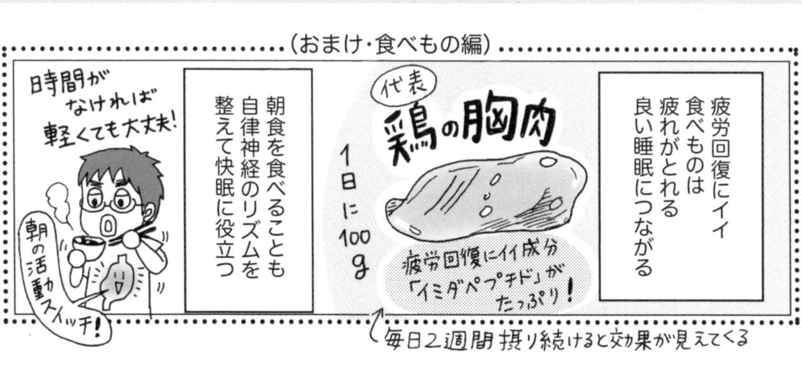
(おまけ・食べもの編)
疲労回復にイイ食べものは疲れがとれる良い睡眠につながる
代表
鶏の胸肉
1日に100g
疲労回復にイイ成分「イミダペプチド」がたっぷり!
毎日2週間摂り続けると効果が見えてくる
朝食を食べることも自律神経のリズムを整えて快眠に役立つ
時間がなければ軽くても大丈夫!
朝の活動スイッチ!

白湯を飲む

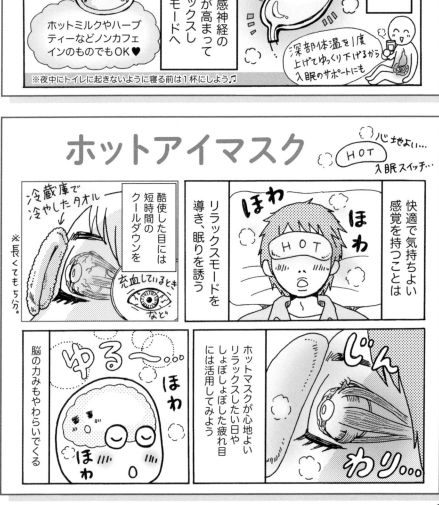

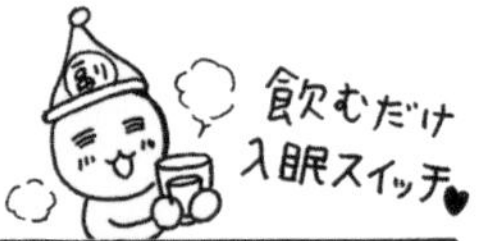
副
飲むだけ入眠スイッチ♥

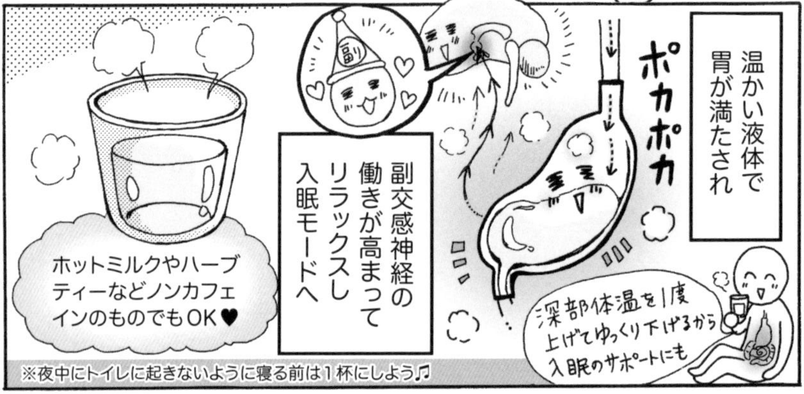
温かい液体で胃が満たされ
ポカポカ
副
副交感神経の働きが高まってリラックスし入眠モードへ
深部体温を1度上げてゆっくり下げるから入眠のサポートにも
ホットミルクやハーブティーなどノンカフェインのものでもOK♥
※夜中にトイレに起きないように寝る前は1杯にしよう♪

ホットアイマスク

心地よい…
HOT
入眠スイッチ…

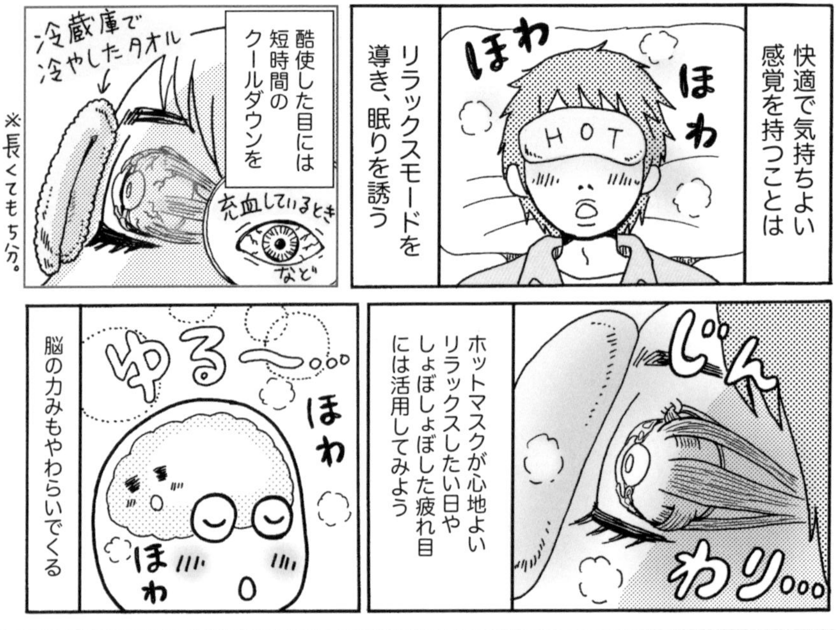

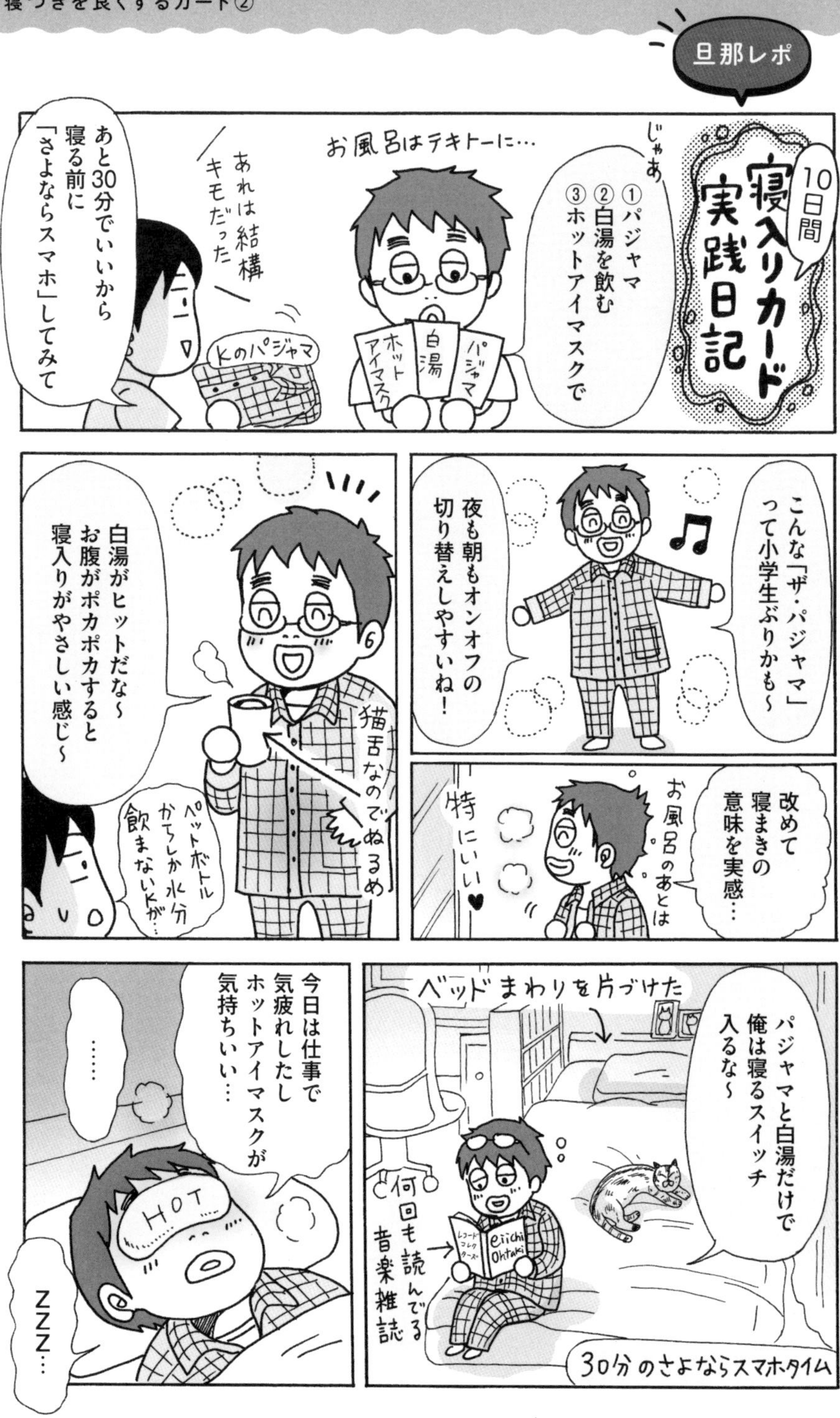
旦那レポ
10日間
寝入りカード実践日記
じゃあ
①パジャマ
②白湯を飲む
③ホットアイマスクで
お風呂はテキトーに…
パジャマ
白湯
ホットアイマスク
あれは結構キモだった
Kのパジャマ
あと30分でいいから寝る前に「さよならスマホ」してみて
こんな「ザ・パジャマ」って小学生ぶりかも～
夜も朝もオンオフの切り替えしやすいね！
白湯がヒットだな～お腹がポカポカすると寝入りがやさしい感じ～
猫舌なのでぬるめ
ペットボトルからしか水分飲まないKが…
改めて寝まきの意味を実感…
お風呂のあとは
特にいい♥
パジャマと白湯だけで俺は寝るスイッチ入るな～
ベッドまわりを片づけた
何回も読んでる音楽雑誌
レコードコレクターズ
eiichi Ohtaki
30分のさよならスマホタイム
今日は仕事で気疲れしたしホットアイマスクが気持ちいい…
……
HOT
ZZZ…

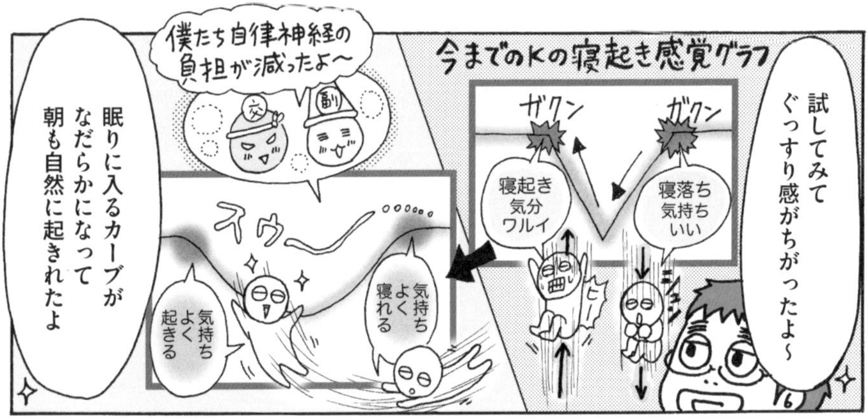
試してみて ぐっすり感がちがったよ～
今までのKの寝起き感覚グラフ
ガクン
ガクン
寝落ち気持ちいい
寝起き気分ワルイ
僕たち自律神経の負担が減ったよ～
スウ～
気持ちよく寝れる
気持ちよく起きる
眠りに入るカーブがなだらかになって朝も自然に起きれたよ

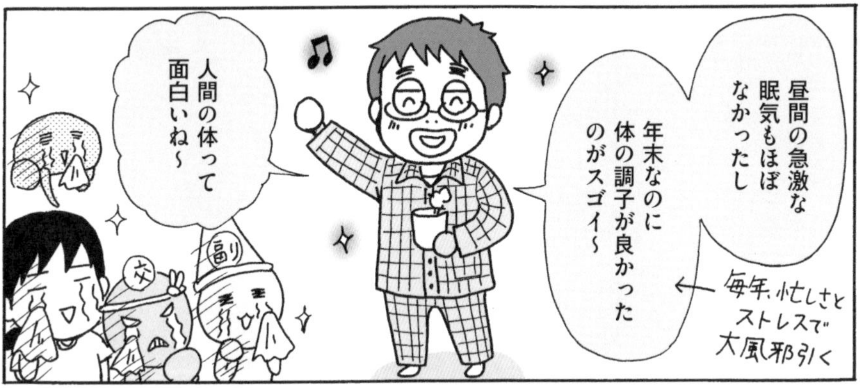
昼間の急激な眠気もほぼなかったし
年末なのに体の調子が良かったのがスゴイ～
毎年、忙しさとストレスで大風邪引く
人間の体って面白いね～

さいごに

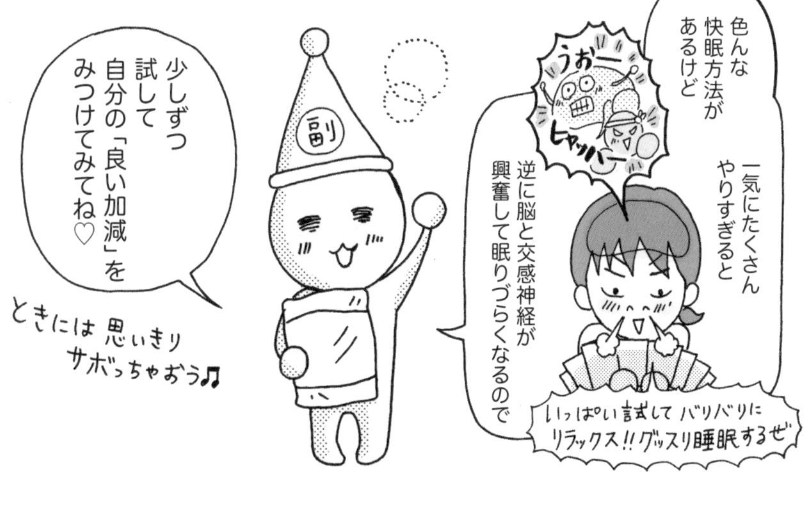
色んな快眠方法があるけど
一気にたくさんやりすぎると
逆に脳と交感神経が興奮して眠りづらくなるので
うおー
ヒャッハー
いっぱい試してバリバリにリラックス!!グッスリ睡眠するぜ
少しずつ試して自分の「良い加減」をみつけてみてね♡
ときには思いきりサボっちゃおう♫

COLUMN

お酒とすいみん

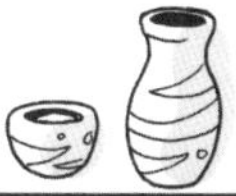

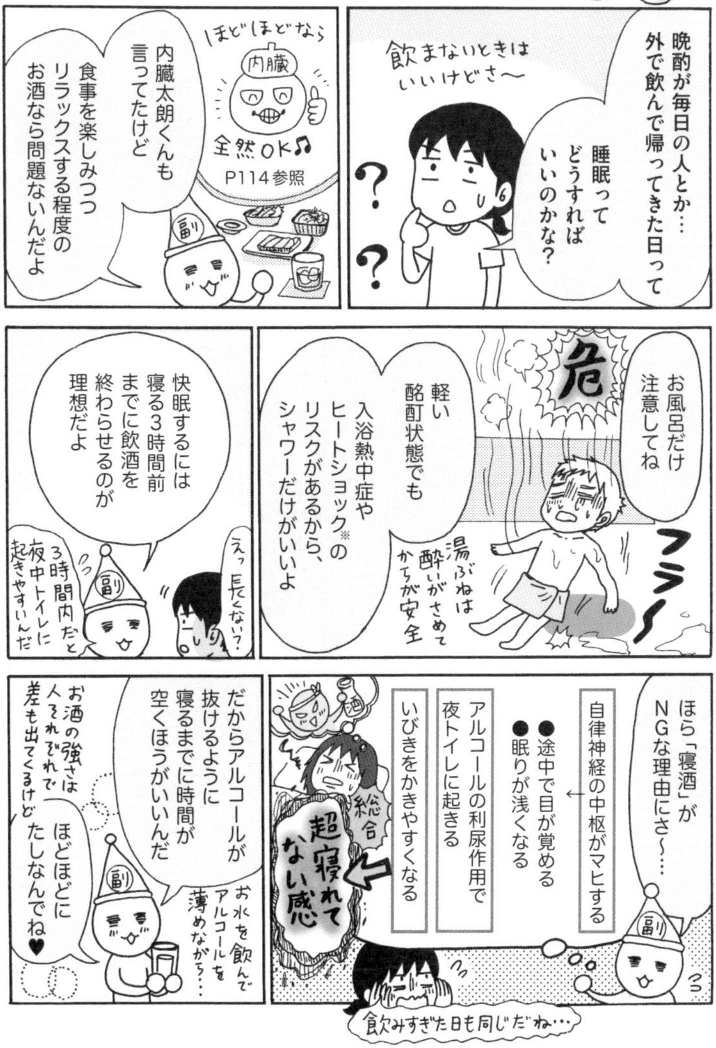

晩酌が毎日の人とか…外で飲んで帰ってきた日って
睡眠ってどうすればいいのかな?
飲まないときはいいけどさ〜
ほどほどなら
内臓
全然OK♫
P114参照
内臓太朗くんも言ってたけど
食事を楽しみつつリラックスする程度のお酒なら問題ないんだよ
副
お風呂だけ注意してね
危
軽い酩酊状態でも
入浴熱中症やヒートショック※のリスクがあるから、シャワーだけがいいよ
フラ〜
湯ぶねは酔いがさめてからが安全
快眠するには寝る3時間前までに飲酒を終わらせるのが理想だよ
えっ長くない?
3時間内だと夜中トイレに起きやすいんだ
ほら「寝酒」がNGな理由にさ〜…
自律神経の中枢がマヒする
●途中で目が覚める
●眠りが浅くなる
アルコールの利尿作用で夜トイレに起きる
いびきをかきやすくなる
酒
総合
超寝れてない感
飲みすぎた日も同じだね…
だからアルコールが抜けるように寝るまでに時間が空くほうがいいんだ
お水を飲んでアルコールを薄めながら…
お酒の強さは人それぞれで差も出てくるけど
ほどほどにたしなんでね♥

※気温の変化によって血圧が乱高下し、失神、心臓や血管の病気を引き起こすこと。

その後の2人

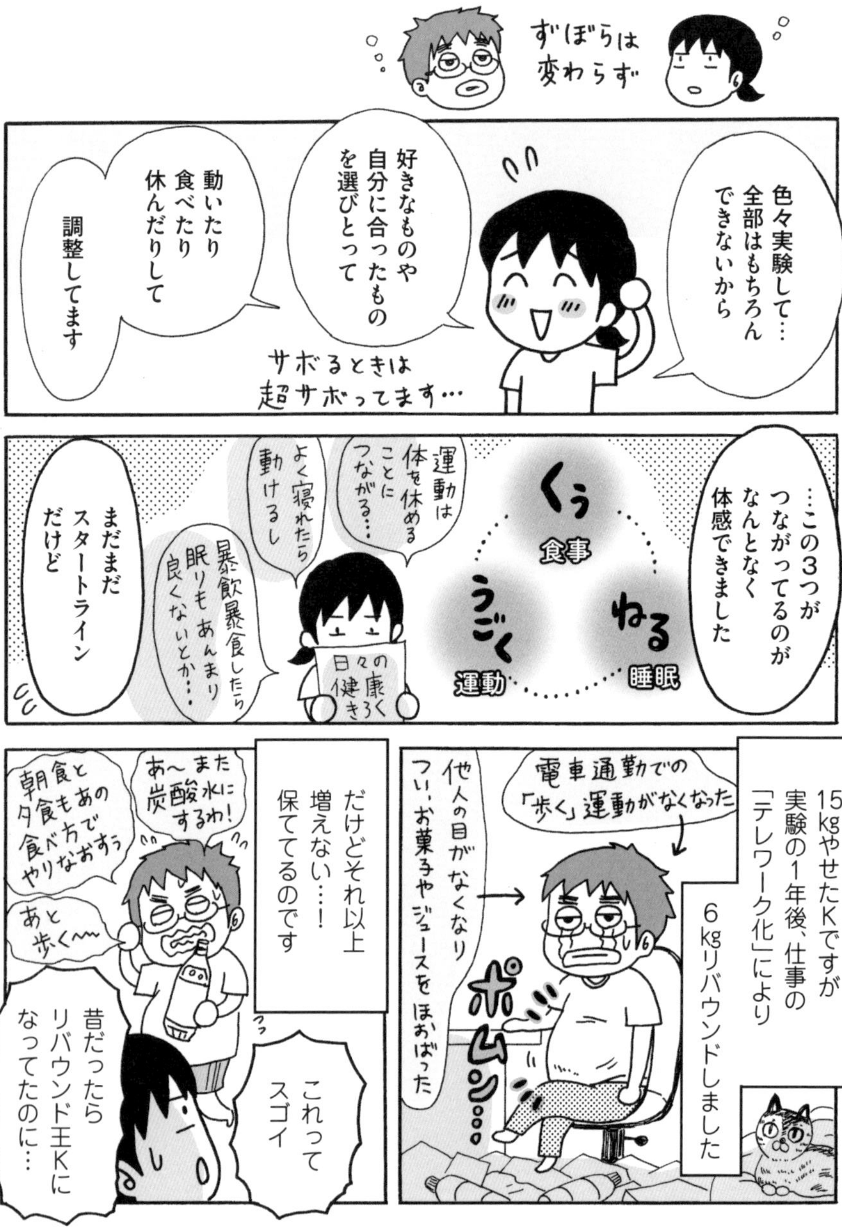
ずぼらは
変わらず
色々実験して… 全部はもちろん できないから
好きなものや 自分に合ったもの を選びとって
動いたり 食べたり 休んだりして 調整してます
サボるときは 超サボってます…
…この3つが つながってるのが なんとなく 体感できました
くぅ
食事
ねる
睡眠
うごく
運動
運動は 体を休める ことに つながる…
よく寝れたら 動けるし
暴飲暴食したら 眠りも あんまり 良くないとか…
日々の 健康きろく
まだまだ スタートライン だけど
15kgやせたKですが 実験の1年後、仕事の「テレワーク化」により
6kgリバウンドしました
電車通勤での「歩く」運動がなくなった
他人の目がなくなり つい、お菓子やジュースをほおばった
ポムン…
だけどそれ以上 増えない…! 保ててるのです
あ〜また 炭酸水に するわ!
朝食と 夕食もあの 食べ方で やりなおす〜
あと 歩く〜
これって スゴイ
昔だったら リバウンド王Kに なってたのに…

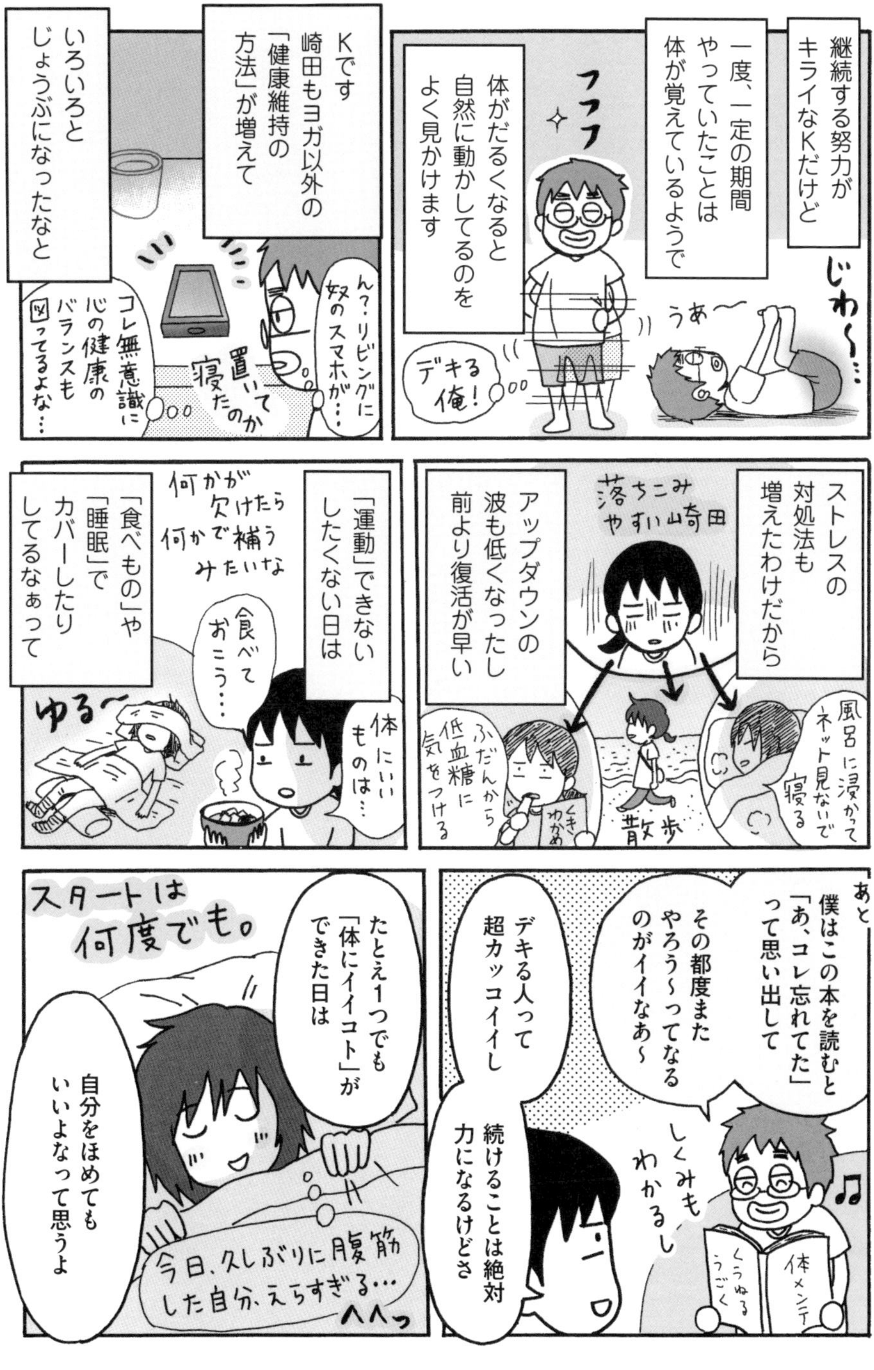
継続する努力が キライなKだけど
一度、一定の期間 やっていたことは 体が覚えているようで
じわ〜…
うあ〜
フフフ
体がだるくなると 自然に動かしてるのを よく見かけます
デキる俺!
Kです 崎田もヨガ以外の 「健康維持の 方法」が増えて
いろいろと じょうぶになったなと
んっ？リビングに 奴のスマホが…
置いて寝たのか
コレ無意識に 心の健康の バランスも 図ってるよな…
ストレスの 対処法も 増えたわけだから
落ちこみやすい崎田
アップダウンの 波も低くなったし 前より復活が早い
風呂に浸かって ネット見ないで 寝る
散歩
ふだんから 低血糖に 気をつける
くきわかめ
「運動」できない したくない日は
何かが欠けたら 何かで補う みたいな
「食べもの」や 「睡眠」で カバーしたり してるなぁって
食べて おこう…
体にいい ものは…
ゆる〜
あと 僕はこの本を読むと 「あ、コレ忘れてた」 って思い出して
その都度また やろう〜ってなる のがイイなあ〜
しくみも わかるし
デキる人って 超カッコイイし
続けることは絶対 力になるけどさ
体メンテ
くうねるうごく
スタートは 何度でも。
たとえ1つでも 「体にイイコト」が できた日は
自分をほめても いいよなって思うよ
今日、久しぶりに腹筋 した自分えらすぎる…
へへっ

あとがき

この本を手に取ってくださり、ありがとうございます。

『くう、ねる、うごく！ 体メンテ』は、各専門の先生方に取材をして教わった「体のメンテナンス方法」を、私と旦那Kで試してマンガにしたものです。

そこそこの元気と体力があって、そこそこ健康でいれたら充分だなぁ〜、とのんきな私はいつも思っています。

昔、長年のうつ病をヨガとバイトで体を動かして良くしていった経験があります。その後はヨガで健康をメンテナンスしていました。でも、引っ越しやちょっとしたケガなどでできない時期があり「…他にイイ方法ないかなぁ？」と。そこで思い出したのが、冒頭のマンガに出てくる【食事】【運動】【睡眠】というキーワードでした。

でも、そもそも3つもあるし、ストイックなイメージが……。体の中は目に見えないから、即効性を感じられないものって続かないんだよなぁ……。

待てよ、だったら心ゆくまでしくみを調べればいいんじゃないか。そのうえで1つ1つ試してみたら、イイものが見つかるかも!?

そうして「体メンテ」の実体験と知識を得て、そこそこの健康を保つ、私と旦那Kが出来上がりました。私はずぼらなのでサボるときはサボってしまうけど、押さえるところは押さえておく感じでやっています。全部はできないから、気に入ったものだけ。

本当に疲れたときは、休んだほうがいい。しばらく経って「そろそろ少しずつ体づくりしてみようかな」とか「どうも最近調子が良くない」「○○を改善したい」etc……そんなとき、この本が何か1つでもヒントやきっかけになれたら幸いです。

読んでみて、気になる「メンテ方法」があったら気軽にかいつまんでみるような感覚で。もちろん、ただの気晴らしに読んでいただけるだけでも光栄です!

「健康法」は続けられる人だけのものではないと思っています。継続できたら力になる。でも私たちのように断続的にやっているだけでもイイ。たとえ、一度経験するだけだって。いろんな人、いろんなやり方、考え方、生活。そして、いろんな健康法がある。

最後に、いつもアドバイスをくれる友人のスポーツインストラクターの鈴木江美ちゃん、頼もしすぎる担当編集の瀬谷由美子さん、前担当の和田さん、素晴らしいデザインをしてくださったデザイナーの千葉さん、監修をしてくださった先生方、この本に携わるすべての方々に感謝いたします。

最後まで読んでくださり、ありがとうございました!

崎田ミナ

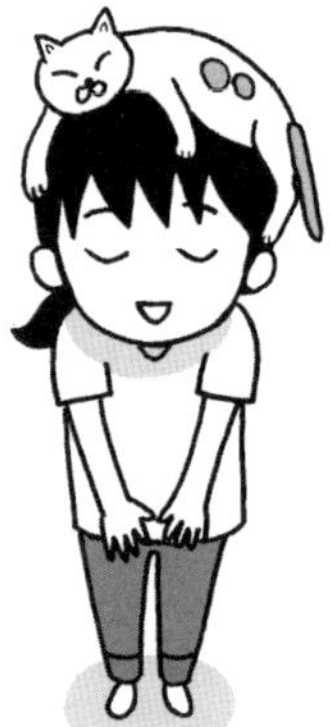

監修

木幡洋一（きばた・よういち）

for.R整体院代表。トレーナー。2008年、早稲田大学大学院アジア太平洋研究科終了。社会人大学院（MBA）向け予備校講師を経て、for.R代表取締役に。企業向けのストレッチ講座の開催や、テレビ・雑誌など多くのメディアで監修をしている。著書に『世界一気持ちいいストレッチ』（ワニブックス社）がある。https://www.for-r.net

池田佐和子（いけだ・さわこ）

健康運動指導士。2001年に「ハードルビクス®」を世界に向けて発表。NIKE契約インストラクターなどを経て、現在、パーソナルトレーナーとして怪我のリハビリ、ボディメイクなど、男女問わず幅広い年齢層の体づくりをサポート。著書は『またぎシェイプ』（ソニー・マガジンズ）、『体脂肪を減らすストレッチ』（主婦の友社）など。

大柳珠美（おおやなぎ・たまみ）

管理栄養士。2006年より糖質制限食、栄養療法を専門に自身でも実践。ひめのともみクリニック（心療内科、内科）、水道橋メディカルクリニック（肥満外来）で栄養指導を担当し、投薬に頼り過ぎない治療をサポート。著書は『「糖質制限」その食べ方ではヤセません』（青春出版社）、『話題のやせ食材で糖質オフ』（学研プラス）など。

梶本修身（かじもと・おさみ）

医学博士。東京疲労・睡眠クリニック院長。2003年より産官学連携「疲労定量化及び抗疲労食薬開発プロジェクト」統括責任者。ニンテンドーDS『アタマスキャン』をプログラムして「脳年齢」ブームを起こす。著書に『なぜあなたの疲れはとれないのか？』（ダイヤモンド社）、『すべての疲労は脳が原因』（集英社新書）などがある。

参考文献

『解剖生理をおもしろく学ぶ』増田敦子（サイオ出版）
『見るみるわかる 骨盤ナビ』総監修・解剖学監修：竹内京子、エクササイズ監修：岡橋優子（ラウンドフラット）
『身体運動の機能解剖』Clem W. Thompson、R. T. Floyd、翻訳：中村千秋、竹内真希（医道の日本社）
『ボディ・ナビゲーション ～触ってわかる身体解剖～』Andrew Biel、監訳：阪本桂造（医道の日本社）
『池田佐和子の1週間でかんたんスロトレ ―ティッシュボックスまたぎで体脂肪を燃やす！』監修：池田佐和子（NHK出版）
『マンガでわかる栄養学』著：薗田勝、作画：こやまけいこ、制作：ビーコムプラス（オーム社）
『酒好き医師が教える 最高の飲み方 太らない、翌日に残らない、病気にならない』葉石かおり、監修：浅部伸一（日経BP）
『【大人のための図鑑】脳と心のしくみ』監修：池谷裕二（新星出版社）
『ぜんぶわかる人体解剖図 ―系統別・部位別にわかりやすくビジュアル解説』坂井建雄、橋本尚詞（成美堂出版）
『寝ても寝ても疲れがとれない人のための スッキリした朝に変わる睡眠の本』梶本修身（PHP研究所）

ブックデザイン　あんバターオフィス

崎田ミナ（さきた・みな）

イラストレーター、漫画家。1978年 群馬県生まれ。ヨガ通いによって、長年のうつ病を克服。著書の『自律神経どこでもリセット！ずぼらヨガ』『自律神経どこでもリセット！も～っとずぼらヨガ』（共に飛鳥新社）、『職場で、家で、学校で、働くあなたの疲れをほぐす　すごいストレッチ』（エムディエヌコーポレーション）はいずれもベストセラーになっている。

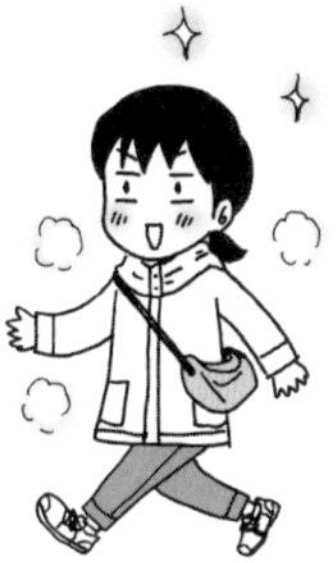

肩《かた》コリ・腰痛《ようつう》・冷《ひ》え・
メタボ・不眠《ふみん》をリセット！
くう、ねる、うごく！
体《からだ》メンテ

2021年5月13日　第1刷発行

著者　崎田ミナ
発行者　鉄尾周一
発行所　株式会社マガジンハウス
〒104-8003　東京都中央区銀座3-13-10
書籍編集部　☎03-3545-7030
受注センター　☎049-275-1811
印刷・製本所　株式会社千代田プリントメディア

本書は、ananweb 2019/5/9-2020/7/16に連載された「がんばらない！体メンテ」を大幅に加筆修正してまとめました。

マガジンハウスのホームページ　https://magazineworld.jp/

ISBN978-4-8387-3150-3 C0077